武汉大学出版社

骨肉瘤基础与临床

■主 编 郭卫春 熊 敏
■副主编 余 铃

WUHAN UNIVERSITY PRESS
武汉大学出版社

图书在版编目(CIP)数据

骨肉瘤基础与临床/郭卫春,熊敏主编.—武汉:武汉大学出版社,2014.10
　ISBN 978-7-307-14390-6

Ⅰ.骨…　Ⅱ.①郭…　②熊…　Ⅲ.成骨肉瘤—研究　Ⅳ.R738.1

中国版本图书馆 CIP 数据核字(2014)第 213431 号

责任编辑:黄汉平　　责任校对:鄢春梅　　版式设计:马　佳

出版发行:**武汉大学出版社**　(430072　武昌　珞珈山)
　　　　　(电子邮件:cbs22@whu.edu.cn　网址:www.wdp.com.cn)
印刷:武汉中远印务有限公司
开本:720×1000　1/16　印张:19.75　字数:279 千字　插页:1
版次:2014 年 10 月第 1 版　　2014 年 10 月第 1 次印刷
ISBN 978-7-307-14390-6　　定价:45.00 元

骨肉瘤基础与临床

主　编　郭卫春　熊　敏
副主编　余　铃
编　委　(以姓氏笔画排序)
　　　　　王福安 (武汉大学人民医院硕士生)
　　　　　皮文峰 (大冶市中医院)
　　　　　刘　阳 (武汉大学人民医院硕士生)
　　　　　李　军 (武汉大学人民医院硕士生)
　　　　　张　博 (武汉大学人民医院硕士生)
　　　　　余　铃 (武汉大学人民医院)
　　　　　杨　俭 (武汉大学人民医院博士生)
　　　　　郭卫春 (武汉大学人民医院)
　　　　　郭孝军 (天门市第一人民医院)
　　　　　黄文俊 (武汉大学人民医院硕士生)
　　　　　梅红军 (武汉大学人民医院博士生)
　　　　　程安源 (武汉大学人民医院博士生)
　　　　　熊　敏 (湖北医药学院附属东风医院)
　　　　　戢　鹏 (武汉大学人民医院硕士生)

序

　　骨肉瘤的传统治疗方法包括手术治疗、化疗、放疗，目前，随着基因治疗和生物治疗等理论的发展与成熟，越来越多的新兴治疗策略被引入临床。20世纪70年代之前，骨肉瘤的治愈率低，由于原发部位常见于四肢，故最常见的治疗措施是截肢。然而，即使以截肢为代价，初诊时影像学阴性的骨肉瘤患者通常在6~12个月内出现明显的肺转移灶，据此推测，80%的患者在就诊时已经存在肺部的微转移灶。在过去的40年中，骨肉瘤的治疗理念发生过两次重大变革，使得骨肉瘤的5年生存率从之前的不足20%提高到目前的超过60%。在确保骨肉瘤患者良好预后的同时，保肢手术的发展与成熟使得骨肉瘤患者的肢体功能得到保留，大大提高了患者的生活质量。这些进步凝聚了无数前人的实践和总结，并且构成了目前骨肉瘤治疗的标准方案。了解骨肉瘤治疗的历史沿革是理解目前骨肉瘤治疗规范的前提和依据。因此，本书拟通过对骨肉瘤治疗历史进行一个梳理，使医生和患者对骨肉瘤的治疗有一个了解，并能加深对骨肉瘤综合治疗的必要性和重要性的理解。最后，我们将对骨肉瘤目前的治疗原则做一概述。

一、辅助化疗

　　化疗起初并非常规作为骨肉瘤的辅助治疗，仅用于伴有明显肺部转移的患者。1970年前曾对一些药物进行了临床试验，只有烷化剂（例如环磷酰胺、美法兰、丝裂霉素C和DTIC等）被证明具有抗瘤活性，但是当时仅有约15%的缓解率，并且这种缓解是短暂和不完全的。从1970年起，三种药物被证实对于转移性骨肉瘤有确实的抗肿瘤效应，这包括大剂量甲氨蝶呤（HD-MTX）、20世

1

纪70年代早期被发现的阿霉素以及70年代晚期被发现的顺铂。关于阿霉素及顺铂疗效研究的报道结果比较一致，缓解率大约为30%，并且大部分仅获得了部分缓解。而对于HD-MTX的报道则有较大的偏差，报道的缓解率从10%到70%，不同研究机构使用MTX的剂量、解救时间、是否监测MTX体内药动学以及肾功能等均有差异，这可能是造成上述差异性的原因。临床前的动物肿瘤模型证实：如果治疗可以针对微小的、仅显微镜下可见的病灶，那么抗瘤效果将增强，治愈率会明显增加。同时，大块肿瘤所在的微环境对于化疗疗效起负性作用，例如氧分压、血管长入、增殖能力等。因此，从1972年开始，进行了截肢后化疗的临床研究，即辅助化疗，目的是针对肺部广泛的微小转移灶。

骨肉瘤从生物特性上讲是一种具有高度侵犯性的肿瘤，极其容易复发，直至20世纪70年代以前，近90%的患者都会在6个月内发生肿瘤的复发，一直到2年内，仍然有复发风险，但是随着时间的推移，复发风险逐渐降低，2年以后复发的概率非常低。因此，所有的研究随访时间应不少于2年，并且无复发生存率可以作为疗效的评价因子。最初的研究采用HD-MTX作为辅助化疗的药物，随访时间大于3年，研究发现40%病人获得无复发生存。肿瘤与白血病研究组B（CALGB）将阿霉素作为研究对象，结果有39%的患者获得了无复发生存。随后，CALGB采用了交替使用HD-MTX和阿霉素的方案，每月更换化疗药物，总疗程六个月。DFCI则采用了联用HD-MTX和阿霉素的方案，这个方案使用了两倍于交替给药的MTX量，这种剂量的HD-MTX可能不引起骨髓抑制和黏膜炎，但有可能会出现肾功能衰竭，因此，需对所有患者进行肾功能和药物动力学的动态监测。随后的研究目的都在于证实上述方案的有效性，大体上得出的结果是辅助化疗能够获得大约40%的无瘤生存，同之前的15%相比明显提高了。但是，Mayo诊所给出的研究结果却对上述结论提出了质疑，他们发现不进行辅助化疗仍然可以获得45%～50%的无复发生存。他们给出的解释包括预后因子的改变、治疗方式的不同、CT的引入等。由于他们的研究结果以及投入-产出权衡，许多患者并没有接受辅助化疗。因此，研究人员提出了应当进行一项随机对照研究，将不接受辅助化疗的患者作为试验对照组。反对者认为辅助化疗的有效性已经被确立，不给予化疗既不符合伦理也不符合治疗原则。特别是 MSKCC 对新辅助化疗进行的研究中，70% 的患者获得了无复发生存，增加了反对此项研究的依据。而支持者则认为尚没有强有力的对照研究的证据来支持非对照研究，Mayo 诊所的研究给出了截然相反的研究数据，并且由 Mayo 的研究结果，导致实际上大部分患者并没有接受辅助化疗治疗。最终，进行了两个标准的随机对照研究，两组样本量均在 40 左右，化疗组同时给予 HD-MTX 和阿霉素，对照组不给予任何辅助化疗，两项研究获得了同样的结果，辅助化疗的结果明显优于非化疗组，辅助化疗组有 60% ~ 70% 的无复发生存率，而非化疗对照组仅为 15 ~ 20%。这种区别在随机患者和中途退出化疗的患者中均存在，表明辅助化疗是确实有效的，问题是如何使它更有效。随后的研究则主要围绕药物剂量和联合化疗的方案进行。例如：大部分认为阿霉素 90 mg/m^2 要优于 60 mg/m^2，HD-MTX 使用 8 ~ 12 g/m^2 的剂量优于更低的剂量，对于给药方案，研究表明一周一次要优于一周三次。由于剂量的重要性，人们开始关注支持治疗和减少药物毒性的方法。这对于 HD-MTX 尤为重要，因为其毒性最大，并且可能是致死性的。通过药物动力学，人们发现 HD-MTX 可以获得良好的疗效，而仅有很小的副作用。简而言之，HD-MTX 可以产生短暂的肾脏损害，这是由于 MTX 大部分由肾脏排出，大剂量的 MTX 将会沉积在肾小管，难以排出，导致血液中长时间的高血药浓度，继而引发严重的并发症和潜在的致死毒性。水化和碱化可以减少这种损害。如果损害已经发生，可以早期发现，即 24h 内出现高肌酐血症和/或高 MTX 血症。这就需要进行"超级抢救"，即在 MTX 升高 24h 后连续三天采用高剂量的解毒剂甲酰四氢叶酸。

二、新辅助化疗

辅助化疗的确能够将骨肉瘤的无复发生存率从 20% 提高到 60%，然而问题仍然存在。首先，仍然有 40% 的患者死于肿瘤。

3

其次，为了控制原发肿瘤而进行的截肢明显影响了长远的生活质量，另外，辅助化疗还有其限制。为了解决上述问题，将化疗提前的策略被提出来，即将化疗提前至手术前 1 ~ 3 个月。起初的研究是由 MSKCC 在 1970 年中期实施的。这些研究最开始由骨科医师发起，当时保肢手术的假体需要临时订制，而人工假体的制备需要 1 ~ 2 月，因此，通过化疗控制肿瘤就为手术争取了时间并增加了可行性。这种方法被称为新辅助化疗，这个策略的实施使人们发现骨肉瘤原发肿瘤对于化疗是很敏感的。新辅助化疗适用于许多除骨肉瘤以外的肿瘤，例如头颈部肿瘤。

新辅助化疗的优点包括以下几方面：

1. 早期治疗微转移灶

转移的治疗被提前了 1 ~ 3 个月。细胞动力学和药物耐受实验表明耐药细胞可能就在这个时间窗内形成。一定时间内产生耐药性与肿瘤的快速生长直接相关，而骨肉瘤是一种快速增长的肿瘤。在随机对照研究中，MSKCC 的研究表明新辅助化疗能够加强微转移灶的控制程度，对照组的控制效果改善不明显，而两者的区别仅仅在于化疗的提前。但是 MSKCC 的后续研究没有能够证实以上结果。

2. 新辅助化疗能够诱导肿瘤消退

在骨肉瘤、头颈部等肿瘤中，原发灶可能较区域性或远处转移灶对于药物更加敏感，能够转移的肿瘤细胞突变率更高，这可能加速了耐药性的发展。化疗导致的原发肿瘤的减小可以使局部原发灶的控制不用采取过度激进的方式。对于骨肉瘤，新辅助化疗的疗效使选择保肢手术成为可能，目前约 60% 的患者可以选择保肢。这主要通过两方面因素，首先，新辅助化疗为等待人工假体制备提供了时间，其次，新辅助化疗也可以减少软组织的侵犯，从而使得保肢成为可能。

4

3. 化疗反应性的活体检测

对于新辅助化疗的反应性可以为后续辅助化疗的方案提供参考，调整治疗方案，以便给予更为有效的化疗方案，另外，化疗反应性是预后的独立预测因子。例如，肿瘤坏死率是反映化疗反应的重要指标之一，它是预测预后的重要预测因子，如果坏死率超过95%，则预后一般良好，如果坏死率低于90%，则通常预后不良。

三、保肢手术

通过众多学者的努力开创了骨肉瘤的保肢手术治疗。最初采用的是相邻关节的融合术（通常是膝关节），随后，Eilber、Marcove和Salzer引入了金属假体的概念，Enneking和Campanacci描述了自体骨移植重建的方法，Parrish、Ottolenghi、Gross和Mankin利用尸体的冰冻大块骨进行同种异体骨移植，这些都是肿瘤切除后填补骨缺损进行重建的方法。目前，最常用的两种方法是同种异体骨移植以及模块假体装置。两者疗效都较好。同种异体骨的优点在于它作为一种生物材料，能够完全替代手术造成的骨缺损，而其缺点在于需要花费相当长的时间进行修复，难以进行早期的功能锻炼。模块假体的优点则在于患者能够快速康复，并且可获得良好的肢体功能，缺点在于假体随时间延长会发生磨损，通常在15～20年后需要重新更换。

新辅助化疗和辅助化疗使得骨肉瘤的生存时间大大延长，新辅助化疗方案的不断优化使得大部分肿瘤在手术之前体积得以缩小，并获得组织学上的完全反应，这使得越来越多的外科医师愿意为患者实施保肢手术，保肢技术也得到了长足的发展，并日臻成熟。目前，大部分患者都能够接受保肢手术，而非直接截肢，并且大部分患者能够获得治愈的机会。对于仍有生长潜能的患者，在骨骺切除后，传统的重建方法将导致不可避免地发生双侧肢体不等长，因此，Lewis提出了可延长假体的概念，这个观念被许多外科医生所接受，目前有许多假体是可调的，医生可以根据患者正常肢体的长度来调整患肢，目前流行的可延长假体需要手术切开后进行长度调节，这样使得患者在骨骼发育完全之前需要经历多次的手术以获得肢体等长。最新开发的无创性可延长假体，无需手术，可在门诊进行调节，但是缺点是价格昂贵，极少患者能够承担。擅长行保肢手术的外科医师能够使骨肉瘤患者获得良好的肢体功能以及外观。保肢手术所使用的假体仍然远未达到理想的地步，由于感染导致失效占所有假体失效的10%，金属假体大约50%会在5年内出现松动。相反，20%的采用同种异体骨重建的患者在头三年就会发生移植体失效，原因包括骨折、感染等，但是它能够获得良好的稳定性。

目前保肢手术的局部复发率大约在5%。研究表明手术切缘情况对于是否发生局部复发至关重要，因此通过手术完整切除骨肉瘤原发病灶对于控制肿瘤是非常关键的。早期股骨远端骨肉瘤的保肢手术包括整段股骨和膝关节的替换，以防原发性肿瘤在受累骨出现跳跃病灶。目前，结合先进的放射影像学手段（CT/MRI）以及术前化疗，外科医师能够更好地确定手术范围，获得完全的病灶清除，获得足够安全的切缘，并且能够保留患肢形态与功能，通常会连带肿瘤周围一圈软组织一并切除，这种切除被称为广泛手术切除。然而，截肢不能完全杜绝复发，因为肿瘤可以发生在肢体残端，事实上，目前许多截肢患者仍会发生肢体残端的复发，因为原发肿瘤太大，或其他的危险因素。这些患者即使行截肢手术，仍然有很高的复发率。能够用于预测保肢手术后局部复发的因素包括：手术时发现血管受累，巨大软组织肿块，肿瘤通过筋膜间隙侵犯肌肉难以完全切除，化疗组织学反应不良等。

不可否认，即使没有这些危险因素，保肢手术仍然是局部复发的危险因素，而截肢仍然是目前最安全的措施。肿瘤坏死率是预测局部复发的重要预测因子，如果坏死率超过95%，则局部复发的可能性很低，相反，如果坏死率低于90%，则局部复发的危险性非常高。由此可得出结论，对于坏死率在95%～100%的患者，切除范围较小，保肢可能性更大。相比于保肢手术，截肢也有其优点，有时候可能对患者更为有益。如患者原发肿瘤负荷过重、对化疗反应不良、神经血管受累、行病灶内切除、位于胫骨中下段的肿瘤、不愿意进行多次手术或经济条件不佳等情况，通常应该进行截肢。股骨近端的肿瘤更倾向于局部复发，因为该部位在明确诊断时瘤体往往已经长到很大，股骨近端好发病理性骨折和缺乏可触及的软组织包块来判断术前化疗的反应性也是不良预后的危险因素。对于 5 岁以下的儿童或可能出现 1.8m 以上不等长的青年患者，虽然可延长金属假体可以减少肢体不等长，但是大部分儿童骨肿瘤专科医师倾向于采用传统截肢术的改良手术——旋转成形来处理累及股骨远端的病灶，这种手术保留了功能性膝关节（由踝关节替代）、髋关节和股骨干（由胫骨替代）。

目前，由于保肢手术的可行性，许多外科医师在开展这项技术，大部分患者初次治疗也会选择保肢治疗。然而，外科医师和肿瘤科医师必须时刻谨记各种治疗的利弊，并获得患者的知情同意，并根据患者实际情况选择手术方案。

目　　录

第一章　骨肉瘤生物学

第一节　细胞遗传学与分子生物学

　　骨肉瘤细胞以形成骨样基质为特征，其发病率在原发性恶性骨肿瘤中占据首位。由于骨肉瘤拥有成骨的特点，但骨肉瘤的组织形态与成骨细胞产生的骨质存在着很大的差异。正常的成骨细胞来源于间质干细胞，间质干细胞是一类可以分化为骨、软骨、肌肉、基质、脂肪和纤维组织的细胞。研究表明骨肉瘤也可以向纤维组织、软骨、骨组织方向分化，并且骨肉瘤中也包含着软骨母细胞、成纤维细胞和成骨细胞的等组成部分，因此骨肉瘤可能来源于间质干细胞。最新研究表明正常组织或肿瘤中存在逆向分化。由于骨组织中包含有处在不同成熟阶段的细胞，这些位于骨髓、生长板和骨膜的不同的细胞池均可能成为骨肉瘤细胞。

　　近年来，对骨肉瘤研究的重点已经转移到生物大分子、基因层面。目前研究发现，在骨肉瘤的发生、发展及转移中，涉及许多生物分子的调节异常，如癌基因与抑癌基因之间的失衡、成骨细胞与破骨细胞之间的调节、肿瘤微血管生成对肿瘤发展的促进作用、多种细胞因子的参与、细胞增殖与凋亡之间的不平衡，等等。这些生物大分子或表达不够、或过表达、或存在基因突变等，多种因素共同促成骨肉瘤的发生发展。在各种致病因素之间也存在联系，每种肿瘤可以包含多种基因的变异。与上皮组织来源的恶性肿瘤不同，骨肉瘤并不存在一个明显的疾病进展过程，即骨肉瘤并不存在癌前病变、不典型增生或者原位癌这一说法。因此骨肉瘤往往在确诊时已经形成为恶性程度高的肿瘤病灶。近几年的骨肉瘤细胞生物学和

1

分子遗传学研究进展很快，多项研究证实，骨肉瘤更倾向是一种基因病，其病理本质是位于染色体上某些特定基因的改变，这些基因包括原癌基因和肿瘤抑制基因等，它们的遗传学和表观遗传学改变等在骨肉瘤的发生及演进的不同阶段起着不同的作用，构成了肿瘤发生多因素多步骤的复杂过程。

一、骨肉瘤细胞遗传学

青少年是骨肉瘤发病的好发年龄段，恶性程度高且易转移。有的患者有家族病史，继发于视网膜母细胞瘤，这使学者们意识到骨肉瘤的发生与肿瘤的遗传易感性有关。患病人群和正常人群相比，染色体不稳定性较高的个体所占的比例显著高于正常人，细胞遗传和分子遗传学研究表明，骨肉瘤细胞常常伴随染色体畸变、抗癌基因缺失和癌基因的突变与过度表达等异常现象。

骨肉瘤患者病灶内染色体裂隙、断裂点的发生率均高于正常人，且部分患者外周血中检测到含有多倍体、四射体和核内复制的细胞，这些均是染色体不稳定的表现形式。骨肉瘤患者体细胞存在染色体不稳定性因素会提高该群体内肿瘤发生的风险，这种不稳定性可通过遗传方式传给子代，使子代对肿瘤的易感性增加，在相同的环境条件下易引起致癌基因的活化或抗癌基因的失活，因而不难理解骨肉瘤常好发于视网膜母细胞瘤患者，后者存在遗传不稳定性。

1986 年，Mandah 等报道了 1 例采用短期培养法制备的骨肉瘤染色体，除 2 号、3 号、6 号及 16 号四对染色体外，其余各条染色体均可见数目和结构异常。随后 Castecl 等报道了第 2 例骨肉瘤染色体分析结果，该患者除 21 号染色体外，其余染色体数目和结构均发生异常改变。1989 年，Bieget 等发现 6 例骨肉瘤细胞的染色体核型均存在异常，每例核型的染色体众数在 32~113 之间，多数可见染色体缺失、断裂、易位和数条标记染色体等。1993 年，Ozisik 等发现 1 例骨肉瘤患者染色体众数为 43，伴随结构异常。Tarkanen 等研究骨肉瘤时，发现 1 例骨肉瘤患者染色体众数在 50~84 之间，另有 3 例患者染色体众数分别为 47~49/94~122、106~116、7l~

73/46，XY，染色体数目、结构异常未进行详细记录。Mertern 等在历时 8 年的时间内，以短期培养法研究了 33 例骨肉瘤的细胞遗传学特点，发现 17 例出现复杂的数目和/或结构异常，其中 16 例为原发性癌细胞染色体异常，1 例为化疗后异常，其中数目变化在 2N 左右的有 6 例、3N 左右有 6 例、4N 左右有 1 例、5N 左右有 1 例，另有 3 例有不同倍数的多种克隆。骨肉瘤核型研究结果可以发现，骨肉瘤患者染色体虽无特异标记染色体出现，但 13 号、17 号染色体受累频率明显较高，染色体结构异常以 1p、1q、3p、3q、7q、11p 和 22q 多见，数目异常以 3 号、10 号、13 号和 15 号多见。并且骨膜外骨肉瘤患者，其核型常出现环状染色体。有人认为环状染色体与骨膜外骨肉瘤关系特殊，环状染色体是否作为骨膜外骨肉瘤的细胞遗传学特征，尚需更多病例证实。

二、骨肉瘤分子生物学

在寻找骨肉瘤发病相关因素的过程中，人们已经找到了许多线索。关于骨肉瘤的发病机制最具说服力的证据，是人类基因的遗传变异导致骨肉瘤发病的易感性。在患有遗传性视网膜母细胞瘤的病人中，约40%的病人继发骨肉瘤。研究表明视网膜母细胞瘤相关的 Rb 基因及其通路在骨肉瘤细胞中常常处于紊乱状态，而且大多数异常的 Rb 基因遗传方式均为常染色体显性遗传，并具有较高的外显率。而大多数被确诊为散的骨肉瘤患者，并没有视网膜母细胞瘤的病史，这就意味着 Rb 相关基因的异常并不常见于散发患者中。有报道发现 Rb 基因突变外显率在散发骨肉瘤病例较遗传病例降低，但是它们在散发骨肉瘤病人的准确发生率目前尚不清楚。与 Rb 基因相似，p53 通路在肿瘤也处于紊乱状态，但是在散发骨肉瘤中对 p53 基因异常的研究发现，只有约3%的病例发现 p53 基因突变。野生型 p53 通过诱导细胞周期的停滞来促进 DNA 修复，而突变型 p53 抑制凋亡，导致 DNA 变异累积，最终形成生长不受限制的肿瘤。在骨肉瘤中 p53 基因结构的改变，主要包括缺失、重排和点突变等。

支持 RecQL4 和 WRN 的基因参与骨肉瘤发病的资料也来源于

遗传学研究。在罗特穆德-汤姆逊（Rothmund-Thomson syndrome）综合征中，RecQL4 的突变参与骨肉瘤的发展。但在散发的骨肉瘤病例中，RecQL4 很少改变，这意味着 RecQL4 并没有参与骨肉瘤的发病。WRN 基因异常引起的沃纳（Werner syndrome）综合征往往与基因不稳定和肿瘤易感性有关。虽然它们也继发骨肉瘤，但只占不到 10% 的比例。

PTEN 作为抑癌基因，最主要的生理性底物就是 3，4，5-三磷酸磷脂酰肌醇（PIP3）。PIP3 是上皮生长因子、胰岛素样生长因子、血小板样生长因子等细胞生长因子发挥作用的第二信使。这些生长因子通过与特异性受体结合，激活磷脂酰肌 3-激酶（PI3K），调节细胞的 AKT 的功能，从而调节细胞的转移、黏连及细胞的生长。PTEN 基因抑制上述通路对 AKT 的活化，发挥对肿瘤的抑制作用。对人骨肉瘤细胞系研究发现，PTEN 表达的缺失能增加 AKT 的活性，从而促进骨肉瘤细胞的生长。部分研究发现 PTEN 蛋白在骨肉瘤组织中表达的降低，使得抑制正常骨细胞恶性转化的能力降低，细胞发生癌变，增殖能力增强。PTEN 蛋白表达与骨肉瘤组织分化程度密切相关，组织分化程度高，恶性程度低，其蛋白表达增高。

研究人员发现骨肉瘤细胞有时存在着整条染色体异常以及大量的基因缺失或扩增。目前已经找到了大量的染色体缺失位点以及突变的基因，研究人员已经证明只需要少部分的基因突变扰乱基本的生理过程就可以使正常细胞发生癌变。在发生癌变的过程中，细胞丢失了有丝分裂检验点、端粒长度稳定性、接触抑制/依赖等，并通过调控细胞周期使自身无限增殖。随着分子生物学技术在肿瘤病因学研究的广泛应用，目前发现许多细胞因子在骨肉瘤的发生、发展以及持续的血管产生、组织侵袭和转移各个环节中充当重要的角色。

1. 转化生长因子（transforming growth factor，TGF）

转化生长因子是一种自分泌细胞因子，在骨组织中，TGF-β 刺激成骨细胞增殖以及基质的合成，当骨吸收时，TGF-β 可从骨基质中释放。TGF-β 也调控人类骨肉瘤的生长，高度恶性骨肉瘤中

TGF-β 表达比低度恶性骨肉瘤明显升高。因此，TGF-β 有可能决定高度恶性骨肉瘤的临床侵袭行为。研究发现，反义 TGF-β 基因转染骨肉瘤细胞的增殖活性明显受到抑制，提示通过阻断 TGF-β 自分泌环，降低肿瘤细胞 TGF-β 表达，可以抑制肿瘤细胞增殖，减慢肿瘤生长速度，从而部分逆转肿瘤细胞的恶性表型。

2. 钙黏附素（cadherin）

钙黏附素是一组介导细胞间相互黏附的 Ca^{2+} 依赖性跨膜糖蛋白，参与形成和维护正常细胞间的连接。根据组织分布的不同分为三种亚型：E-钙黏素、P-钙黏素、N-钙黏素。在肿瘤形成过程中，细胞黏附现象虽然各有其特征，但同样需要钙黏附的参与。其中 E-钙黏素是一种重要的肿瘤转移抑制基因，其表达的减少，可能意味着肿瘤细胞的脱落、转移。钙黏附素与临床常见肿瘤的分化程度、侵袭转移能力和病期进展有关，且与术后复发及病人的预后相关。研究表明，鼠骨肉瘤细胞株（LM8）内 N-Cadherin 和 Cadherin-11 并不影响细胞的增殖能力，但是抑制细胞的转移，它们介导的细胞黏附在抑制骨肉瘤转移中具有重要作用。

3. 血小板衍生生长因子（platelet derived growth factor，PDGF）

研究发现血小板衍生生长因子基因与人胸腺嘧啶磷酸化酶基因序列相似，因此普遍认为 PDGF/胸腺嘧啶磷酸化酶是一个与血管生成有关的酶。与正常组织相比，它在大多数实体肿瘤中表达较高。研究结果也显示，PDGF 能刺激骨肉瘤生长，是骨肉瘤进展的标志。

4. 基质金属蛋白酶（matrix metalloproteinases，MMP）

基质金属蛋白酶是一类与肿瘤侵袭转移密切相关的蛋白水解酶。肿瘤细胞在穿越组织自然屏障，向身体各部位移动的过程中，需产生或诱导产生该类酶以降解细胞外基质。根据作用的特异性底物不同可分为：间质胶原酶、明胶酶、基质溶解酶、膜型金属蛋白酶。MMP 表达与肿瘤的浸润和转移呈正相关，并且在邻近浸润性

5

恶性肿瘤的非肿瘤细胞中有 MMP 的持续表达，而其内源性抑制物 TIMP 被证实可抑制正常细胞和恶性肿瘤的侵袭性。MMP 和 TIMP 在肿瘤的浸润和转移中均起作用，两者失去平衡则造成肿瘤病灶处基质的破坏。有试验研究表明，MMP-2 和 TIMP-2 在骨肉瘤中的表达具有明显的相关性，两者之间的平衡在骨肉瘤侵袭转移过程中有重要作用。MMP-2 阳性而 TIMP-2 阴性时具有明显的软组织侵袭和远处转移倾向。

5. 骨形态发生蛋白（bone morphogenetic protein，BMP）

骨形态发生蛋白是 TGF-β 超家族的一个亚家族，具有诱导间质组织形成骨组织的作用，主要通过自分泌或旁分泌方式刺激肿瘤细胞生长。通过对人骨肉瘤细胞株和大鼠骨肉瘤细胞株中的 BMP-3、BMP-6 和 BMP-12 进行检测，确认骨肉瘤细胞中有上述相关因子的内源性表达。应用免疫组化方法检测骨肉瘤标本中的 BMP 表达，分析认为 BMP 可对骨肉瘤的预后进行判定，可作为骨肉瘤临床筛选检测标志物。

三、骨肉瘤生物学研究的潜在临床意义

近几年在延长骨肉瘤患者的生存时间方面并没有取得很大的进展。因此人们希望从骨肉瘤生物学方面取得突破并最终应用于临床。骨肉瘤研究的临床目标是找到影响预后的因子，这些因子可以作为分层治疗的理论依据，也可以帮助优先考虑新的治疗药物的临床试验。这些因子必须在规范化的方式下检测，并且为了获得足够的临床意义，必须保持多机构前瞻性合作研究，同时，也需要建立和维持一个较大的临床病历资料库，比较成功的例子是美国儿童肿瘤学组骨肉瘤库，这项研究起始于 1998 年，所有小于 40 岁的骨肉瘤病人均满足参与条件。它的成功可以部分归功于标本的集中采集，规范化的应用程序向所有的研究人员开放，目前已经收到了大量的病理标本。

高分化骨肉瘤的化疗疗效在随机的临床实验中已经获得证实。新辅助化疗的应用也显著提高了预后，进一步巩固了化疗在骨肉瘤

综合治疗中的地位。由于化疗对骨肉瘤的治疗效果明显，使得我们不得不联想到由于基因突变引起的耐药反应与低劣的化疗疗效和生存率较低有关。因此，研究耐药相关基因可能找到影响预后的因素，而避开了骨肉瘤发病机制。

目前研究得最深入的可能是 p-糖蛋白，p-糖蛋白是由 MDR1 编码的 ATP 依赖跨膜外排泵蛋白，它可以帮助恶性肿瘤细胞排出化疗药物，在骨肉瘤中，p-糖蛋白作用最明显的是对阿霉素的排出。虽然有当前的这些研究，使用 p-糖蛋白或者 MDR1 作为影响预后因子仍然有争议。高剂量甲氨蝶呤辅以亚叶酸是目前骨肉瘤化疗的标准方案，高剂量的甲氨蝶呤比常规剂量的疗效好，但这一现象并没有在其他肿瘤中发现，意味着骨肉瘤细胞内部可能存在着耐甲氨蝶呤药物的机制。在实验中，研究人员发现了许多耐甲氨蝶呤的机制，包括通过减少叶酸载体减少药物在细胞内的运输，二氢叶酸还原酶的上调等。研究人员发现并证明了通过减少或者突变使得叶酸载体基因表达量降低来减少细胞对药物的摄取很可能是细胞耐药的主要机制，活检中发现 65% 的骨肉瘤标本的叶酸载体基因表达量明显下降。相比之下，二氢叶酸还原酶的高表达却比较少见，大约只占 10% 的标本，这意味着叶酸载体的过表达是骨肉瘤对甲氨蝶呤产生耐药反应的主要机制，在儿童骨肉瘤生物学研究中已经确认了这一现象。其他的耐药机制包括多药耐药相关蛋白（MRP）表达的改变、拓扑异构酶 II、谷胱甘肽 S-转移、DNA 修复、DNA 损伤反应等，其中一些已经被当做影响预后的因子。

如前所述，骨肉瘤中许多基因发生了改变，但是它们有些并不参与骨肉瘤的发生和发展。如果某个生长因子受体的改变导致其下游通路的激活，这条通路很可能与肿瘤有关，通过寡核苷酸表达阵列的生物信息学方法分析可以鉴定出具体哪条通路发生了变化。进一步通过功能性研究或者磷酸化特异性抗体对蛋白或基因进行靶向研究也是骨肉瘤研究的重要方法。

四、儿童前期临床试验计划

由于目前急需对骨肉瘤有效的治疗手段，因此研究人员对各种肿瘤模型进行了大量的化疗有效性的临床前期实验。理由包括如下：如果药物靶向针对的是关联肿瘤细胞生存的相关通路，那么我们就认为它有效，而只要正常细胞不依赖此条通路，就存在着治疗潜力。虽然目前针对骨肉瘤的治疗药物较少，但骨肉瘤相关通路可能在其他肿瘤中存在着重叠的部分。并且新的药物由于找不到足够的骨肉瘤病例而无法进行临床试验。儿童前期临床试验计划就是为广大的儿童肿瘤患者提供新药临床实验的项目。在美国和世界同僚的联合努力下，该项目在体内和体外对新药进行了大量的实验。前期临床实验可以验证儿童患者对新药的疗效，使得人们可以加速对药物的研究。目前这项计划已经取得并公布了不少研究成果。他们主要评估了几种治疗标准和新型制剂包括环磷酰胺、长春新碱、托泊替康、19D12（抗 IGF-1R 抗体）、AZD2171（VEGF 受体的特异性抑制剂）、AZD6244（MEK1/2 抑制剂）和舒尼替尼等。在这些药物中，目前已发现 19D12、AZD2171 和雷帕霉素在骨肉瘤的中的疗效最为明显。

第二节 染色体不稳定

染色体的不稳定（chromosome instability，CIN）是指肿瘤细胞在细胞分裂时丧失或获得整条染色体或染色体片段的频率较正常细胞升高，主要包括染色体结构异常和数目异常。结构异常包括染色体缺失、易位、重排、基因扩增等，数目异常主要是非整倍体。染色体不稳定会破坏染色体核型，产生致死性、癌前性、癌性的核型，最终导致肿瘤的发生。染色体不稳定是恶性肿瘤的主要特征之一，几乎所有肿瘤包括原位癌都存在不同程度的染色体和基因组水平的异常，而且癌前病变如食管的不典型增生组织、乳腺导管内乳头状瘤、结直肠腺瘤等也存在染色体畸变或变化。目前骨肉瘤中与染色体不稳定有关的主要有纺锤体检查点、中心体不稳定、端粒等。

一、纺锤体检查点与骨肉瘤

现在越来越多的证据表明，纺锤体检查点在有丝分裂过程中对正确分离染色体起着监视作用，其位点的缺失对非整倍体甚至肿瘤的形成起着重要作用。在有丝分裂过程中，细胞通过从两极发出的微管对染色体着丝点牵拉和压缩这一过程使得染色体在细胞赤道板上对齐，聚集在细胞中心。由于这个过程所固有的随机性，使得在染色体分离之前必须确保染色体均位于赤道板，并让所有的遗传物质平均分配到子细胞核中。这一过程在纺锤体检查点的监测机制下完成，主要监测着丝粒的连接状态、张力，并阻止染色体的分离。通过对细胞有丝分裂实时成像，发现一个未连接姐妹染色体的着丝点可以延缓已经对齐的染色体的分离。核膜破裂与后期开始的时间很大程度上取决于最后一个染色体聚集在赤道板的时间。对最后未连接的着丝粒进行激光消融后，可以使有丝分裂在缺少微管连接的状态下进行，这意味着着丝粒产生的抑制信号可以阻滞染色体的分离。

现有研究证明纺锤体检查点成分主要包括 Mad1、Mad2、Mad3（BubR1）、Bub1、Bub3 和 Mps1 等蛋白。Mps1 最初被认为是负责组装纺锤体的中心体蛋白，但后来发现 Mps1 也参与了纺锤体检查点。经过对遗传和生化的研究发现，检查点信号中最下游的事件就是抑制 Cdc20 活性，而 Cdc20 则被认为是 APC/C 的底物识别亚基，在 Mad2、BubR1、Bub3 和 Cdc20 等组成的有丝分裂检查点复合物的参与下完成对 Cdc20 的活性抑制。第一个被阐明的是 Mad2，Mad2 在酵母菌和哺乳动物细胞中的过表达将会通过抑制 APC/C^{Cdc20} 活性而导致有丝分裂的停滞，Mad2 可以直接与 Cdc20 结合。如果 Cdc20 发生突变，那么 Mad2 就会失去与 Cdc20 结合的能力，并且即使在 Mad2 高表达的情况下，细胞也可以完成有丝分裂的过程。因此 Mad2、Cdc20 和 APC/C 在哺乳动物细胞内组成了一个三重复合物。Mad2 与全长的 Cdc20 亲和力比前面所提到的 APC 结合的 Cdc20 肽以及缺乏 WD40 重复结构的 Cdc20N-端区域的亲和力低。很可能存在其他机制来帮助 Mad2 和 Cdc20 的结合，而这些机制很可能与未连接着丝粒和其他检查点蛋白有关。因此，Mad2 在有丝分裂前中期定位到未连接的着丝粒上。光褪色荧光复现（FRAP）实验揭示 Mad2 与未连接的着丝粒作用是一个高度动态的过程，半衰期约为 20s。

目前，人们已经发现许多肿瘤细胞中纺锤体检查点相关的突变基因。研究表明许多实体肿瘤伴随 Mad2 表达异常。胃癌、结肠癌、食管癌及子宫内膜癌均显示 Mad2 表达增高并与临床因素相关，而在鼻咽癌、卵巢癌及精原细胞癌中表现为 Mad2 低表达。上述研究表明 Mad2 同肿瘤间关系密切且复杂，而这种关系与 Mad2 介导的染色体不稳定性是紧密关联的。对骨肉瘤中 Mad2 过表达与其临床相关性进行研究发现，Mad2 在骨肉瘤中表达量普遍升高，并且 Mad2 表达的升高与骨肉瘤的早期转移和不良预后都呈正相关。因此 Mad2 可能促进了骨肉瘤的发生和发展，为骨肉瘤的治疗提供了潜在的靶点。进一步通过 RNA 干扰技术将骨肉瘤中 Mad2 蛋白表达阻断，将结果与对照组比较，发现 RNA 干扰组的骨肉瘤细胞凋亡率明显升高，并与 Rad21 相关。

Aurora 激酶家族是细胞有丝分裂调控网络中的一类重要的丝氨酸/苏氨酸激酶，参与了有丝分裂的多个过程，包括着丝粒的复制、双极纺锤体的形成、检测纺锤体检查点的有效性、胞质分裂等，对有丝分裂的正常进行起着至关重要的作用。Aurora-B 激酶是 Aurora 激酶家族的重要成员之一，在有丝分裂过程中，其通过校正着丝粒与微管的错误连接和纺锤体检查点这两个机制，参与调节染色体双极定向分离。研究发现 Aurora-B 可动态地磷酸化/脱磷酸化着丝粒的 MCAK 蛋白，以调节着丝粒微管连接，校正错误的连接。而纺锤体检查点可以检测未连接着丝粒是否存在，检查点蛋白定位于未连接着丝粒上，抑制 APC/C 活性从而阻止细胞进入后期。在骨肉瘤细胞核中 Aurora-B 过度表达，抑制其表达可以抑制骨肉瘤细胞生长、促发细胞凋亡，在骨肉瘤发生发展过程中具有重要作用。

二、中心体不稳定与骨肉瘤

中心体是动物细胞中一种重要的细胞器，每个中心体主要含有两个中心粒，是细胞分裂时内部活动的中心。中心体在细胞间期参与维持细胞的形态和运动，调节微管数目、稳定性、极性和空间分布，介导囊泡的定向转运。在有丝分裂期则介导纺锤体定位及染色体运动，使遗传物质平均分配，保证子代细胞染色体组的稳定性。在细胞分裂前期，成对的中心粒自身复制成两对，然后向细胞两极移动，其中有凝胶化的纺锤丝相连。而到中期时，成对的中心体移到细胞两极，当中的纺锤丝形成纺锤体。最后到了有丝分裂后期、末期，已在细胞两极的中心体也随细胞的分裂分配到两个子细胞中。

当中心体结构或功能紊乱时将引起纺锤体的异常。中心体过度复制会形成多极纺锤体，后者使复制后的两套染色体分配到两个以上的子细胞中去，而且多极纺锤体施加在单个染色体上的多方向的力会引起染色体断裂。中心体复制或分裂失败形成单极纺锤体，从而引起染色体不分离，导致细胞分裂阻滞。在上述情况下，子细胞都会得到异常数目的染色体而形成异倍体，异倍体反过来引起抑癌基因的缺失或癌基因的获得或激活，从而导致肿瘤的发生。

肿瘤细胞中细胞周期调控的缺陷、检测点信号和 p53 的突变都可导致中心体功能的失调和异倍体的出现。所以癌细胞中经常出现多极有丝分裂纺锤体及同源染色体在三个或更多的子细胞中分配的现象。Rb 蛋白的失活可导致控制 R 点转化的监控机制失效，从而使细胞获得增殖优势。从长期来看这种增值优势可传到子代细胞，因为中心体的数量将变得不稳定，进而使有丝分裂纺锤体排列混乱，发生核型的不稳定。随后发生的染色体数目变化使促进生长的基因与阻碍生长的基因失调，促进肿瘤进展。

研究发现在乳腺癌细胞中心体的扩增与染色体核型异常的程度之间存在明显的线性相关，提示中心体的扩增和染色体不稳定之间很可能存在直接的联系，另外在一些人类常见的肿瘤（如乳腺癌、胰腺癌、前列腺癌、结肠癌和宫颈癌等）细胞株中，基因不稳定的程度与中心体异常的程度呈正相关并与一些肿瘤的病理分级相关。研究人员运用间期荧光原位杂交技术对骨肉瘤细胞进行研究发现骨肉瘤细胞染色体在数量上都存在着异常现象，并且与 TP53 基因突变相关，而进一步的研究发现骨肉瘤细胞的中心体也存在着与 TP53 基因突变相关的异常现象。

三、端粒与骨肉瘤

端粒是真核生物染色体末端由许多简单重复序列和相关蛋白组成的复合结构，具有维持染色体结构完整性和解决其末端复制难题的作用。染色体端粒中的重复序列对外界因素非常敏感，常常在这些重复序列中优先发生断裂，端粒的丢失导致染色体不稳定性频率的增加。

虽然端粒无转录活性，且为非编码 DNA 序列，然而端粒所处的位置表明其对染色体稳定性具有重要的调节作用。一定长度的端粒是保持染色体稳定性的必需前提，当细胞处于传代早期时，端粒较长，染色体稳定性较好。对体外成纤维细胞实验表明，细胞在培养前期具有正常的染色体组型，端粒长度随着细胞的多次分裂、衰老而逐渐缩短，此时染色体畸变率上升，端粒连接、易位和双着丝粒形成显著增加。有人通过放射线照射体外培养细胞证实了染色体不稳定性与端粒缩短密切相关。目前的研究已经表明染色体稳定性的丧失是体外细胞恶变的重要标志。双着丝粒、易位和端粒连接等染色体畸变随着衰老和肿瘤发生发展而频率上升。实验发现，染色体上的易碎点与端粒重复序列相关，染色体上的放射敏感点存在于端粒部位，由于外界影响因素的作用使端粒物理性缩短，同样可造成多种畸变，使染色体稳定性减弱。

在大多数正常人体细胞中，细胞分裂一次，端粒长度将丢失 $50\sim150bp$。当端粒长度缩短到一定阈值时，将引起细胞衰老甚至死亡。许多肿瘤细胞通过启动端粒长度保持机制而逃避细胞周期的捕获，端粒酶和端粒延伸替代途径是目前已知的两种主要的端粒补偿机制。端粒酶可以补偿细胞分裂时端粒 DNA 缩短，维持端粒的长度，恢复端粒的功能，从而解决"末端复制问题"，即端粒酶使细胞永生化，具有无限增殖能力，最终发展成为肿瘤细胞。端粒延伸替代途径是最新发现的不同于端粒酶的一种端粒 DNA 延伸机制，同样可以使缩短的端粒 DNA 被延长，但经该途径延长的端粒 DNA 具有高度异质性，明显不同于端粒酶途径延长的端粒 DNA，目前发现有些肿瘤（如骨肉瘤）具有典型的端粒延伸替代途径。在对骨肉瘤细胞癌变过程的研究中发现，骨肉瘤细胞主要依赖端粒延伸替代途径实现端粒的稳定、细胞的恶变及永生化，但在部分骨肉瘤组织中可同时检测到端粒延伸替代途径和端粒酶活性的共同表达。

断裂-融合-桥循环（B/F/B 循环）解释了肿瘤中染色体重排和基因扩增的机制，而目前已发现在骨肉瘤中存在着断裂-融合-桥循环现象。DNA 双链断裂、端粒的缩短和缺陷可以触发断裂-融合-桥循环，并最终导致染色体的不稳定。当一个缺乏端粒的染色体复制时就启动了染色体的 B/F/B 循环，姐妹染色单体在其末端融合，融合之后的姐妹染色单体在分裂后期形成桥，而两个中心体开始向两极相反方向拉动将导致桥的断裂，由于这个断裂点并不恰好位于融合点，所以姐妹染色体并不是平均分配至两个，这就导致了子细胞中染色体结构数目的异常。由于这两种染色体都没有端粒，所以再复制时还会发生姐妹染色体单体的融合和断裂，直到这些染色体获得新的端粒再次稳定才停止。B/F/B 循环引起染色体重排的一个重要特征便是 DNA 的扩增，实验表明端粒丢失在鼠和人的细胞中都可以引起 B/F/B 循环，而 B/F/B 循环又可引起基因的扩增，这些扩增的 DNA 区域可以从一条染色体转移到另一条染色体。这种扩增转移有两种机制：一种是形成双微体，另一种则是 B/F/B 循环过程中染色体间的融合。研究发现每 5~10 个姐妹染色单体间的融合，就会出现一次与其他染色体的融合。与上述姐妹染色单体融合一样，这些染色体融合也可形成有丝分裂后期的桥，所不同的是这种融合的桥是一种双桥，根据断裂位点的不同，子细胞可以产生各种各样的基因型。

综上所述，肿瘤中引起染色体不稳定的机制非常复杂。本节仅从细胞有丝分裂过程角度分析了可能导致骨肉瘤细胞染色体不稳定的机制。其他的机制还有细胞周期监测点、DNA 双链断裂、甲基化等。以上机制均可能参与了骨肉瘤的发病。因此，骨肉瘤细胞的不稳定性可能是多因素共同作用的结果。这些研究为骨肉瘤发生分子机制的研究拓展了新视野，为骨肉瘤诊断、治疗、分型、预后提供了新的思路。

第三节　骨肉瘤的表观遗传学

人类基因组计划（human genome project，HGP）基本完成后，研究基因的表达调控成为了解肿瘤及相关疾病发生机制的关键问题之一。在基因组中除了 DNA 和 RNA 序列以外，还有许多调控基因的信息，它们虽然本身不改变基因的序列，但是可以通过对基因组 DNA 和组蛋白的化学修饰、RNA 干扰、蛋白质与蛋白质、DNA 和其他分子的相互作用，而影响和调节基因的功能和特性，并且通过细胞分裂和增殖传给后代，这就是表观遗传学（epigenetics）。它主要研究在不改变 DNA 序列的情况下基因表达发生改变的机制，以及这种改变在有丝分裂和减数分裂过程中如何遗传给子代。

表观遗传修饰对于肿瘤的发生、诊断和治疗等具有重要意义，异常的表观遗传修饰会使基因错误地表达，引起代谢紊乱和疾病，甚至肿瘤的发生。骨肉瘤是最常见的原发性恶性骨肿瘤，其发病机制和分子机制目前尚不明确。最新的表观遗传学研究结果表明，表观遗传学的改变有助于骨肉瘤的发生发展，为研究骨肉瘤的发病机制提供了一种新的途径。表观遗传修饰主要有 DNA 的甲基化、组蛋白修饰、染色质重塑和非编码 RNA 调控等 4 种调控方式，其中 DNA 甲基化和组蛋白修饰是主要的调控方式。在同一组织中，这两种调控方式可以单独或联合发生，影响基因的表达和原癌基因的活化。

一、甲基化

DNA 甲基化是目前研究得最清楚，也是最重要的表观遗传修饰形式，即用一个甲基基团（CH_3 基团）对构成遗传密码的胞嘧啶进行修饰。主要发生于基因启动子区域存在的一些富含双核苷酸 "CG" 的区域，即胞嘧啶-磷酸-鸟嘌呤（CpG）岛。在人类基因组内，存在有近 5 万个 CpG 岛。在大多数染色体上，平均每 100 万碱基含有 5~15 个 CpG 岛，这些 CpG 岛不仅是基因的一种标志，而且还参与基因表达的调控和影响染色质的结构。DNA 甲基化往往与基因的表达沉默相关，而处于活跃表达中的基因则通常处在非甲基化状态。

DNA异常甲基化修饰在骨肉瘤的形成和发展中扮演重要角色。在正常细胞内，启动子区的CpG岛呈非甲基化状态，而大部分散在分布的CpG二核苷酸多发生甲基化。骨肉瘤中，常伴随基因组整体甲基化水平降低和某些基因CpG岛区域甲基化水平异常升高（如抑癌基因），而且这两种变化可以在骨肉瘤中同时发生，这里所指的DNA甲基化水平异常可分为高甲基化（hypermethylation）和低甲基化（hypomethylation）。前者指正常组织细胞中DNA不发生甲基化的位点被甲基化，后者指在正常组织细胞中应发生甲基化的位点去甲基化。基因组低甲基化，可导致原癌基因活化、转座子的异常表达、基因组不稳定等，这些因素促进了骨肉瘤的发生。基因启动子区的CpG岛发生异常高甲基化，可导致基因转录沉默，使重要基因如抑癌基因、细胞周期调节基因、凋亡基因等表达极度降低或不表达，进而也促进了骨肉瘤细胞的形成。

1. DNA 的高甲基化

DNA高甲基化是恶性肿瘤中最常见的异常表观遗传学改变之一。基因启动子区的CpG岛在正常状态下一般是非甲基化的，当其发生甲基化时，阻止激活转录因子与启动子序列的结合，并招募抑制复合物，诱导形成非转录活性的染色质结构，导致基因转录沉寂，使一些重要基因如抑癌基因、DNA修复基因等丧失功能，从而导致正常细胞的生长分化调控失常以及DNA损伤不能被及时修复。在乳腺癌、恶性黑色素瘤等多种恶性肿瘤发生过程中已经证实，DNA高甲基化调节多种抑癌基因，促进恶性肿瘤的发展。

在骨肉瘤发生过程中，有部分研究结果证实，通过对基因启动子区域"CpG岛"的高甲基化，导致该基因沉默，影响骨肉瘤的发生及转移。例如一些与调控细胞周期、细胞凋亡、信号转导及肿瘤细胞增殖、分化、生长停滞有关的基因，在骨肉瘤的进展和转移过程中发挥重要作用（表1-3-1）。Wnt信号通路是广泛存在于多细胞真核生物中的一条高度保守的信号通路，在胚胎发育和肿瘤发生过程中起重要作用，在多种骨肉瘤细胞系中均发现 Wnt 信号通路配体及受体成分高表达。同时研究发现，骨肉瘤中 Wnt 通路抑制因子 1（WIF-1）基因启动子区呈高甲基化状态，WIF-1 去甲基化可明显抑制骨肉瘤细胞的增殖及分化。RAS 相关区域家族 1A 基因（RASSF1A）是位于人体 3 号染色体短臂上的一种肿瘤抑癌基因，在骨肉瘤细胞中因其启动子区发生甲基化而呈现低表达，加剧骨肉瘤细胞增殖和转移，而使用 DNA 甲基化抑制剂可明显增高该抑癌基因表达，抑制骨肉瘤发生。

表 1-3-1　　　　　骨肉瘤中 DNA 高甲基化相关基因

基因	基因全称	基因编号	功　能
CDK4	细胞周期蛋白激酶 4	1019	增殖及细胞周期凋亡
ChM-I	软骨调节素-I	162840	生长停滞
EGFR	表皮生长因子受体	1956	增殖
GADD45A	生长停滞和 DNA 损伤诱导 45α	13197	细胞凋亡
IGF2	胰岛素样生长因子 2	3481	信号转导
INK4A	细胞周期蛋白激酶抑制剂 4A	1023	细胞周期调节
P53	P53 同源抑癌基因	100384887	细胞周期调节及凋亡
RASSF1A	RAS 相关家族蛋白 1A	11186	信号转导
RECQL4	RecQ 样蛋白 4	9401	突变
RUNX2	Runt 相关转录因子 2	367218	信号转导
WIF-1	WNT 抑制因子 1	11197	增殖及分化

（Cui et al.，Bull Cancer，2011）

2. DNA 低甲基化

DNA 低甲基化是骨肉瘤等恶性肿瘤中另一种常见的异常表观遗传学改变。在基因组中，正常 DNA 甲基化是防止 DNA 重复序列过度翻译的重要保护机制。5-甲基胞嘧啶糖苷酶和 MBD2b 等去甲

16

基化酶可催化 DNA 低甲基化进程，进而破坏正常 DNA 甲基化的保护机制，导致基因组结构和功能发生改变。DNA 低甲基化有两种形式：全基因组低甲基化与局部基因低甲基化。全基因组低甲基化是指基因组中 5-甲基胞嘧啶含量总体下降，局部基因低甲基化或特定基因低甲基化是指与正常基因甲基化相比，该基因 DNA 序列中胞嘧啶甲基化减少。后者可影响基因组中的一些特定区域，如原癌基因启动子区域、DNA 重复序列和原癌基因中的高度甲基化序列。

对人类肿瘤的研究发现，肿瘤细胞基因组中普遍存在低甲基化。基因组低甲基化可使染色质结构发生改变，染色质凝聚程度降低，使基因异常活化，从而导致肿瘤的发生。有研究证明，在动物肿瘤细胞中，DNA 重复序列内 5-甲基胞嘧啶的含量大幅度减少（减少 30%~40%），这些 DNA 重复序列主要为转座子（transposons）。在正常情况下，转座子呈甲基化状态而转录关闭，但在肿瘤细胞中，转座子因低甲基化而被激活，可转移至其他位点引起突变。长散在元件 1（LINE-1）作为转座子被证实存在于骨肉瘤等许多肿瘤细胞中，其甲基化程度较正常细胞中有所降低。LINE-1 低甲基化可促进其发生转录，同时也为它提供了转座和再结合的机会。

在哺乳动物某些组织和细胞中，控制某一表型的一对等位基因由于亲源不同而差异性表达，即机体只表达来自亲本一方的等位基因，而另一方不表达或很少表达，这就称为基因组印记。基因组印记在肿瘤发生过程中发挥重要作用，而 DNA 甲基化是基因组印记的重要机制。研究表明，在骨肉瘤细胞中 H19、PHLDA2 基因启动子区的甲基化状态与其表达存在相关性，在骨肉瘤发病的起始阶段，H19、PHLDA2 基因启动子去甲基化，导致上述基因过度表达，从而促进骨肉瘤进展。胰岛素样生长因子 2（IGF-2））只在来源于父系的等位基因上获得表达，研究证实 IGF-2 在母系等位基因呈甲基化状态不表达，在父系等位基因呈去甲基化状态而表达。当 IGF-2 被印记的母系等位基因发生去甲基化后，则会使之活化，称为印记丢失。这会造成原本不表达的等位基因也出现了表达，从而可导致肿瘤的发生。有学者研究发现，骨肉瘤细胞中伴随着印记基因 IGF-2 表达上调，而 IGF-2 基因启动子低甲基化是上调 IGF-2 表达的主要调控机制之一，IGF-2 表达上调在骨肉瘤发生发展中发挥重要促进作用。在骨肉瘤细胞中已经证实的异常低甲基化基因如表1-3-2 所示。

表 1-3-2　　　　　骨肉瘤中 DNA 低甲基化相关基因

基因	基 因 全 称	基因编号	基因功能
FOS	FBS 骨肉瘤原癌基因	314322	细胞增殖
H19	H19 母系印记基因表达转录	283120	生长停滞
MYC	v-myc 骨髓细胞瘤病毒同源癌基因	4609	细胞增殖
PHLDA2	血小板-白细胞激酶 A 同源基因 2	22113	细胞凋亡

（Cui et al.，Bull Cancer，2011）

二、组蛋白修饰

核小体是组成真核生物染色质的基本结构单位，是由 DNA 与 4 对组蛋白（共 8 个）构成的复合结构，其中有 H2A 和 H2B 的二聚体两组以及 H3 和 H4 的二聚体两组，另外还有一种 H1 负责连接两个核小体之间的 DNA。组蛋白在调节染色质结构和基因表达中有重要作用。组蛋白的 N 末端可通过乙酰化、甲基化、磷酸化、泛素化等进行翻译后修饰，其中以乙酰化和去乙酰化修饰是目前研究最为广泛的修饰方式，它们分别由组蛋白乙酰转移酶（histone deacetylase，HAT）和组蛋白去乙酰化酶（histone deacetylase，HDAC）调节。组蛋白乙酰化是一可逆过程，乙酰化和去乙酰化的动态平衡影响染色质的结构和基因表达。HAT 将乙酰辅酶 A 上的疏水乙酰基转移到组蛋白的 N 端赖氨酸残基，中和掉一个正电荷，使 DNA 与组蛋白之间相互作用减弱，染色质呈转录活性结构，

18

DNA 易于解聚、舒展，有利于转录因子与 DNA 模板相结合从而激活转录；而 HDAC 通过组蛋白 N 端的去乙酰化，使组蛋白带正电荷，从而与带负电荷的 DNA 紧密结合，染色质呈致密卷曲的阻抑结构，抑制转录。通常认为组蛋白氨基末端赖氨酸残基的高乙酰化与染色质松散及基因转录激活有关，而低乙酰化与基因沉默或抑制有关。研究表明，HDAC 异常结合到特定的启动子区从而抑制正常功能基因的转录可能是恶性肿瘤发生的机制之一。

在骨肉瘤细胞中，一些基因的生物学功能可能受组蛋白修饰的调节。如 p21WAF1 基因，其通过抑制细胞周期蛋白 CDK 复合物功能而阻止细胞生长，负性调控细胞周期发挥抑癌基因的作用。有研究表明，骨肉瘤细胞中 p21WAF1 基因表达下调，且下调水平与恶性程度有关。在细胞分裂周期中，p21WAF1 基因可使 MG63 停滞在 G_2/M 期。Maeda 等人研究证实，使用丁酸钠和组蛋白去乙酰化酶抑制剂曲古抑菌素 A 处理骨肉瘤 MG63 细胞系可上调 p21WAF1 基因的表达。组蛋白去乙酰化酶抑制剂（HDACIs）通过抑制 HDAC 的功能，使高乙酰化组蛋白聚集，从而增加常染色体中乙酰化组蛋白的含量，并部分改变基因的转录活性，促使特定基因活化表达。FLICE 抑制蛋白是骨肉瘤细胞中另一个受组蛋白修饰调节的基因，是 Fas 介导 caspase-8 活化的抑制剂。组蛋白去乙酰化酶抑制剂 FR901228 通过诱导抑制 FLIP mRNA 的合成下调 FLIP 的翻译，FLIP 表达下调使骨肉瘤细胞对 Fas 介导的细胞凋亡的敏感性增加。

目前已经证实 DNA 甲基化和组蛋白乙酰化可调节相关基因的表达，并且 DNA 甲基化可以通过 DNA 甲基结合蛋白（MBPs）与组蛋白去乙酰化酶（HDAC）协同作用，使基因启动子甲基化而诱导基因沉默。软骨调节素-I 是近年来新发现的一种软骨源性生长因子，也是一种血管生成抑制剂。在成骨细胞和骨肉瘤细胞内，软骨调节素-I 基因 DNA 序列中 CpG 岛甲基化可抑制调控元件 Sp3 与启动子结合，从而调节该基因的转录。在三个不表达软骨调节素-I 基因的骨肉瘤细胞系中，连接软骨调节素-I 基因启动子甲基化的组蛋白在组蛋白去乙酰化酶2（HDAC2）作用下尾端发生去乙酰化，而组蛋白去乙酰化酶抑制剂可促进 Sp3 与启动子结合，诱导该细胞系软骨调节素-I 基因表达。该过程中涉及组蛋白 H3 赖氨酸 9 的乙酰化和核心启动子去甲基化，而且该启动子只是暂时去甲基化，在组蛋白恢复去乙酰化后，去甲基化的启动子逐渐发生甲基化。这些研究证实，细胞分化的遗传性受细胞表观遗传学的调控，为联合应用 DNA 甲基化和组蛋白去乙酰化酶抑制剂逆转一些关键抑癌基因的表观遗传沉默提供了一种新的理论依据。

三、染色质重塑

染色质重塑（remodeling）是指染色质位置、结构的变化，即紧缩的染色质丝在核小体连接处发生松动造成染色质的解压缩，从而暴露了基因转录启动子区中的顺式作用元件，为反式作用因子与其的结合提供了可能。染色质重塑在 DNA 复制、损伤修复和基因转录中发挥着重要的作用。细胞在受到外源或内源性基因毒作用，特别是电离辐射时会发生 DNA 双链断裂，为了有效发挥 DNA 损伤修复和细胞周期检查点的功能，必须使凝聚的异染色质打开，促进修复蛋白接近 DNA 损伤位点，这种染色质结构的松散是染色质重塑的重要环节，主要通过对组蛋白的共价修饰和 ATP 依赖的染色质重塑复合物两种方式来完成。组蛋白的共价修饰是指在转录后通过对组蛋白进行乙酰化、甲基化、磷酸化等修饰，从而达到对染色质结构进行精密的调节，这种修饰是不依赖 ATP 水解提供能量的。ATP 依赖的染色质重塑是染色质重塑的重要方式，利用 ATP 水解释放的能量，促进染色质重塑复合物沿着 DNA 移动核小体，或通过置换组蛋白的方式改变核小体的结构来完成。动态的染色质重塑是大多数细胞生物学过程的基础，比如基因的转录、DNA 的复制与修复、染色体的浓缩以及分离和细胞凋亡，而这些生物学过程的混乱都与肿瘤的发生发展直接相关。

PTEN（phosphatase and TENsin homolog deleted on chromosome 10）是近年来新发现的抑癌基因，也是目前发现的唯一同时具有脂质磷酸酶和蛋白磷酸酶活性的抑癌基因。细胞在受到外源或内源性基因毒作用，特别是电离辐射时会发生 DNA 双链断裂，修复这种 DNA 损伤主要由两种途径：非同源末端连接和同源重组，参与同源重组的基因中最重要的基因是 RAD51。研究发现 PTEN 可调节 RAD51 的表达，PTEN 的缺失可导致 RAD51 表达下降，自发性 DNA 断裂增多，大大提高肿瘤发生的风险。有研究发现，PTEN 在细胞质和细胞核中均有分布，维护细胞染色质的稳定，并且其 N 末端具有非常强的染色质重塑功能。PTEN 参与染色质重塑依靠其蛋白磷酸酶的活性，S380 磷酸化位点和 K402 乙酰化位点是调节 PTEN 参与染色质重塑的重要调节位点。

目前有关染色质重塑的研究较少，主要是研究方法的限制。在骨肉瘤细胞中染色质重塑的作用机制尚未明确，仍然有待于人们去进一步探索。

四、非编码 RNA

非编码 RNA 是指不编码蛋白质的 RNA，其中包括 rRNA、tRNA、snRNA、snoRNA 和 microRNA 等多种已知功能的 RNA，还包括未知功能的 RNA。这些 RNA 的共同特点是都能从基因组上转录而来，但是不翻译成蛋白，在 RNA 水平上就能行使各自的生物学功能。现已发现非编码 RNA 在生物基因调控方面具有重要作用，参与细胞内的多项生理过程，其中包括转录调控、RNA 的剪切和修饰、mRNA 的稳定和翻译、蛋白质的稳定和转运、染色体的形成和结构稳定、细胞的发育等方面，并且非编码 RNA 与人类多种疾病的发生密切相关，其本身或其调控基因的变化都有可能引起疾病的发生。部分研究显示，在神经胶质瘤、肝癌、前列腺癌中发现非编码 RNA 表达水平异常（表1-3-3）。牛磺酸上调基因（TUG1）是在新生儿视网膜和脑组织中高表达的非编码 RNA，且与神经系统的发育和细胞的分化密切相关。在膀胱上皮肿瘤中，抑制细胞中 TUG1 表达，可显著影响肿瘤细胞增殖，促进凋亡。同样在骨肉瘤细胞系 U2OS 中，TUG1 表达较正常细胞升高，抑制其表达可明显抑制 U2OS 细胞增殖，促进细胞凋亡。

表 1-3-3　　　　　　　　　**与肿瘤相关的非编码 RNA**

非编码 RNA	肿瘤类型
HULC	前列腺癌
PCA3	前列腺癌
H19	肝癌和乳腺癌
GAS5	乳腺癌
PTENP1	结肠癌
MALAT1	非小细胞肺癌、肝癌
HOST2	卵巢癌
Uc. 73a	白血病
Linc-p21	淋巴瘤
HOTAIR	乳腺癌、肝癌等

（Prensner et al., Cancer Discov, 2011）

真核生物体内一类重要的非编码 RNA 就是 miRNA。miRNA 是一类长约 22 nt 的单链 RNA 分子，广泛存在于植物、线虫、人类的细胞中。miRNAs 可通过调控基因表达来参与生命过程中的一系列重要进程，包括早期发育、细胞增殖、凋亡、分化以及死亡。miR-NAs 通过与靶 mRNA 的 3′非编码区近乎完全互补结合在转录后水平使其降解，或者与之不完全互补结合在翻译水平抑制蛋白合成，从而在基因表达中发挥重要的调节作用。多种癌症中存在 miRNAs 的突变或表达异常，其在肿瘤发生中的角色正日益受到关注。miR-NA 在骨肉瘤的发生、发展中发挥重要作用。研究证实，miRNA-192 的高表达可以促进骨肉瘤细胞的增殖，降低凋亡率。miRNA-21 在骨肉瘤组织中呈明显高表达，提示 miRNA-21 在骨肉瘤的发生、发展中有促癌作用。近来研究表明，miRNA 在肿瘤侵袭和转移中也发挥重要作用，文献报道，miRNA-93 促进肿瘤的转移，且在骨肉瘤 143B 细胞系中的作用比 MG-63 细胞系中更加明显，miR-NA-21 低表达可以降低肿瘤的侵袭和转移，表明 miRNA-21 促进肿瘤侵袭和转移。

在骨肉瘤的发生、发展中，一部分 miRNA 起促进作用，而一部分 miRNA 可以抑制骨肉瘤细胞的增殖。miRNA-34 可以诱导 SAOS-2 细胞 G_1 期阻滞，促进发生凋亡。miRNA-143 在骨肉瘤标本中和培养的骨肉瘤细胞系中均呈低表达状态，在培养的骨肉瘤细胞中增强表达 miRNA-143 可以降低细胞活力，促进细胞凋亡，在体外可以抑制肿瘤生长。miRNA145 是 microRNA 家族中的重要一员，已被证实在多种肿瘤细胞中呈现低表达，可以有效地抑制骨肉瘤细胞的增殖，促进细胞凋亡。与此同时，部分 miRNA 在抑制骨肉瘤侵袭、转移过程中同样起着非常重要的作用。例如 miRNA-34a 可抑制肿瘤转移，miRNA-145 可通过血管内皮生长因子途径抑制骨肉瘤侵袭和转移，miRNA-125b 不仅可以抑制肿瘤细胞增殖，同时可以通过下调信号转导与转录激活因子 3 抑制肿瘤细胞转移。

一个非编码 RNA 可以调节多个靶基因，一个靶基因又可以受多个非编码 RNA 调节，两者关系错综复杂。非编码 RNA 究竟在骨肉瘤发生、发展以及转移中的具体机制目前尚未明确，需进一步深入研究。非编码 RNA 在骨肉瘤的发生、发展以及转移中发挥着重要作用，寻找与骨肉瘤相关的非编码 RNA，将为阐明骨肉瘤的分子机制提供基础，而且非编码 RNA 在骨肉瘤组织和正常组织之间的差异，可能为骨肉瘤的治疗提供新的作用靶点。

综上所述，表观遗传学在肿瘤领域的研究愈发广泛，表观遗传学在人类癌症等疾病领域取得了一系列重大成果，这些研究结果将为骨肉瘤患者的诊断、预后及治疗提供一种有效的方法。

第四节　microRNA 与骨肉瘤

自从 1953 年 James Watson 和 Francis Crick 第一次描述了遗传物质后，遗传信息流动的中心法则：即 DNA → RNA → 蛋白质改变了我们对基因表达调控的理解。随后 David Baltimore 发现的逆转录现象打破了这一传统法则，到 1982 年，Stanley Prusiner 描述了感染性蛋白物质（朊病毒），继续完善了中心法则。1986 年 Ecker

和 Davis 发现反义 RNA 链在植物中能够阻止基因的表达，然而直到 1998 年 Craig CM 和 Andrew F 在真核生物中描述了 RNA 干扰现象才使得上述发现引起人们的注意，这些不编码蛋白质的小 RNA 开启了分子生物的一个新领域——研究 RNA 对蛋白质翻译的调控作用。

　　人类基因转录分析显示，转录组中包括了许多不参与编码蛋白质的功能性 RNA，包括 rRNA、tRNA、snRNA、snoRNA 和 microRNA 等多种已知功能的 RNA，还包括未知功能的 RNA。这些 RNA 的共同特点是都能从基因组上转录而来，但是不翻译成蛋白，在 RNA 水平上就能行使各自的生物学功能，一般是 18~25 个核苷酸组成的双链小 RNA，占基因组转录总量的 1%，它们的功能是通过 RNA 干扰目的基因的翻译而发挥调控作用。

　　miRNA 在调控基因的表达上扮演着重要的角色，单个 miRNA 可以调控多种基因 mRNA 的翻译。同时，单个基因 mRNA 的翻译也可以接受多个 miRNA 的调控。miRNA 的功能是通过转录后基因沉默发挥的，也就是通过沉默 mRNA 来实现，这种方法也称为 RNA 干扰。miRNA 的初始转录物（pri-miRNA）是含有至少一个发夹样结构 miRNA 前体的长 RNA 转录本。pri-miRNA 在细胞核内由微粒体的核酸酶 Drosha 加工成 miRNA 前体，然后经 Exportin-5 转运出细胞核。60~90nt 的 miRNA 前体形成茎和环的结构，细胞质中的 RNaseⅢ，Dicer 酶将成熟的 miRNA 从发夹状的 miRNA 前体的茎区域中剪切出来。miRNA 与一个或多个 mRNA 的部分互补抑制基因表达，通常是在 3′非翻译区（3′-untranslated region，3′-UTR）的位置。miRNA 结合到靶 mRNA 上抑制蛋白质的翻译。miRNA 与靶 mRNA 的作用方式有两种，当两者完全互补时，miRNA 的作用方式与 RNA 干扰相似，即与完全互补的同源 mRNA 配对结合，导致靶 mRNA 降解。而当 miRNA 与靶 mRNA 不完全互补时，miRNA 则通过与靶 mRNA 3′UTR 结合，阻遏转录后翻译。由于许多 miRNA 与靶 mRNA 并不完全互补，所以主要的作用模式是转录后的翻译。

　　目前已经通过克隆和生物信息学方法鉴定出有 1000 余种 miR-

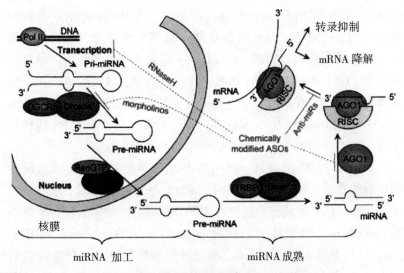

图 1-4-1　miRNA 结构及转录示意图

（Lagos-Quintana M，Science，2001）

NA。虽然只有一小部分 miRNA 的生物功能被阐明，但是这些 miR-NA 却在细胞增殖、胚胎发育、干细胞维持、造血干细胞分化和大脑发育的过程中扮演了重要角色。自从 2002 年 Croce 的研究小组率先报道了 miRNA 异常表达和肿瘤的关系之后，越来越多的研究表明许多 miRNA 都参与了肿瘤的发生、发展，如肿瘤的增殖、分化、黏附、凋亡、侵袭和转移。肿瘤的发生是基因异常表达的结果，miRNA 表达谱检测表明许多 miRNA 在临床肿瘤标本中都呈现异常表达。另外，在体外和体内培养的模型中，这些异常表达通常可以与肿瘤的生物学行为联系起来。因此可通过改变 miRNA 的表达来调节关键基因表达，促进肿瘤形发生和发展。

一、miRNA 与肿瘤发生

miRNA 通过与靶 mRNA 的 3′ UTR 结合或完全互补配对结合，抑制靶基因的表达。如果 miRNA 的靶基因是肿瘤抑制基因，那么这种 miRNA 表达水平的改变就有可能为肿瘤的发生提供一种条件，参与到肿瘤的发生发展整个过程中。有研究报道，miRNA-373 通过与 RAS 合作抑制 p53 的信号途径产生肿瘤变化；miRNA-3 直接与抑癌基因 LATS2 和 PP2A 的 β 亚基 α 亚型靶向结合，从而抑制肺肿瘤细胞的生长和致瘤能力；miR-183 作为一个原癌基因，通过靶向结合 EGR1 和 PTEN 发挥功能，在滑膜肉瘤、横纹肌肉瘤和结肠癌细胞株中都发现其过表达，并提升了肿瘤细胞的转移能力；miR-NA-93 是 miRNA-106b-25 家族的一种，通过针对整合素 β8 这种与细胞死亡有关的因子，提升肿瘤的增殖和血管生成。

miRNA-17-92 家族是 chr13q13 扩增的易感基因，被认为在肿瘤中有着重要作用。细胞转录因子 E2F1 是 E2F 转录因子家族中的成员之一，E2F 家族在控制细胞周期及抑癌基因功能上起到重要作用。miRNA-17-92 家族中的两种 miRNA：miRNA-17-5q 和 miRNA-20a，可以抑制 E2F1 的翻译，参与肿瘤细胞的发生。有实验表明 miRNA-21 的过表达可诱导恶性淋巴瘤样表型，当 miRNA-21 被沉默时，肿瘤细胞在接下来的几天会慢慢凋亡，这一结论在乳腺癌、结肠癌、胰腺癌、肺癌、前列腺癌中都得到证实。miRNA-125b 的异常表达已经在多种肿瘤中得到证实，并且在骨肉瘤细胞中呈低表达，增强 miRNA-125b 的表达后，通过抑制其靶基因 STAT3，肿瘤细胞的增殖和致瘤能力都明显受到抑制。P53 基因目前被认为是 miRNA-34 的靶基因，在骨肉瘤中 miRNA-34 呈低表达，有学者研究发现，miRNA-34 对靶基因的调控是 P53 依赖性的，并且 P53 参与了 miRNA-34 诱导的细胞周期阻滞和凋亡。这些都表明这种微小 RNA 在人类恶性肿瘤进程中扮演了重要作用。

二、miRNA 与肿瘤抑制

miRNA 也具有抑癌基因的作用。例如 miR-15a 和 miR-16 在 68% 的慢性淋巴细胞白血病中呈低表达，因为这两种 miRNA 都可以负向调控抗凋亡因子 BCL2 的表达，所以它们的低表达可以调高 BCL2 的表达水平，从而抑制细胞的凋亡。Let-7/miR-98 家族是另一个针对原癌基因的、在肿瘤中低表达的 miRNA，在肺癌细胞中它们具有负向调控 Ras 和 Myc 原癌基因的作用，从而确定其抑癌作用。miR-330 在前列腺癌细胞中可以通过对 E2F1 负向调控，引起 E2F1 介导的抑制 AKT 磷酸化从而诱导凋亡。类似地，miR-34a 靶向调控 E2F3 从而引起 E2F3 蛋白表达水平下调，miR-34a 还可以通过下调 c-Met 及其下游信号参与肿瘤细胞的扩散、转移和侵袭等。总之，基因的改变特别是抑癌基因的扩增或原癌基因的消除可能是 miRNA 抑制肿瘤发生的主要机制。

最保守估计基因组中有多达 50% 的核苷酸被转录，但只有 2% 的核苷酸定位在已知的外显子中。进一步研究发现，超过半数的转录子是非聚腺苷酸化的。由于第一步是从多聚腺苷酸尾逆转录，所以这些 RNA 在分析中是不可见的，miRNA 是这些隐藏 RNA 的主要成员。

三、miRNA 与侵袭和转移

在肿瘤患者中，90% 死亡原因是肿瘤的侵袭和转移导致的。随着疾病的发展，肿瘤恶性程度越来越高，肿瘤细胞获得了侵入周围正常组织的能力，并在远离原发病灶地方形成新的肿瘤。肿瘤转移过程中所涉及的分子机制十分复杂，主要与细胞-细胞黏附机制有关。

上皮间质样变（epithelial-mesenchymal transition，EMT）是以 E 钙黏素的下调为特点，在肿瘤的侵袭和转移过程中起了重要作用。E 钙黏素是一种维持内皮细胞中细胞-细胞黏附的重要分子，它由 CDH1 编码并接受 Snail、Slug、Zeb1、Zeb2、Klf8、Twist1 和 Twist2 的调控，它的异常表达已经在肿瘤的生长和转移中得到证实。miR-373 被认为对 E 钙黏素具有调控作用，目前实验证实，向 PC-3 细胞中转染 miR-373 可以引起 E 钙黏素的表达。同样地，miR-520c 通过抑制 CD44 的表达来促进乳腺癌、结肠癌和前列腺癌的转移，因此被认为是促进肿瘤细胞转移的 miRNA。

在乳腺癌细胞中，miR-10b/-9 都是侵袭和转移的重要参与者。HOXD10 是 miR-10b 的靶基因，miR-10b 的异常表达可以导致 HOXD10 的下调，反过来诱导 RhoC 的表达。重要的是，HOXD10 的过表达或者是 RhoC 的敲除将会降低由 miR-10b 引起的转移和侵袭。miR-21 在许多实体瘤中都呈高表达，尾静脉注射实验和鸡胚胎绒毛尿囊膜转移实验中，当 miR-21 的反义寡核苷酸转入转移的肿瘤细胞中，它们的转移能力下降。进一步实验发现 miR-21 可以靶向针对 PTEN、TPM1 和 PDCD4 来提升肿瘤的转移能力。另外，还有一些 miRNA 可以抑制肿瘤的侵袭和转移。Let-7 抑癌基因家族在许多肿瘤中都呈低表达，这一家族主要是靶向沉默 Ras 和 HM-GA2 等原癌基因。miR-200 家族，在上皮间质样变过程中持续表达，并且可以通过靶向调节 Zeb1 和 Zeb2 调高 E 钙黏素来阻止上皮间质样变。目前有实验证实，miR-103/-107 在乳腺癌中高表达，并与肿瘤的转移和预后不良有密切关系。在细胞水平上，miR-103/-107 主要作用是诱导上皮间质样变。Hedgehog 信号级联与 Wnt 信号通路交叉，EGF/FGF、TGF-B 信号级联都参与了上皮间质样变过程，TGF-B 可以降低 miR-141，-200a/b/c、-205 和 -429 的表达，反过来下调 Zeb1 和 Zeb2 的表达。值得注意的是，这些 miRNA 作为 Hedgehog 信号级联的参与者，很可能在上皮间质样变过程中扮演了重要角色。

新血管的形成是肿瘤转移和侵袭过程中另一重要机制，发生在各种肿瘤中，并与侵袭程度相关。早先的研究发现某些特别的 miRNA 如 miR-21、-155 和 -126 都参与了血管疾病的发生。当前，miR-126 已经被公认为参与血管生成的重要因子，并且可以调控内皮细胞对促血管生成因子 VEGF 的反应。Nicoli 等研究发现锌指结构转录因子 Klf2a 可以诱导 miR-126 的表达从而激活 VEGF 信号通路。他们的研究描述了一种新的基因机制，miRNA 通过整合在内皮细胞中的生理信号来介导血管生成。EGFL7 被认为是体内一种新的与血管生成有关的内皮细胞衍生因子，Fish 等人阐述了 miR-126 在内皮细胞中调控 EGF7 的作用，Sun 等发现在肺癌中 EGFL7 是 miR-126 的直接靶基因。综上所述，miR-126 和 EGFL7 在肿瘤血管形成中相互作用，可促进肿瘤细胞的侵袭和转移。除了上述提到的 miRNA 外，miR-17/-20、-31 和 -335 在最近的研究中都发现了具有抑制肿瘤侵袭和转移的作用。

四、miRNA 与肿瘤相关炎症

慢性炎症被认为是引起肿瘤的重要因素，流行病学和临床研究显示大约 25% 的肿瘤是由慢性炎症引起的。慢性炎症的致癌机制十分复杂并未完全弄清，有些研究认为表观遗传学改变和基因组的不稳定与炎症诱导的癌变有关，某些转录因子和关键的炎症介质，如 TNF-a、COX-2、细胞因子、HIF-1a 和 NF-κB 都已经被公认为参与了炎症导致癌变的过程。现在 miRNA 作为重要的调控因子在哺乳动物免疫系统中起的重要作用已经引起重视，miRNA 的基因切除机制和 miRNA 的低表达或者消除，严重损害了免疫系统，导致了免疫功能紊乱，如自身免疫疾病和癌症。

miR-146 是第一个被发现与免疫功能相关的 miRNA。在一些髓源性的细胞系中发现 LPS 可以诱导 miR-146a 表达，而 B 细胞系则没有，意味着 LPS 诱导 miR-146a 的表达具有细胞类型特异性。除了 Toll 样受体外，NF-κB 依赖性的 TNF-a 和 IL-1β 也可以诱导 miR-146a 的表达。miR-21 是在 T 细胞中表达量最丰富的 miRNA，维持了 T 细胞在体内的动态平衡。在小鼠肺部雾化吸入 LPS 对天然免疫的表达谱研究中发现 miR-21 参与了炎症反应。最近的研究发现 miR-21 在 IL-13 诱导的哮喘模型中表达量显著增高，miR-21 潜在的一个靶基因是 IL-12p35，而 IL-12p35 是 IL-12 的一个亚型，IL-12 则是巨噬细胞和树突状细胞参与适应性免疫应答的一个重要因子。Schetter 等对 196 例病人的结肠腺癌和癌旁组织的 23 个炎症基因表达进行分析发现，miR-21 的功能与 IL-6、-8、-10、-12a 和 NOS2a 有关，其表达与肿瘤的死亡率和肿瘤相关炎症相关，这些结果说明 miR-21 可能促进了炎症向肿瘤转换的过程。miR-155 是一个多功能的 miRNA，不仅仅是原癌基因，而且也在 B 细胞和 T 细胞反应中扮演了重要角色，与 miR-144 相似的是，miR-155 表达也受到小鼠巨噬细胞中的 LPS 调控，同时也受到一些病毒相关刺激的调控，如抗病毒反应的细胞因子（IFN-β、-γ）等，表明 miR-155 是天然免疫的组成成分。miR-155 的过表达可以通过靶向调节 p53 诱导的核蛋白 1 来抑制肿瘤，也可以通过调节炎症诱发的肿瘤

29

来起促肿瘤功能。

五、骨肉瘤中 miRNA 的表达情况

miRNA 在不同恶性肿瘤中具有特定的表达模式，miRNA 的异常表达也与肿瘤的侵袭、转移和预后有关。多种癌症中存在 miR-NAs 的突变或表达异常，其在肿瘤发生中的角色正日益受到关注。miRNA 在骨肉瘤的发生、发展以及转移中发挥着重要作用。研究人员通过 miRNA 芯片技术发现 miRNA-192 的高表达有可能促进骨肉瘤细胞的增殖，降低凋亡率。通过比较骨肉瘤标本和正常骨组织中 miRNA 的表达差异，结果显示 miRNA-21 在肿瘤组织中呈明显高表达，提示 miRNA-21 在骨肉瘤的发生、发展中起到了促癌作用。近来研究表明，miRNA 在肿瘤侵袭和转移中也发挥重要作用。有文献报道，miRNA-93 促进肿瘤的转移，且在骨肉瘤 143B 细胞系中的作用比 MG-63 细胞系中更加明显，进一步实验发现，miR-NA-93 主要通过 E2F1 蛋白发挥作用。在 MG-63 细胞中沉默 miR-NA-21，结果显示 miRNA-21 低表达可以降低肿瘤的侵袭和转移，表明 miRNA-21 促进肿瘤侵袭和转移。实验结果显示 miRNA-143 在骨肉瘤标本中和培养的骨肉瘤细胞系中低表达，在培养的骨肉瘤细胞中过表达 miRNA-143 可以降低细胞活力，促进细胞凋亡，在体外可以抑制肿瘤生长。miRNA145 是 microRNA 家族中的重要一员，已被证实在多种肿瘤细胞中呈现低表达，并认为 miRNA145 作为一种抑癌基因可以影响肿瘤细胞的生长和侵袭能力。

在骨肉瘤中，Fas 的下调可以让骨肉瘤细胞逃避由 Fas-L 介导的凋亡。研究发现 miRNA 等在 Fas 表达的下调中起了重要作用。miR-17-92 家族成员 miR-20a 和 miR-19a 在转移的骨肉瘤细胞中高表达，进一步研究发现 miR-20a 和 Fas 的表达有相关关系。miR-20a 的过表达可以引起 Fas 的表达下调从而减少对 FasL 的敏感性。当裸鼠注射了经过反义 miR-20a 处理后的骨肉瘤细胞，与对照组相比，其转移明显减少。由此可以认为由 miR-17-92 家族编码的 miR-20a 可以促进骨肉瘤细胞的转移。另外 miR-2 也可以靶向调节 RECK 抑癌基因来改变骨肉瘤的侵袭和转移能力。Osaki 等研究表

明 miRNA-143 的下调可以反向引起基质蛋白激酶-13（MMP-13）的升高从而容易导致肺部的转移。

　　骨肉瘤很少或没有包膜，但瘤细胞生长迅速刺激周围组织引起炎症反应并产生大量反应性组织，形成一假性包膜，假包膜由外侧的反应区和内侧的致密压缩区构成，其内主要为淋巴细胞和单核巨噬细胞浸润。因此炎症反应在骨肉瘤的发病过程中起了重要作用。目前 miRNA 与骨肉瘤炎症之间的关系还鲜有研究，但鉴于上述现象，我们有理由相信 miRNA 参与了骨肉瘤的发生和发展，这一方面还值得我们进行更深入研究。

六、展望

　　miRNA 在肿瘤中的作用已经得到了广泛的认识，并且一些 miRNA 已经被当做肿瘤发生的特定标志物而且成为肿瘤治疗的热门靶点。然而现在针对 miRNA 的靶向治疗还有相当长的路要走。目前在肿瘤发生、发展的过程中 miRNA 的具体机制和其之间相互关系并不清楚，甚至在调控肿瘤中还有一些争议。但相信 miRNA 在肿瘤研究中的前景是广阔的。

第五节　骨肉瘤分化

　　骨肉瘤是分化缺陷的结果。骨肉瘤细胞和未分化的骨祖细胞有许多相似的特点，包括高增殖能力，抗凋亡，许多成骨标志物的相似表达，如 Runx2、CTGF、ALP、Osterix 和骨钙蛋白等。此外，高度恶性的骨肉瘤细胞表型往往类似于早期祖细胞，而低度恶性的骨肉瘤细胞与分化更成熟的间质干细胞有更多的共同点。

　　对骨肉瘤细胞的成骨细胞标记的表达进行分析可以发现早期的成骨细胞的表型。碱性磷酸酶是一种广泛运用的早期成骨标志物，它在骨肉瘤细胞中的表达明显低于成熟的成骨细胞系中 hFOB1.19 细胞。同样，晚期成骨标记骨桥蛋白和骨钙蛋白在成熟分化的成骨细胞中有高表达，在原始的骨肉瘤和骨肉瘤细胞株却极少表达。结缔组织生长因子（CTGF）是一种多功能的生长因子，它通常在成骨细胞分化的早期阶段分泌增多，在人类骨肉瘤细胞的基础表达也有所升高。这些结果表明，骨肉瘤细胞可能不会进行终末分化，并且这种去分化的程度与不良预后密切相关。

与正常的骨细胞不同，骨肉瘤细胞具有无限增殖的能力。端粒的逐步缩短是控制细胞无限增殖的有效机制。然而，50%以上的骨肉瘤细胞利用替代延长端粒的方式来防止端粒缩短，从而避免了肿瘤细胞的衰老。骨肉瘤细胞也因此具备了与骨祖细胞类似的增殖能力和自我更新能力。此外，骨肉瘤细胞的分化被阻断的阶段可能和各种类型骨肉瘤的侵袭性和转移性密切相关。Runx2 基因和 Wnt 因子调节成骨细胞分化是分化过程异常导致潜在肿瘤发生的两个例子。Runx2 基因是一种转录因子，它被证实和各种人类癌症（如白血病、胃癌等）都有关系。Runx2 也是人类骨肉瘤成骨细胞分化程序持续被修改的一个主要调控因子。Runx2 和其相关蛋白 $p27^{KIP1}$ 是 G_1 期细胞周期检验点的重要调控因子。Runx2 本身也可与低磷酸化形式的 Rb（一种 Runx2 的共激活因子）相互作用，从而产生一个正反馈回路，促进成骨细胞表型的形成。此外，Runx2 可调控 BMP 诱导的骨质生成，协同诱导许多终末分化。Runx2 在骨肉瘤细胞株中具有非常低的表达，考虑到 Runx2 在细胞周期和终末分化中的调控作用，任何改动都将可能导致不受控制的增殖和去分化。因此，高分化的骨肉瘤 $p27^{KIP1}$ 表达下降，而低分化的骨肉瘤检测到较高的 $p27^{KIP1}$ 蛋白表达水平。此外，去分化的骨肉瘤细胞中 $p27^{KIP1}$ 的水平明显低于分化良好的骨肉瘤细胞。由于骨肉瘤分化程度会影响预后，Runx2 通路的阻断和去分化可能是发展成高侵袭性、低分化骨肉瘤的一个重要步骤。

图 1-5-1 上图：间质干细胞（MSCs）成骨分化通路。骨髓间质干细胞为多能性骨髓基质细胞，可以分化成骨骼、肌肉、肌腱和脂肪组织。骨髓间质干细胞的成骨分化是一个受到多种信号严格调控的过程。骨形成蛋白（BMPs）及其下游介质是成骨的分化级联的早期标志物，Runx2 和 Wnt 蛋白是成骨细胞分化的重要调控物质。碱性磷酸酶和成骨相关转录因子抗体是骨形成初期和中期的标记物，而骨钙蛋白和骨桥蛋白是骨形成晚期的标志。下图：成骨的

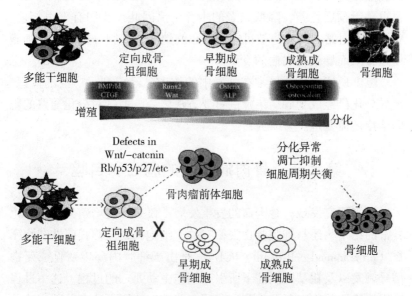

图 1-5-1 间质干细胞成骨分化通路和成骨分化缺陷导致骨肉瘤的发生

（Eric et al., Sarcoma, 2011）

分化缺陷导致骨肉瘤的发生。如果 MSC 分化级联异常，阻止了成骨细胞或骨细胞分化的过程，很可能导致肿瘤前体细胞的形成。这些潜在的缺陷可能包括 Wnt 信号通路、Rb、p53 和 p27 在基因和/或表观遗传的改变等。这些缺陷可能导致无限的细胞增殖和分化中断。以上改变将破坏增殖和分化之间的微平衡，从而导致肿瘤表型的形成。

　　Wnt 信号通路与多种人类疾病相关。经典 Wnt 通路包含 Wnt 糖蛋白结合跨膜受体和 LRP5/6 辅助受体。这种配体-受体结合可以防止下游的 β-连环蛋白的磷酸化，允许它转位到细胞核，并激活下游介导细胞增殖和分化的基因。这一经典 Wnt 通路在成骨细胞分化中起着至关重要的作用，Wnt3a 的表达导致成人间质干细胞细胞增殖和成骨分化受抑制就是很好的证明。Wnt 信号通路的多向变异与骨肉瘤的形成密切相关。比如 β-连环蛋白，Wnt 信号通路的重要调控因子，其水平升高与骨祖细胞增殖和骨肉瘤远处转移密切相关。此外，OS 肿瘤过度表达 Wnt 信号通路的辅助受体 LRP5，也可预示预后较差，降低患者的生存率。因此，我们有理由相信，Wnt 信号通路的调控失效可能会阻止终端成骨细胞分化和促进细胞增殖，从而导致骨肉瘤的发生。

综上所述，分化异常在肿瘤中的作用已经得到了广泛的认识，诱导分化已经成为肿瘤治疗的重要方法之一，但针对分化通路的靶向治疗还需要进一步研究。

第六节　骨肉瘤细胞的凋亡和自噬

近来研究发现，骨肉瘤的发生发展不仅是细胞增殖失控、分化异常的结果，还与细胞凋亡失衡有关。细胞凋亡又称程序性细胞死亡（programmed cell death，PCD），是由于细胞内环境变化或死亡信号触发以及在基因调控下所引起细胞主动死亡的过程。这一过程对保持机体的稳态至关重要，若凋亡调控失衡则可致多种肿瘤的发生发展。因此研究骨肉瘤凋亡相关因子的调控机理，可以了解这些因子在骨肉瘤发生发展及治疗中的作用，为有效治疗提供新思路。

一、Bcl-2 家族

Bcl-2 基因是迄今研究得最深入、最广泛的凋亡调控基因之一，它通过广泛抑制各种刺激因素，诱导细胞凋亡、延长细胞活力而发挥生物学作用。目前已发现至少 15 种 Bcl-2 同源蛋白，统称 Bcl-2 家族成员，主要分为两类。①Bcl-2 类：即凋亡抑制蛋白，包括 Bcl-2、Bcl-xl、Bcl-W、Mel-1、A1/Bfl-1 等；②Bax 类：即促凋亡蛋白，包括 Bax、Bcl-XS、Bad、Bid、Hrk 等。这两类因子相互作用，彼此影响，调控着细胞凋亡的易感性。

1. Bcl-2 类

Bcl-2 是抑制凋亡的因子。Bcl-2 蛋白与线粒体关系密切，主要位于线粒体外膜，而其功能的完整性取决于在亚细胞膜上的定位。Bcl-2 通过抑制线粒体释放细胞色素 C 而抑制细胞凋亡的线粒体途

34

径。不同组织中 Bcl-2 的表达不同，研究发现，Bcl-2 的表达仅见于骨肉瘤和软骨肉瘤，而良性骨肿瘤均不表达。应用免疫组化方法测得 Bcl-2 蛋白在骨肉瘤中表达为 52.38%，并且 Bcl-2 的表达与骨肉瘤的预后密切相关。也有研究表明恶性骨肿瘤复发后 Bcl-2 的表达有增高趋势。对高度恶性骨肉瘤的研究发现，Bcl-2 的表达在肺转移后有增强的趋势，反义介导的 Bcl-2 蛋白水平降低可使恶性细胞对传统化疗药物变得敏感，抑制 Bcl-2 的表达可抑制肿瘤细胞生长，可能成为未来基因治疗骨肉瘤的办法之一。

2. Bax 类

Bax 是一种主要存在于胞质中的可溶性蛋白，与 Bcl-2 功能截然相反，当细胞受到凋亡信号刺激时从胞质转移到线粒体，促进细胞色素 C 的释放，从而促进凋亡。研究表明，Bcl-2 家族成员之间相互作用、相互影响调控着细胞凋亡，Bcl-2 与 Bax 比值是细胞凋亡与否的重要因素。Bcl-2 与 Bax 的比值与骨肉瘤细胞凋亡受抑制呈正相关。Bax 蛋白的表达与骨肉瘤的病理分级有相关性，但 Bax 的表达不能完全反映骨肉瘤的恶性程度。

二、p53

p53 基因是重要的参与肿瘤细胞凋亡的基因。p53 基因及其产物有野生型和突变型两种。野生型 p53 基因为抑癌基因，功能是在细胞的 G1 期监视细胞基因组的完整性，如果 DNA 遭到破坏，p53 蛋白与之结合，直到损坏的 DNA 得到修复为止，一旦修复失败，便可诱发细胞凋亡。而失活的 p53 基因，即突变型 p53 基因，则丧失监督作用，并可抑制肿瘤细胞的凋亡，从而导致人体多种肿瘤的发生。因此，p53 蛋白可视为阻止肿瘤形成的主要把关者，被称为"分子警察"。大量文献表明，p53 基因改变在骨肉瘤中有很高的发生率，p53 基因异常是骨肉瘤生物演化过程中的重要事件。

目前对 p53 与骨肉瘤转移和预后的关系，尚存在争议。有研究认为，p53 蛋白表达可以作为伴肺转移骨肉瘤的预后检测指标。也有研究表明，p53 异常仅仅是恶性肿瘤发生过程中的一个早期事件，而与肿瘤的生长、转移无关。因此，p53 能否成为判断骨肉瘤患者预后的一个重要指标，有待于进一步观察。但 p53 基因作为骨肉瘤发生发展中的一个重要因素，是毋庸置疑的事实，p53 的类型决定肿瘤化疗的敏感性，突变型的 p53 基因参与或激发肿瘤细胞多药耐药的产生。

三、p21

1993 年，Deiry 等和 Harper 等从不同的研究角度各自发现了一种新的细胞生长分裂的抑制物，分别称作 WAF1（wild type p53-activated fragment 1，waf1）和 CIP1（cdk-interacting protein 1，cipl），后证明是同一种物质，定位于人类染色体 6p21.2 上，能编码相对分子质量为 21kU 的蛋白质，由于习惯上对 CKIs（cyclin—dependent kinase inhibitors）都以相对分子质量命名，故统一称为 p21 基因，其编码蛋白称为 p21 蛋白，它属于一种核蛋白。p21 基因是一重要的细胞增长调节基因，其蛋白产物 p21 在细胞周期中发挥抑制细胞增殖能力而产生抑癌作用。p21 蛋白的作用主要集中在控制细胞周期中 DNA 的复制。已证明 p21 蛋白与肿瘤细胞的生长和分化存在着密切的关系，它可以抑制某些肿瘤细胞系的生长。研究发现人类骨肉瘤 p21 基因表达与组织的增殖状态和恶性程度相关联，即在增殖活性很低的组织中 p21 呈低表达或不表达，而在增殖活性高的组织中高表达。随着骨肿瘤的恶性程度升高，p21 蛋白的表达下降，并且它们的下降是导致人类骨组织发生恶性骨肿瘤的可能原因之一。无论结果如何，均表明 p21 基因异常和高表达与骨肉瘤患者的预后有关，它的表达状态可以作为判断骨肉瘤预后的一个指标。

四、caspase 家族

caspase 是一组细胞凋亡蛋白酶，是细胞凋亡的下游效应蛋白。在正常情况下，活化的 caspase 酶具有严格底物特异性和高度有效性，确保了在细胞凋亡过程中发生专一性的蛋白水解，即 caspase 选择地剪切一组蛋白质，导致其功能的丧失或结构变化，以至发生细胞凋亡反应。尽管有少数 caspase 非依赖的细胞凋亡，但是绝大多数的细胞凋亡依赖于 caspase。当 caspase 活性受到抑制而引起细胞凋亡障碍，即细胞凋亡与增殖之间动态平衡失调时，就可能引起多种肿瘤的发生发展。根据在细胞凋亡中的作用，分为上游的始动 caspase，主要包括 caspase-2、caspase-8、caspase-9、caspase-10；下游的效应 caspase，主要包括 caspase-3、caspase-6、caspase-7。研究表明，caspase-3 在很多正常细胞或肿瘤细胞中均有表达，是细胞凋亡过程中重要的效应分子。caspase-6 属效应分子，是除 caspase-3 和 caspase-7 外重要的凋亡执行分子，它在细胞以酶原的形式合成和存在，只有上游 caspase 激活后才成为活性形式。近来研究表明，caspase-6 对成骨肉瘤细胞的生长有抑制作用，并可诱导成骨肉瘤细胞凋亡。

五、IAP 家族

IAP 为凋亡蛋白抑制因子（inhibitors of apoptosis proteins, IAP）。目前 IAP 家族包括 5 个成员，分别为 Niap、Xiap、Hiap-1、Hiap-2 和 survivin。现已清楚，IAP 家族能选择性作用效应 caspase（caspase-3、caspase-6、caspase-7），抑制其活性，从而阻断细胞凋亡两途径的交汇点，抑制细胞凋亡。survivin 基因是 IAP 家族的新成员，位于 17q25，由于其独特的结构，特殊的组织分布及明显的抗凋亡生物学作用而受关注。目前研究表明，survivin 主要通过与 caspase 直接或间接作用以实现对细胞凋亡的抑制，且 survivin 的表达还与部分肿瘤的不良预后有关。survivin 高表达于骨肉瘤中，与骨肉瘤分型和预后有关，提示 survivin 在骨肉瘤的发生发展中起重要作用。survivin 是判断骨肉瘤患者预后的一个重要指标，呈核表达者预后较好。目前大部分报道认为野生型 p53 可抑制 survivin 蛋白表达，而且这种抑制直接源于 p53 依赖的生长抑制。p53 在体内与 survivin 启动子有结合位点，而该位点与 E2F 转录因子连接位点重叠。最近在肿瘤的临床治疗中发现，survivin 与耐药性的产生有密切关系。因此，阻断肿瘤细胞中 survivin 的功能或抑制它的表达能诱导凋亡，从而达到抗癌的作用。也可通过阻断 survivin 的磷酸化作用，达到诱导肿瘤细胞凋亡的目的。另外，survivin 可作为一种新的肿瘤相关性抗原，用于肿瘤疫苗的研究。关于在骨肉瘤中以survivin 为靶点的抗肿瘤治疗，目前报道较少。

六、骨肉瘤细胞的自噬

自噬是一个有大量小分子蛋白质参与的生物学过程，被称为 II 型程序性细胞死亡。细胞将发生自噬时，胞浆内出现大量游离的膜性结构，逐渐发展成双层膜的空泡样结构，其包裹受损伤的细胞器和部分细胞浆，这种双层膜结构被称为自噬泡。自噬泡的形成是一个复杂的过程，有多种自噬相关蛋白（ATG 蛋白）参与其中。参与自噬泡形成的有两个泛素样蛋白系统，这两系统产生的自噬调节器复合物（Atg8-PE 和 Atg5-Atg12-Atg16）可能决定着自噬泡的结构和大小。自噬泡再与溶酶体融合形成自噬溶酶体，自噬泡内包裹的物质释放出来被溶酶体中的酶水解，并被细胞再利用。对人类自噬过程的研究中，研究较多和比较明确的是 Beclin1 基因和其编码蛋白。Beclin1 位于人类染色体 17q21，它是一种肿瘤抑制基因，表达不足时可导致肿瘤的发生。Beclin1 蛋白位于高尔基体外侧网络，属于Ⅲ类磷脂酰肌醇-3 激酶（PI3K）复合物，参与了自噬体的合成。为了能维持细胞内环境的稳定，一般情况下细胞内自噬的基础水平是维持在一个较低的状态的，而在某些"危机"状况下时自噬可以发生上调，如饥饿、细胞重建和细胞内出现过多受损的细胞器或代谢废物。癌细胞形成后，上调自噬能够清除细胞内的"异形"物质，研究表明转染了 Beclin1 的 MCF7 乳腺癌细胞表现出向正常细胞转化的趋势，显示了自噬逆转癌细胞的潜力。Beclin1 在骨肉瘤组织中的阳性表达均低于正常骨组织，提示自噬可能与骨肉瘤的发生发展有关。顺铂能有效抑制骨肉瘤细胞 MG63 的增殖，并且存在剂量和时间依赖性。顺铂作用于骨肉瘤细胞可同时启动凋亡和自噬两种途径。顺铂诱导的自噬与时间有一定关联，自噬在不同的阶段发挥着不同的作用。顺铂作用早期，自噬发挥保护作用，而在顺铂作用后期，自噬则作为另一种死亡形式出现，和凋亡一起促进细胞死亡。

第七节 骨肉瘤细胞的信号通路

目前，细胞信号转导是生命科学研究领域的热点和前沿技术，信号转导即细胞外因子通过与细胞受体结合，触发细胞内一系列生物学反应，导致细胞生理反应所需基因表达开始的过程。尽管细胞外因子有多种，信号转导通路有多条，但最终目的是一致的，即把信息转入细胞核内，引起细胞生物学行为的改变，信号转导通路某一环节发生改变，都可以导致细胞生物学行为的异常，因而对细胞信号转导的研究对包括肿瘤在内的疾病发生、发展和治疗等都具有重要意义。

一、MAPK 信号通路

MAPK 传导通路是 1993 年发现的，为由 360 个氨基酸组成的 38kU 的蛋白，属应激激活的蛋白激酶。研究发现，细菌脂多糖（LPS）、紫杉醇（taxo1）和佛波酯（PMA）可以快速诱导转染 CDl4 基因的小鼠前 B 淋巴细胞、小鼠巨噬细胞株 Raw264-7 及 C3He/FeJ 和小鼠腹腔巨噬细胞的 MAPK 分子发生酪氨酸磷酸化。Hart 等用高渗和内毒素刺激小鼠肝脏细胞，分离纯化出了酪氨酸磷酸化蛋白激酶-p38MAPKs，并从肝细胞 cDNA 文库中筛选到编码 p38MAPK 的克隆，Northern 印迹表明，p38MAPK mRNA 在小鼠巨噬细胞、T 细胞和 B 细胞中均有表达。序列分析显示，p38MAPK 与酿酒酵母 HOGl 基因编码的 MAPK 分子有 52.3% 的同源性，功能研究发现 p38MAPK 与酵母 HOGl 系统的功能十分相似，两者的激活物 MKK3 和 PBS3 序列也相似，从而证实 p38 蛋白激酶与酵母 HOGl 有同源性。p38MAPK 分子有 6 种异构体亚型，分别为：p38αl/α2、p381Bl/IB2、p38γ 和 p38δ，其中 α 广泛分布于各种组织细胞中，β 以脑组织含量最丰富，γ 仅在骨骼肌中存在，而 δ 主要存在于唾液腺、肾上腺和脑垂体等腺体组织中。p38MAPK 静息状态主要散在分布于细胞胞浆，激活后转移至细胞核内。不同亚型氨基酸个数不同，但同源性超过 50%。实验表明 p38 家族 4 种亚

39

型除了序列相似之外，还有一些共同特征，如4种激酶均包含维持激酶活性所必需的 TGY 双磷酸化基。

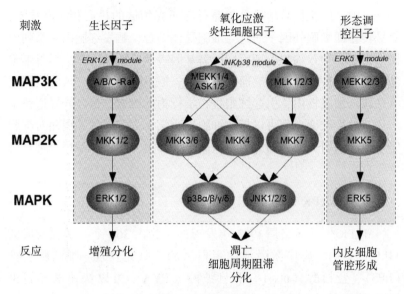

图 1-7-1　MAPK 信号通路

p38 MAPK 有自己特有的上游激酶和特异性底物，其具有与其他三种 MAPK 亚族不同的三肽基结构，此结构是位于 p38MAPK 分子中Ⅶ和Ⅷ结构域间的连接成分，为 LOOP-12 环状结构，比 Ras/ERK，INK/SAPK 少6个氨基酸，由双磷酸化位点（T、Y）和中间氨基酸（X）构成。p38MAPK 的活化需要三肽基结构中双磷酸化位点的双磷酸化，即第180、182位点酪氨酸和苏氨酸的磷酸化，p38MAPK 通过多级激酶的级联反应把细胞外信号向细胞内传递，其中需要三个关键激酶：MAPK，MAPKK（MKK3 和 MKK6），MAPKKK（TAK，MLK 和 ASK）。首先，由 MAPKKK 激活 MAP-KK，再由 MAPKK 对 MAPK 双位点磷酸化，从而活化 p38MAPK。p38MAPK 活化的外界刺激包括：紫外线、H_2O_2、渗透压、炎性因子、LPS、革兰氏阳性细菌细胞壁成分、抗肿瘤药物、生理应激等。p38途径控制多种转录因子的基因表达活性，如 ATH-1/2、

CHOP/ADDl53、ELK-1、ETS-1、MAX、MEF-2C、NF-kB 和 HSF-1等。p38 MAPK 可影响多种细胞因子的产生，如 TNF-α、IL-I、IL-4、IL-6、IL-8、IL-12 和 IL-10 等，p38 通路还增加细胞内 NO 的产生。另外，p38 通路还参与细胞骨架蛋白的合成，如微管蛋白、放线蛋白、HSP 和中间丝蛋白等。

对骨肉瘤中 MARK 信号通路进行基因分析，结果显示骨肉瘤中 p38 蛋白的阳性率为 85.4%，而对照组只有 16.7%。同时，与 MAPK 相关的 18 种基因表达也发生变化，其中 10 种表达上调，8 种下调。传统的抗抑郁药选择性 5-羟色胺再摄取抑制剂如帕罗西汀等在抗肿瘤治疗也表现出一定的功效，但具体机制并不清楚。研究发现，帕罗西丁可以激活 caspase-3 从而引起凋亡。免疫印迹发现虽然帕罗西丁可以激活 ERK、JNK 和 p38 的磷酸化，但只有 p38 的抑制剂 SB203580 可以阻止细胞发生凋亡。所以他们认为帕罗西丁等可以通过诱导 p38 等相关的 caspase-3 从而引起细胞凋亡，使用大麻素也可以产生相同的效果。荷花碱也可以阻止骨肉瘤细胞的增殖，细胞周期分析骨肉瘤细胞大部分被阻止于 G_1 期，实验分析表明 p21 蛋白诱发了 G1 期阻止，进一步的实验表明荷花碱可以诱导 p38 和 JNK 的高表达。但只有 p38 蛋白抑制剂 SB203580 才能消除荷花碱上调 p21 表达的作用，同时使用 RNA 干扰技术沉默 p38 蛋白，则可以消除荷花碱对 p21 蛋白的作用。因此 p38MAPK 信号通路与骨肉瘤细胞的凋亡、增殖密切相关。

二、mTOR 信号通路

哺乳动物雷帕霉素靶蛋白（mammalian target of rapamycin, mTOR）是一种非典型丝氨酸/苏氨酸蛋白激酶，为磷脂酰肌醇 3 激酶（PI3K）蛋白激酶类家族成员。PI3K 激酶功能障碍将引起肿瘤发生及免疫失调等疾病。mTOR 进化上相对保守，可整合营养、能量及生长因子等多种细胞外信号，参与基因转录、蛋白质翻译、核糖体合成和细胞凋亡等生物过程，从而在细胞的生长、衰老和新陈代谢等许多生理过程中起着重要的控制作用。

通过小鼠的骨肉瘤模型研究发现一种 Ezrin 相关转移行为的机

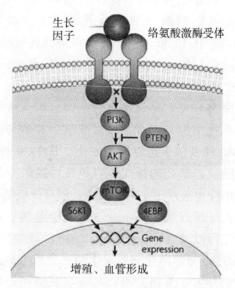

（David et a，Nature Reviews Drug Discovery，2011）

图 1-7-2　mTOR 信号通路

制，即 Akt 依赖的 mTOR/p70S6K1/4E-BP1 途径。抑制 Ezrin 蛋白表达导致 S6K1 和 4E-BP1 表达减少和磷酸化作用减少，蛋白酶体抑制剂 MG132 减少了 S6K1 和 4E-BP1 蛋白表达，但是未能影响 Ezrin 对 S6K1 和 4E-BP1 的磷酸化作用。用 rapamycin 或者 CCI-779 阻断 mTOR 信号途径导致活体内实验性肺转移显著减少。这些结果表明，阻断 mTOR/S6K1/4E-BP1 途径能够减少骨肉瘤肿瘤细胞转移。Diaz 研究发现激活的 PI3K/Akt 参与人类骨肉瘤 Saos-2 细胞系的凋亡抑制，同时还发现药物抑制 PI3K 的活性与 Akt 活性下降相关，这表明 PIP3 是组成 Akt 活性所必不可少的。从原发性骨肉瘤患者获取骨肉瘤标本，进行免疫组化检测 mTOR 和 p70S6K 的表达，并进行 Kaplan-Meier 生存曲线和 Cox 回归分析来评价患者预后，发现在人骨肉瘤组织中 mTOR/p70S6K 信号转导途径被激活，且 mTOR 和 p70S6K 蛋白的表达与外科分期、转移以及肿瘤细胞死亡率呈正相关。这些证实 mTOR 和 p70S6K 的阳性表达与骨肉瘤患

42

者疾病进展有正相关效应，并可以作为骨肉瘤预后评价指标。从人骨肉瘤 MG-63 细胞中分离培养人骨肉瘤肿瘤干细胞，以 CCK-8 法观察加入不同浓度磷脂酰肌醇-3-激酶（PI3K）抑制剂 LY294002 后对其增殖的影响，并用 Western blot 检测总蛋白激酶 B（Akt）和磷酸化 Akt（p-Akt）的变化，发现骨肉瘤肿瘤干细胞在不同浓度 LY294002 的作用下，其增殖能力均较对照组明显下降，各组细胞生长抑制率随浓度而增高，且该效应呈现剂量和时间依赖性，这表明 PI3K/Akt 途径在骨肉瘤肿瘤干细胞增殖中亦发挥重要的调控作用，靶向抑制该途径能有效地抑制肿瘤干细胞的增殖。王京亮等在研究去甲二氢愈创木酸对骨肉瘤细胞 MG63 的生长抑制作用及其机制中发现，mTORC1 信号通路蛋白 p-s6 和 p-4E-BP1 的表达随去甲二氢愈创木酸剂量增加明显下调，表明去甲二氢愈创木酸可以明显抑制 mTORC1 信号通路的活化，从而影响蛋白质翻译起始、核糖体生物合成、能量代谢、细胞周期和细胞凋亡等多种生物学行为，起到抗肿瘤作用。Shinji 等在不同浓度的咖啡因和雷帕霉素对人骨肉瘤 HOS 细胞系细胞凋亡的影响实验中，利用 CCK-8 检测细胞增殖和 Western blot 检测蛋白表达水平，发现细胞增殖受到抑制，p-mOTR、p-S6K 及 p-AKT 蛋白表达均下降，认为咖啡因和雷帕霉素均能抑制 mTOR/S6K 信号途径，而咖啡因还能抑制 AKT/mTOR 信号途径，最终导致人骨肉瘤 HOS 细胞凋亡。Edwin 等在实验中观察发现 AKT、p-AKT 和 p-4EBP1 在 PIK3CA 基因突变及非突变的骨肉瘤样本中均有表达。推测 PIK3CA 基因突变的样本中存在 PI3K/AKT/mTOR/4E-BP 信号途径，而没有 PIK3CA 基因突变的样本中高表达的 pAKT 和 p4EBP1，可能为 RAS/RAF/MAPK、IGF-1R/IRS1 及 PTEN 缺失导致 AKT/mTOR 信号途径的激活。研究中发现，骨肉瘤干细胞中 mTOR mRNA 的表达高于骨肉瘤 MG63 细胞，抑制骨肉瘤干细胞中 mTOR 活性的雷帕霉素最低浓度要高于骨肉瘤 MG63 细胞，使用较高浓度的雷帕霉素可使骨肉瘤干细胞崩解贴壁，失去干细胞的成球特性。以上结果提示骨肉瘤干细胞中 mTOR mRNA 的表达增高，使骨肉瘤干细胞的增殖分化能力增强，从而导致骨肉瘤出现复发和转移。

三、Fas/FasL 信号通路

Fas，又名 CD95 或 APO-1，为典型的死亡受体，属于肿瘤坏死因子受体（TNFR）和神经生长因子受体（NGFR）家族。Fas 属于 I 型膜蛋白，其在细胞膜上分为胞内区、跨膜区和胞外区。人 Fas 基因定位于第 10 号染色体长臂 2 区（10q24.1），包含 8 个内含子和 9 个外显子，全长 25kb，cDNA 为 2534 bp，可编码 319 个氨基酸。机体中许多组织细胞可表达或经激活诱导表达 Fas，以免疫系统的表达最丰富，如胸腺细胞、外周 T 细胞、B 细胞、NK 细胞、单核细胞等，在肝、肾、心、肺、皮肤等组织中也有较高水平的 Fas 表达，特别是成纤维细胞、内皮细胞和上皮细胞。Fas 配体（FasL）基因定位于第 1 号染色体长臂 2 区 3 带（1q23），基因长度约 8.0 kb，含 TATA 盒，4 个外显子和 3 个内含子。其编码的 FasL 分子为 II 型跨膜蛋白，属于 TNF 家族成员，由 281 个氨基酸残基组成。

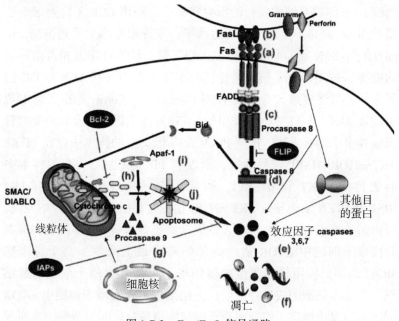

图 1-7-3　Fas/FasL 信号通路

　　FasL 不仅在免疫豁免器官如睾丸和眼睛中表达，还可在多数肿瘤细胞和上皮细胞表面表达。FasL 以膜结合蛋白（mFasL）和可溶性蛋白（sFasL）两种形式存在。Fas 具有 3 个富含半胱氨酸的胞外区和 1 个称为死亡结构域（death domain, DD）的胞内区。FasL 与 Fas 结合后，Fas 三聚化使胞内的 DD 区构象改变，并与接头蛋白 FADD（fas-associated death domain）的 DD 区结合，然后 FADD 的 N 端 DED 区（death effector domain）就能与 caspase-8 或 caspase-10 的前体蛋白结合，形成 DISC（death-inducing signaling complex），引起 caspase-8，caspase-10 自身剪切激活，从而启动 caspase 的级联反应，使 caspase-3，caspase-6，caspase-7 激活。这几种 caspase 可降解胞内结构蛋白和功能蛋白，最终导致细胞凋亡。

　　Fas 信号通路的失调已经在肿瘤的发生发展中得到证实。Fas 信号通路失去功能对肿瘤的生长是必要的。另外，转移的肿瘤细胞也需要一个特定的微环境来保证自己的存活。由于骨肉瘤绝大部分均发生肺转移，而在肺部中 FasL 呈现持续表达。Nancy 实验室对 FasL 与骨肉瘤肺部转移的关系进行了研究，为了鉴定 Fas 的表达与转移的关系，他们对人和鼠的骨肉瘤细胞进行 Fas 的定量分析，通过从肺部收集转移的细胞建立了不同转移潜力的细胞亚系。每一代细胞发生肺部转移之后都获得了更大转移潜力。虽然亲代 Saos-2 细胞并没有诱导出肺部转移，但 LM6 和 LM7 均在注射 12 周或者 10 周后发生了大量的肺部转移现象。他们证明了 Fas 表达量与人骨肉瘤细胞转移能力呈负相关关系。高转移的 LM6 细胞系与亲代细胞相比表现出了低 Fas 蛋白的表达。同时，他们也分析了无转移的鼠骨肉瘤细胞系和其他转移亚型，K7 来自于自发性的小鼠骨肉瘤，与人骨肉瘤相似，K7M2 转移亚型来自于从小鼠体内收集到的 K7，与 K7 不同的是，K7M2 是一种高转移潜力的细胞。K7M3 细胞系则是从小鼠肺部 K7M2 转移的细胞中收集得到。K7M3 在注入小鼠体内 4 周后 90% 可以发生肺部转移。Fas 的平均荧光强度显示其表达与骨肉瘤转移有关。K7 的 Fas 表达量明显比 K7M2 和 K7M3 高。通过免疫组化也证实了这一点。而从临床上收集的 60 例转移病例标本研究显示 Fas 表达呈阴性。

FasL 在肺部起了清除骨肉瘤细胞的作用。Fas 阳性细胞在进入肺部时被清除掉，相反 Fas 阴性则存活下来。阻断 Fas 信号通路将会导致 Fas 阳性细胞的存活。为了鉴定 Fas 信号通路的完整性与骨肉瘤细胞转移潜力的相关性，将非转移 K7 细胞进行 Fas 死亡结构域相关蛋白转染，转染后的细胞表现出对 FasL 的抵抗，并诱导出肺部转移。这表明如果缺乏 Fas 信号通路，Fas 阳性细胞可以在肺部微环境中生长并一起肺部转移。

四、Notch 信号通路

在研究果蝇的发育过程中，学者们发现了一条转导细胞间相互作用的信号途径：Notch 信号途径。它是一条保守的信号转导途径，在多种组织和器官的早期发育过程中，其家族成员对细胞的发育、生长及凋亡起着重要的调控作用。Notch 信号转导通路由受体、配体和 DNA 结合蛋白 3 部分组成。果蝇中存在 Notch 受体和两个配体 Delta 和 Serrate。哺乳动物中有 4 个同源 Notch 受体和 5 个同源配体，其中同源受体是 Notch 1-4，同源配体有两类：Delta 样配体，包括为 D111、D113 和 D114；Serrate 样配体，包括 Jag1 和 Jag2。所有的同源 Notch 受体都是 I 型跨膜蛋白，均由胞内区、跨膜区和胞外区组成。

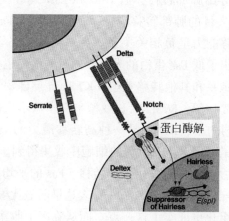

图 1-7-4　Notch 信号通路

胞内区包含一个 N 端 RAM 结构域、6 个锚蛋白样重复序列、2 个核定位信号、1 个转录激活区及 1 个 PEST 结构域，胞内区负责将 Notch 信号转到细胞核内。胞外区有 29~36 个表皮生长因子样重复序列，其中第 11. 12 个表皮生长因子样重复序列介导与配体的相互作用。同源配体也是 I 型跨膜蛋白，具有数量不同的表皮生长因子样重复序列，保守的 N 端为 Notch 受体结合和活化所必需的 DSL 基序。Serrate 样配体还有一个富含半胱氨酸区域，而 Delta 样配体则无此区域。

Notch 信号由两个邻近细胞的 Notch 受体与配体相互作用而激活。受体与配体的结合导致受体构象发生改变，从而暴露受体胞外域的 TACE 金属蛋白酶切割位点，随后在分泌酶的介导下发生蛋白水解作用，释放出 Notch 的胞内段（Notch intra-cellular domain, NICD），NICD 转移至细胞核内，与转录抑制因子 RBP-JK（也称为 CSL/CBFl）结合，RBP4K 与 NICD 结合并招募共活化物如 MAML 和组蛋白乙酰基转移酶等，即成为转录活化因子，活化 hes（hairy enhancer of split）等分化拮抗基因的转录，表达产物与相应的分化效应基因的启动子特异性结合，并募集 Groucho/TLE 等转录共抑制因子，阻碍细胞特异性分化效应基因的表达，最终影响细胞的分化、增殖和凋亡。

对骨肉瘤标本以及其细胞系进行了 Notch 相关研究，发现 Notch 相关基因包括配体 DLL1，Notch1 和 Notch2 及靶基因 HES1 等都在骨肉瘤细胞中表达。并且 HES1 的表达与肿瘤的侵袭能力和转移能力具有相关性。在动物实验中，采用 γ 分泌酶抑制剂阻断 Notch 信号通路后明显消除了骨肉瘤细胞的侵袭能力，但对其肿瘤团大小和动物存活时间并无影响。此项研究揭示 Notch 信号通路是一种与骨肉瘤转移和侵袭能力相关的信号通路。Tanaka 等也进行了类似的研究，对骨肉瘤标本进行 RT-PCR，发现 Notch2、Jagged1、HEY1 和 HEY2 高表达而 Notch1 和 DLL1 则呈现低表达。另外在阻断 Notch 的实验中，结果显示 Notch 信号通路被阻断后骨肉瘤细胞的增殖受到明显抑制。细胞周期分析发现肿瘤细胞大部分被阻滞在 G_1 期。Western blot 结果显示经过 γ 分泌酶抑制剂处理后，细胞周期加速蛋白如 cyclin D1、cyclin E1、cyclin E2 和 SKP2 等表达均受到抑制。另一方面细胞周期抑制剂 p21 蛋白表达则明显上升。所以 Notch 信号通路在骨肉瘤的发生发展中也起了重要作用。

五、Wnt 信号通路

Wnt 通路是近年发现的参与骨髓基质干细胞更新与分化、影响成骨细胞、破骨细胞和成软骨细胞生成、调节骨折修复的一条重要信号通路。此外，Wnt 信号通路还通过多种途径对骨肉瘤细胞的迁移能力、浸润性、增殖和凋亡等起重要调控作用。深入探索 Wnt 信号通路在骨肉瘤发生、进展和转移中的确切机制，开发靶向 Wnt 信号通路治疗骨肉瘤的新药物，具有重大的现实意义。

人类 Wnt 族基因编码至少 19 种 Wnt 蛋白如 Wnt1、Wnt3a、Wnt5a、Wnt10b 等。近年对从果蝇到人类 Wnt 族基因及其编码产物生物学效应的研究表明，Wnt 通路在人类胚胎生长发育、干细胞增殖与分化、肿瘤干细胞无限扩增与侵袭能力获得、肿瘤发生与转移扩散中发挥重要作用。

Wnt 信号通路成员包括 Wnt 蛋白、卷曲蛋白（frizzled，Fz）、低密度脂蛋白受体相关蛋白 5（lowdensity lipoprotein receptor related protein，LRP5）、LRP6、散乱蛋白、糖原合成酶激酶 3（glycogen synthase kinase，GSK）、轴蛋白、结直肠腺瘤性息肉蛋白、酪蛋白激酶、β-连环蛋白（β-catenin）、泛素蛋白、转录因子淋巴细胞增强因子（lymphoid ehancer binding factor，LEF）/T 细胞因子（T cell factor，TCF）及 Groucho 因子。Wnt 通路负性调节因子有分泌性 DKK（dickkopf）蛋白、分泌性 Fz 相关蛋白（secreted frizzled related protein，sFRP）、Wnt 抑制因子-1（Wnt inhibition factor，WIF）、骨发育相关蛋白、骨硬化蛋白基因产物及 Chibby 因子。

经典 Wnt 信号通路的转导从 Wnt 蛋白活化开始，有 Wnt1、Wnt3a、Wnt4、Wnt7a 和 Wnt10b 等参与。活化的 Wnt 与膜受体 Fz 及其共同受体 LRP5、6 结合后开启信号转导，促进下游 Wnt 靶基因：如 c-myc、细胞周期素 D1、护骨素、CD44 和基质金属蛋白酶（MMP）-7 等的转录。当 Wnt 未与 Fz 结合时，有丝氨酸和苏氨酸

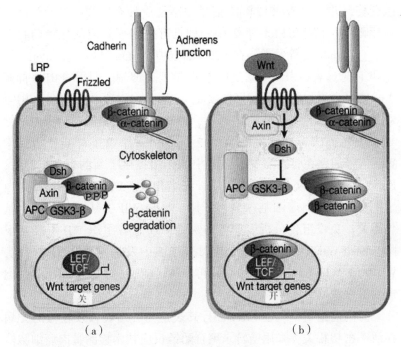

图 1-7-5　Wnt 信号通路

激酶活性的酪蛋白激酶-1 和 GSK-3β 使 β-catenin 磷酸化，磷酸化的 β-catenin 泛素化被蛋白酶破坏，胞核中的 Groucho 因子与转录因子 LEF/TCF 结合而抑制下游 Wnt 靶基因转录。Wnt 非经典信号通路包括 Wnt/Ca²⁺和 Wnt/平面细胞极性（planar cell polarity，PCP）信号通路，由 Wnt5a 和 Wntll 等激活。

研究发现 Wnt10b 的表达与无病生存率降低相关，随后的研究发现，Wnt10b 还能激活 U2OS 细胞株 Wnt、Notch 和核因子-κB（NF-κB）通路，可能在介导骨肉瘤浸润转移过程中起关键作用。Wnt5a 是非经典 Wnt 信号通路的重要激活因子，而受体酪氨酸激酶 Ror2 作为 Wnt5a 的受体或共同受体调节细胞迁移。Enomoto 等的体外实验结果发现激活 Wnt5a/Ror2 信号后，骨肉瘤 SaOS-2 和 U2OS 细胞株显示出明显的侵袭性，而抑制 Wnt5a 或 Ror2 表达会抑制骨肉瘤侵袭力。Morioka 等发现，Wnt5b 联合 Ror2 也能增强骨肉瘤细胞迁移，并认为 Wnt5b/Ror2 信号通路是一种有广阔前景的骨肉瘤治疗靶点。黏结蛋白聚糖-2 是一种具有抗肿瘤效应的化疗药物调节剂。Dieudonn 等发现，在 U20S 细胞中 Wnt3a 刺激、β-catenin 活化和 TCF 过表达引起黏结蛋白聚糖-2 表达抑制，而用 sFRP-I 抑制 Wnt 信号会增加黏结蛋白聚糖-2 的表达。RhoA 活化能减弱 sFRP-1 对黏结蛋白聚糖-2 转录刺激作用，抑制 RhoA 会提高黏结蛋白聚糖-2 的表达，认为黏结蛋白聚糖-2 可作为一个 Wnt 靶点，为探索 Wnt 信号通路在骨肉瘤发病机制中的作用提供了新的视角。此外，Rubin 等研究证实，与正常人成骨细胞相比。WIF-1 mRNA 和蛋白水平在几个骨肉瘤细胞株显著下调，且与 WIF-1 基因启动子甲基化有关。免疫组化分析表明，76% 骨肉瘤患者组织 WIF-1 表达下降。说明 WIF-1 表达下调在骨肉瘤进展中发挥重要作用。因此，WIF-1 在 WIF-1 缺陷性骨肉瘤的再表达可能是一个治疗和预防骨肉瘤的潜在策略。

骨肉瘤组织中表达 LRP5，且其表达与肿瘤转移及较低的无病存活率密切相关。采用逆转录聚合酶链反应技术检测骨肉瘤细胞株及骨肉瘤患者 LRP5 表达情况，结果发现 50% 的病例表达 LRP5，且 LRP5 表达与肿瘤转移显著相关。DKK-3 和可溶性 LRP5 转染 Saos-2 细胞能够显著减低骨肉瘤的侵袭能力和细胞活性。进一步研究发现，可溶性 LRP5 转染 Saos-2 细胞后使 E-钙黏蛋白明显下调，间质标志物 N-钙黏蛋白表达受到抑制。同样，可溶性 LRP5 可减少 MMP-2 和 MMP-14 的表达，抑制肝细胞生长因子引起的细胞迁移。

六、ErbB-2 与骨肉瘤

ErbB-2/HER-2 是 ErbB-2/HER-2 家族的一员，为 ErbB-2/HER-2 原癌基因编码的酪氨酸激酶受体。其配体与 ErbB-2/HER-2 单体受体结合为二聚体，使自身磷酸化并产生不同的信号作用，可影响细胞生长、增殖、粘附及凋亡。免疫组化及分子学研究证实在骨肉瘤中存在 ErbB-2/HER-2 过表达。但近期 Shang 等通过对骨肉瘤患者细胞的荧光原位杂交（FISH）、DNA 探针及免疫组化研究发现，骨肉瘤细胞中并未表现出 ErbB-2 基因及膜蛋白的表达增高，提示 ErbB-2 在骨肉瘤中可能是通过与其他信号分子组成二聚体并发挥作用的。其具体的作用机制仍有待进一步研究。

第八节　骨肉瘤干细胞

在细胞的分化过程中，细胞由于高度分化而完全失去了再分裂的能力，最终衰老死亡。机体在发展适应过程中为了弥补这一不足，保留了一部分未分化的原始细胞，称为干细胞。顾名思义，干细胞是一种可以自我更新并能分化成不同种类细胞的细胞，具有自我更新、多向分化潜能，在特定的条件下，它可以分化成不同的功能细胞，形成多种组织和器官。

干细胞按分化潜能的大小，可分 3 种类型：一类是全能性干细胞，它具有形成完整个体的分化潜能，如胚胎干细胞，具有与早期胚胎细胞相似的形态特征和很强的分化能力。另一类是多能性干细胞，这种干细胞具有分化出多种细胞组织的潜能，但却失去了发育成完整个体的能力，发育潜能受到一定的限制，如骨髓多能造血干细胞。还有一类单能干细胞（即专能、偏能干细胞），这类干细胞只能向一种类型或密切相关的两种类型的细胞分化，如上皮组织基底层的干细胞、肌肉中的成肌细胞。

一、肿瘤干细胞理论

随着对肿瘤研究的不断深入，发现恶性肿瘤进行性生长、转移和复发的特点与干细胞有许多惊人的相似之处，那么在无限增殖的肿瘤细胞中有没有肿瘤干细胞呢？随即人们提出了肿瘤干细胞假说，认为在实体肿瘤中，有一群细胞拥有无限增殖和多向潜能分化的能力。

直到 1994 年 Lapidot 等人才第一次找到肿瘤干细胞真正存在的证据，发现只有一小部分急性粒细胞白血病细胞（AML）具有使小鼠患病的能力。随后他们利用荧光激活细胞分选技术成功分离出白血病干细胞，它们在白血病细胞中占不到 0.2%，并且与正常的造血细胞有着相似的表面标志物。实验发现只有 CD34+CD38-白血病干细胞种群具备致病能力，而其他细胞种群不能形成人类急性髓性白血病。

随着白血病干细胞的发现和分离技术的成熟，通过 CD34、CD138、CD20、CD90、CD133 和 CD44 等干细胞表面标记来分选肿瘤干细胞已经在许多肿瘤治疗和检测中应用，越来越多的肿瘤干细胞被分离出来，如脑、皮肤、乳房、肺、结肠、胰腺、肝、头颈部、前列腺癌等（表1-8-1）。美国肿瘤研究协会 AACR（American Association for Cancer Research）于 2006 年对肿瘤干细胞的最新的定义是：肿瘤中具有自我更新能力并能产生异质性肿瘤细胞的细胞。

表 1-8-1　　　　　　　肿瘤干细胞表面相关特异性标志物

肿瘤类型	细胞表面标志物
急性粒细胞白血病	CD34+CD38-
乳腺癌	CD44+CD24-ESA+
脑肿瘤	CD133+
结肠癌	CD133+
头颈部癌	CD44+
前列腺癌	CD44+
转移性黑色素瘤	CD20+
结直肠癌	EpCAM↑ CD44+CD166+
胰腺癌	CD24+CD44+ESA+
肺腺癌	Scal+ CD45- Pecam- CD34+
骨肉瘤	Strol+CD105+CD44+

（Carol，Cancer stem cell，2007）

二、骨肉瘤干细胞的来源

骨肉瘤是间叶组织恶性肿瘤，其病理机制基于成骨分化途径基因组和表观遗传的改变，导致间质干细胞或成骨细胞分化受阻，可能与染色体异常、癌基因异常激活、抑癌基因失活及主要信号转导通路失调、端粒酶和端粒活性异常，以及基质金属蛋白酶、肿瘤抑制因子表达异常相关。目前尚不清楚哪一种异常机制是骨肉瘤发生的主要原因，肿瘤干细胞理论的提出，为肿瘤发生机制研究及治疗带来了新方向。

骨肉瘤细胞类似于成骨细胞，可产生类骨质，提示骨肉瘤可能来源于成骨细胞或成骨母细胞。但骨肉瘤组织中不仅有成骨区域，也有成软骨区域和成纤维区域，表明骨肉瘤细胞可能来源于具有多向分化潜能的细胞。间质干细胞是多能干细胞，不仅能分化成骨细胞，也能分化成软骨、脂肪、肌腱、肌肉和髓间质细胞。因此源于间质干细胞的肿瘤可类似于骨肉瘤中的各种组织。骨髓来源的间质干细胞在反复持续培养下能积累基因突变，自发形成恶性转变，将这些细胞接种免疫缺陷小鼠，可诱发产生骨肉瘤。有学者研究发现鼠间质干细胞基因片段缺失、移位、非整倍体化可引起细胞恶性转化，形成骨肉瘤，因此认为间质干细胞可能为骨肉瘤干细胞的来源，识别间质干细胞中特异性标志物有助于识别骨肉瘤干细胞。

三、骨肉瘤干细胞的分选鉴定

肿瘤干细胞理论的提出带动鉴定肿瘤干细胞的研究并使之成为研究热点。研究显示，骨肉瘤单细胞悬液的成球概率与恶性胶质瘤、乳腺癌的单细胞悬液成球概率相当。该类细胞具有较强的自我更新及增殖分化能力，表达间质干细胞特异性表面标志物 Stro-1、CD44 与 CD105 等，并表达胚胎多能干细胞的标志基因 Oct3/4 与 Nanog。

1. 悬浮培养法

Gibbs 等首次发现骨肉瘤拥有干细胞特性，干细胞能够在严格的无附着无血清条件下存活，他们也通过悬浮培养系统来检测是否骨肉瘤中存在干细胞样肿瘤细胞。骨肉瘤细胞被置于低黏附平板中培养，采用无血清半固体 N_2 培养基，并添加 EGF 和 bFGF，结果证实，MG63 骨肉瘤细胞中存在 1/100~1/1000 的细胞能够在无血清悬浮条件下克隆成球。这群细胞具有自我更新和多向分化潜能。相比于普通贴壁培养，悬浮球细胞高表达胚胎干细胞相关基因 Oct-4 和 Nanog。这提示胚胎转录因子可能参与骨肉瘤干细胞的形成并提供潜在的治疗靶点。随后，研究表明 OS99-1、Hu09、Saos-2、D-17、UWOS-1 和 UWOS-2 等骨肉瘤细胞系均具有形成肿瘤细胞球的能力，且都表达胚胎干细胞基因 Oct4 和 Nanog，因此具有原始的表型。细胞在恢复常规培养条件时，也会重新获得黏附生长的特性。另外，顺铂和阿霉素是临床用于治疗骨肉瘤的标准治疗方案，Fuji 等证实这些肿瘤球细胞能够对其产生耐药。虽然悬浮培养为骨肉瘤干细胞的存在提供支持，但是需要进一步确定是否这群肿瘤球细胞能够在体内环境下成瘤。

2. 细胞表面标记法

细胞表面抗原是存在于细胞表面的糖蛋白，虽然它们的具体生物学功能不明，但它们能够被荧光标记抗体标记，通过流式细胞术进行分析和分选。CD133 是一种五次跨膜的糖蛋白，通常作为神经上皮干细胞的标志物，也被用来作为许多肿瘤干细胞的标记物，包括脑和结肠肿瘤等。Tirino 等在人骨肉瘤细胞系 MG-63、Saos-2 和 U2OS 分离出一种 CD133+种群，与 CD133-相比，这些细胞 G_2/M 期比例增高，Ki67 阳性，体外生长速度加快，预示着它们有很强的增殖能力。CD133+细胞能够形成细胞球并且软琼脂克隆形成能力增强，表明其具有自我更新能力。从 CD133+细胞长成的肿瘤细胞球中包括了 CD133−和 CD133+细胞，这意味着 CD133+可以分化为 CD133−细胞。细胞团传至第 4 或 6 代时表现出 Oct4 和 CD133 蛋白表达的增高。除表达 CD133 之外，Nestin 是一种神经干细胞的标志物，人骨肉瘤细胞系 Saos-2、OSA-1、OSA-2 和 OSA-3 也表达 nestin，提示 nestin 和 CD133 可以作为鉴定骨肉瘤细胞的联合标志物。CD117（c-kit）是干细胞因子的受体，也是一种已知的原癌基因产物。它曾经用于分离卵巢癌干细胞。Stro-1 是一种间质干细胞的表面标志物。Adhikari 等发现从小鼠骨肉瘤系 K7M2、318-1 和 P932

产生的细胞球拥有肿瘤干细胞的特征，皮下注射裸鼠可见成瘤能力增强，药物转运蛋白 ABCG2 的表达增强，并且具备分化为多种谱系的能力，这种肿瘤细胞球也表达趋化因子受体 CXCR4（一种使得转移能力增强的受体），CD117+Stro-1+细胞比例增加。CD117+Stro-1+的 K7M2 和 318-1 鼠骨肉瘤细胞比 CD117-Stro-1-细胞和亲代细胞耐药性更强。小鼠和人中 CD117+Stro-1+的骨肉瘤细胞有着较高的 ABCG2 和 CXCR4 表达，双阳性细胞较双阴性细胞相比，前者表现出明显的成瘤能力。318-1 双阳性细胞不仅产生双阳性细胞而且也产生双阴性细胞，意味着 318-1 CD117+Stro-1+细胞不仅仅能自我更新而且可以分化并形成肿瘤内的所有细胞。当 318-1 CD117+Stro-1+细胞注射入免疫缺陷的小鼠股骨骨髓腔中时，有较高的局部成瘤和肺部转移率。与原发性骨肿瘤相比，肺部转移灶的 CD117、Stro-1、ABCG2 和 CXCR4 表达阳性率增高，显示着骨肉瘤干细胞更容易转移至肺部。然而利用组织特异性干细胞来分选肿瘤干细胞因为对每种组织特异性标记物认识的欠缺而受到限制，并且细胞表面标记无明确的生物学功能，研究者开始寻找能够与肿瘤干细胞功能相关的指标来筛选骨肉瘤干细胞。

3. 侧群细胞法

侧群细胞（side population，SP）是指具有排除 DNA 染料能力的细胞，这种能力被视为造血干细胞的特征。但是随后被用来鉴定胃肠和卵巢肿瘤的干细胞。Murase 等检测了 7 种骨肉瘤细胞系的 SP 特性，包括：OS2000、KIKU、NY、Huo9、HOS、U20S 和 Saos-2，仅有少部分 NY 细胞具备该特性（0.31%），但其干细胞特性并未被确认。Tirino 等也试图在骨肉瘤细胞中分离出 SP 细胞，他们仅发现 CD133+的 Saos-2 细胞中含有 SP 细胞。这些结果意味着单纯利用 SP 特性分离骨肉瘤干细胞并不是一种理想的技术。

4. 醛脱氢酶法

醛脱氢酶是一组位于胞浆的酶，它可将细胞内的乙醛氧化为乙酸。高醛脱氢酶活性往往与白血病、乳腺癌、结肠癌的化疗耐受联系在一起。人和老鼠的造血干细胞以及神经干细胞和祖细胞与非干细胞相比有着较高的醛脱氢酶活性。通过鉴定高醛脱氢酶活性可以将乳腺、肝脏、结肠、AML 肿瘤中的干细胞分离出来。Wang 等研究表明 Hu09、Saos-2 和 MG-63 细胞系中高醛脱氢酶活性的细胞比例较少（分别只有 1.8%，1.6%，and 0.6%），但 OS99-1 却有着较高的比例（45%）。OS99-1 在异种移植成瘤后高醛脱氢酶活性的细胞降低至不到 3%，这些高活性细胞有着较强的增殖和集落形成能力，且表达胚胎干细胞特征性基因 Oct4、Nanog 和 Sox-2，其注射入免疫缺陷的小鼠体内后有较强的成瘤能力。一系列的移植实验证明这些细胞有着自我更新能力和再生肿瘤的能力。与 Wang 的研究不同，Honoki 等发现 MG-63 细胞系中也存在较高的醛脱氢酶活性（占 11%），MG-63 肿瘤细胞球中也有着丰富的醛脱氢酶表达。

5. 启动子报道载体法

采用启动子活性是另一种有效的分选肿瘤干细胞的方法。Oct4 是胚胎干细胞特征的决定因素，是四种可以使成纤维细胞去分化重新获得胚胎细胞特性的四种转录因子之一。基于骨肉瘤细胞球具有 Oct4 的高表达，Levings 等设计了一种骨肉瘤细胞系 OS521Oct-4p，它可稳定表达人 Oct4 启动子驱动的 GFP。普通培养中 24% 细胞 GFP 呈阳性表达，异体成瘤后，有 67% 的细胞 GFP 呈阳性表达。这些 Oct4/GFP+细胞也表达 MSC 标志物 CD105 和 ICAM-1。GFP 阳性细胞群较 GFP 阴性群有着高 100 倍的成瘤能力，并且在免疫缺陷的小鼠中，不到 300 个细胞就可以形成肿块并转移至肺部，并且这些细胞能够分化为 Oct4/GFP-细胞。端粒酶是细胞内用于延长端粒的关键酶，是成体干细胞的重要特征之一。Ling 等研究证实骨肉瘤细胞球具有较强端粒酶活性，相应 hTERT 表达量增高，他们构建了一种 hTERT 启动子慢病毒报道载体，感染到细胞中后，能够插入宿主基因组，稳定表达人 hTERT 启动子驱动的 GFP。他们发现 MG63、MNNG/HOS、143B 中分别有 23%、15% 和 22% 的细胞 GFP 呈阳性表达。这些 hTERT/GFP+细胞具有较高 CD117/Stro-1 双阳性率，高表达胚胎干细胞标志 Oct4 及 Sox2。GFP 阳性细胞群较

GFP 阴性群悬浮克隆成球率显著增高，在免疫缺陷的小鼠中，5000
个 GFP 阳性细胞就可以反复形成肿瘤，较 GFP 阴性细胞的体内成
瘤率增高约 300 倍，这些细胞能够分化为 hTERT/GFP-细胞，并能
够向成骨和成脂方向分化。并且，这群 GFP 阳性细胞具有较强的
侵袭、转移和耐药能力。

　　上述方法分离出的骨肉瘤细胞亚群存在着肿瘤干细胞特征。用
不同方法分离出来的肿瘤干细胞均具有自我更新能力和多向分化潜
能，并且它们具有较强侵袭、转移能力并表现出耐药特性。

　　四、骨肉瘤干细胞信号通路

　　研究表明调控骨骼发育的信号通路也参与骨肉瘤的发生发展。
BMP2 通路能够促进骨髓间质干细胞分化，参与正常骨的形成。同
时，BMP2 能够抑制骨肉瘤生长，进一步研究发现它能下调胚胎干
细胞基因水平，促进成骨分化基因表达，从而抑制骨肉瘤干细胞。
FGF 和 Wnt 信号通路对于正常骨骼发育至关重要，但两者作用相
反。FGF 通路可上调 Sox2 表达，抑制 Wnt 通路活性，维持早期骨
形成细胞的增殖，抑制其分化。而 Wnt 通路激活可促进成骨分化。
在骨肉瘤中，FGF2 能够促进骨肉瘤增殖，抑制其分化，并促进骨
肉瘤迁移和耐药。而 Wnt 通路活性在骨肉瘤中下调，悬浮生长的
肿瘤球 Wnt 通路处于关闭状态。研究表明，通过下调 Sox2 激活
Wnt 通路活性，可抑制肿瘤球形成，降低 Sca-1 阳性细胞比例，并
可诱导骨肉瘤向成骨方向分化。

　　五、肿瘤干细胞对肿瘤治疗的影响

　　肿瘤耐药与复发之间存在密切关系，越来越多的证据显示肿瘤
干细胞与肿瘤细胞耐药相关，提示清除肿瘤干细胞对解决肿瘤复发
的问题至关重要。目前，肿瘤干细胞在肿瘤耐药中发挥作用的具体
机制尚不明确，目前的研究认为有三种机制造成肿瘤耐药。①水溶
性药物的摄入降低，如顺铂、叶酸类似物，它们进入细胞内需要转
运蛋白的运输。②化疗药物会造成 DNA 损伤或干扰细胞代谢，当
损伤超出细胞修复能力时，便会引起细胞凋亡，肿瘤干细胞的

DNA 错配修复能力可增强其对化疗药物的耐药性。③药物外排显著增加，肿瘤干细胞拥有较强的药泵系统，如 ABCG2，并且 AB-CG2 也被当做一种肿瘤干细胞表面标记物，研究发现骨肉瘤干细胞较正常肿瘤细胞表达更多的干细胞标志物 ABCG2。

肿瘤干细胞理论为肿瘤的治疗开辟了新途径，标志着肿瘤治疗理念的革新，成为了肿瘤领域的研究热点。以往的治疗人们往往只注意减少肿瘤体积，减轻患者症状，初期治疗后，肿瘤体积会减少明显。但骨肉瘤干细胞并未减少并且这种治疗措施忽视了肿瘤组织中广泛存在的异质性。肿瘤干细胞可以通过自我更新和多向分化再生肿瘤，也就为日后的复发埋下了伏笔。

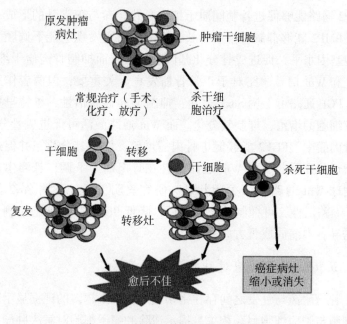

图 1-8-1　肿瘤干细胞靶向治疗策略

肿瘤干细胞理论认为肿瘤组织中大部分肿瘤细胞将发生坏死和凋亡，肿瘤治疗应靶向针对具有再生潜能的肿瘤干细胞，从而达到治疗肿瘤的目的。但在针对肿瘤干细胞的治疗中，又产生了新的问题，就是使用的药物如何区分正常干细胞和肿瘤干细胞。这就需要靶向针对肿瘤干细胞的药物，也就要求我们对肿瘤干细胞表面标志物进行更深入的了解。

六、展望

综上所述，骨肉瘤干细胞在骨肉瘤的发生发展过程中发挥着重要作用。对于多数初诊的早期骨肉瘤患者，新辅助化疗能够抑制肿瘤生长，促进其凋亡，控制肺部微转移灶。但肿瘤干细胞对这些治疗方法具有抵抗性，难以根除，成为复发、转移的根源。骨肉瘤治疗不应只满足于减轻肿瘤负荷，同时应当靶向针对具有再生潜能的肿瘤干细胞，从而最终达到根除肿瘤的目的。因此，深入研究骨肉瘤干细胞的生物学特性及其调控机制，将为骨肉瘤干细胞靶向治疗提供靶点。

第九节　骨肉瘤代谢组学

生物的系统组学包括基因组学、转录组学、蛋白组学、代谢组学等，它们已经存在了几十年并在最近几年得到了极大的发展。代谢组学是通过组群指标分析，进行高通量检测和数据处理，研究生物体整体或组织细胞系统的动态代谢变化，特别是对内源代谢、遗传变异、环境变化乃至各种物质进入代谢系统的特征和影响的学科。然而人体代谢物的确切数字仍然未知。代谢组学是一个包含了几种分析方法的术语，其中包括：①代谢指纹：整体性地定性分析样品，比较图谱的差异，快速鉴别和分类，而不分析或测量具体组分。②代谢轮廓分析：通过一条特定的代谢途径来分析一群已知或未知的代谢物并定量。③代谢物靶向分析：对某个或某几个特定组分的分析等。而在代谢组学的研究中，经常出现的 metabolomics 是用来专指细胞层次上的代谢组学研究。

代谢组学可以从基因调控、酶动力学改变以及代谢反应改变等方面对细胞状态进行整体的评估。因此，与基因组学和蛋白组学相比，代谢组学可以反映表型的改变以及随之带来的功能改变。代谢组学模式由基因改变-蛋白表达改变-代谢状态改变构成。代谢组学是生物系统的终端视图，但并不代表基因或蛋白表达的上调或者下调。代谢组学与基因组学和蛋白组学的相似之处在于，它也能够分析体液和肿瘤标本，同时有价格低廉、快速、检测技术自动化等优点。

代谢组学的起源可追溯到几十年前，最初用于先天性代谢缺陷病、毒物学和功能性营养基因组学。有趣的是，现代代谢组学对肿瘤的浓厚兴趣起源于20世纪80年代的学说，当时认为通过对血液样品进行核磁共振光谱分析（NMR）可以确诊肿瘤。然而这一学说后来被否定，代谢组学领域也受到冲击。虽然这样，但还是有人坚持这一理论，并认为只要适当地运用代谢组学，完全可以对肿瘤学产生革命性的影响。随着核磁共振光谱和质谱测定技术的进步，使得代谢组样本分析的敏感性明显提高。肿瘤细胞拥有独特的代谢表型，因此完全可能找到一种特异性高的肿瘤标记物并应用于肿瘤诊断，预测预后以及评估药物疗效。

一、骨肉瘤代谢组学

代谢组学自问世以来，随着近些年的发展已日趋成熟，其在骨肉瘤的相关研究，特别是无症状早期骨肉瘤的诊断中具有无可比拟的优越性。通过研究代谢组变化，从机体的动态代谢途径寻找新的骨肉瘤标记物，建立识别模式，可为骨肉瘤的早期诊断与鉴别带来契机。同时在监测手术和化疗效果、寻找骨肉瘤治疗靶点、个性化化疗方案的制定等方面也有较大价值。

目前，已经有学者开始使用代谢组学研究方法测定血液及尿液中的代谢物水平，以寻找骨肉瘤非类型特异性代谢标记物。有研究通过提取骨肉瘤组、良性骨肿瘤组及健康人组血清及尿液，进行代谢组学分析，结果在血清中得到19种在骨肉瘤与健康个体间有明显差异的代谢产物，其中包括谷胱甘肽代谢、柠檬酸循环、糖酵解、脂肪酸代谢、甘油脂质代谢等10种代谢循环中的γ-氨基丁酸、谷氨酸、苹果酸、α-酮戊二酸等代谢产物。又从尿液中得到14种具有明显差异的代谢产物，包括多胺代谢、肠道菌群代谢、精氨酸和脯氨酸代谢等 7 个代谢循环中的胱氨酸、腐胺、马尿酸、脯氨酸等代谢产物。以上产物均对代谢组学早期诊断骨肉瘤具有较大意义。骨肉瘤患者血清和尿液中胱氨酸含量显著升高，而谷氨酸只在良性骨肿瘤中升高，提示胱氨酸/谷氨酸/谷胱甘肽代谢通路代谢紊乱的存在，谷氨酸在破骨细胞生成的过程中减少细胞内谷胱甘肽的含量，提示骨肉瘤较良性骨肿瘤有更高的破骨活动。此外，骨肉瘤患者 4-氨基丁酸（GABA）降低，GABA 是谷氨酸代谢产物，也进一步提示谷氨酸代谢的紊乱。

骨肉瘤及良性骨肿瘤患者血清中苹果酸和延胡索酸含量均较健康者有下降，这两个代谢物均是三羧酸循环的产物，由线粒体中的琥珀酸脱氢酶（SDH）和延胡索酸水合酶（FH）催化生成，这两个代谢物含量的异常直接提示 SDH 和 FH 功能的异常，有报道显示 SDH 和 FH 功能的异常与肿瘤相关，因此苹果酸和延胡索酸含量异常很可能与骨肉瘤直接相关。此外，尿液中异柠檬酸和马尿酸含量的异常也与线粒体能量代谢有关，进一步支持此论点。

根据瓦博格效应理论，肿瘤细胞增强糖酵解抑制三羧酸循环，乳酸含量理应升高，与本实验结果不符。这可能将作为骨肉瘤特征的代谢标记物用于区分良性骨肿瘤和其他肿瘤。骨肉瘤患者血清中有数个脂代谢产物如月桂酸和花生四烯酸含量下降，脂代谢与骨骼代谢有关，提示骨肉瘤中的骨代谢异常情况。腐胺、苯丙酸铵、精氨酸和脯氨酸等多胺在骨肉瘤患者尿液中含量升高，提示骨肉瘤细胞可能通过增加氨基酸代谢来平衡降低的糖酵解和脂代谢，另外，有研究报道多胺合成抑制剂可抑制骨肉瘤细胞的生长也说明骨肉瘤对氨基酸代谢的依赖性。

二、骨肉瘤的诊断与鉴别方面

代谢组学研究的重要组成部分之一是比较分析健康状态与疾病状态下小分子代谢物的表达差异，从机体动态代谢途径寻找的肿瘤标记物，主要包括肿瘤类型特异性代谢标记物和肿瘤非类型特异性代谢标记物。早、中期的骨肉瘤处于快速增殖阶段，代谢旺盛，RNA 合成代谢加速，产生大量的健康人体内不会产生或低浓度的物质。通过代谢组学可以检测出血尿中的标志物升高，为骨肉瘤的早期诊断提供依据。

骨肉瘤的诊断方面，既往骨肉瘤的诊断建立在临床症状、放射学（X线片、CT、MRI）及病理诊断上。这些方法已经可以在绝大多数情况下明确进行诊断。但是现阶段影像学及病理学诊断均无法提供良好的早期诊断依据，而骨肉瘤发病率较高，发病年龄低，恶性程度高，同时患者发现症状并进行治疗相对较晚，成为骨肉瘤预后差最主要的原因之一。早期明确诊断并进行治疗，是提高患者生活质量的有效手段。

临床诊断中，骨肉瘤的诊断主要依据影像学资料及组织活检后的病理学检查。但 X 线平片只有在骨骼钙质损失 40% ~ 70% 时才可分辨，而病理学检查的有创性和主观性可能使其临床诊断价值受限。代谢组学样品（血清及尿液）的获取相对容易，精确性较高，临床应用性良好，但现阶段并无明确报道显示代谢组学在骨肉瘤临床诊断中的实际应用。乳腺癌的早期临床诊断、肝癌的早期临床诊断等的实际应用显示代谢组学在骨肉瘤早期诊断上具有良好的前景。通过代谢组学的临床应用，可诊断早期无症状或轻症状的骨肉瘤患者，尽早进行治疗，改善患者的预后。

三、骨肉瘤病情评估、手术和化疗效果的监测及个体化治疗的应用

骨肉瘤的治疗中，病情评估、手术与化疗后疗效的监测、化疗药物剂量及方案的调整对患者的治疗效果具有举足轻重的意义。如何使用代谢组学评定治疗疗效，同时作为治疗方案修改的佐证之一，是代谢组学在临床应用的重点之一。有人通过利用 LM-8 骨肉瘤细胞建立小鼠模型进行代谢组学的动态观察试验，试验中通过气相色谱飞行时间质谱技术分析正常小鼠、骨肉瘤模型建立后的小鼠、骨肉瘤模型建立 4 周并发生肺转移的小鼠的血清样本。试验结果表明，在骨肉瘤模型建立后，在第 1、2、3、4 周分别对小鼠血清样本进行代谢组学试验分析，发现各组之间具有明显差异性，故此证明代谢组学在评估骨肉瘤病情进展方面的实用性。另外在正常小

鼠与骨肉瘤模型建立 3 周的小鼠的血清样本比较中，发现了 52 种具有统计学意义的差异性指标，而在骨肉瘤 3 周及骨肉瘤 4 周并发肺转移的小鼠模型的血清样本比较中，检测到了 56 种具有统计学意义的差异性指标。这些试验结果均表明代谢组学方法在评定骨肉瘤病情进展及骨外转移，特别是肺转移方面的病情评估上具有一定的指导意义。故可在进一步的临床试验中，通过代谢组学方法筛选出骨肉瘤患者病情进展相关的代谢物组标志物，从而达到准确评估骨肉瘤患者病情的目的。而代谢组学在骨肉瘤化疗疗效评估和临床试验方面，目前暂无国内外相关文献报道。

代谢组学在骨肉瘤的化疗及临床试验中的应用可参考其他恶性肿瘤的治疗评估进行。通过代谢组学筛选出与骨肉瘤化疗、手术等疗效密切相关的代谢物，通过代谢物的改变了解骨肉瘤患者的治疗状态，及时调整治疗方案，从而达到指导个体化治疗的目的。

四、寻找骨肉瘤治疗中的新靶点

肿瘤的发生、发展是细胞代谢网络发生改变，致细胞失去正常生长规律而出现的细胞异常增殖。采用代谢组学分析代谢网络，有助于发现肿瘤治疗的新靶点。缺乏有效的、特异性高的靶向治疗手段是限制骨肉瘤治疗效果的一大因素，通过代谢组学分析出的相关代谢组及其能量代谢循环，可为寻找新靶点提供思路。有研究通过毛细管电泳飞行时间质谱技术检测 12 例胃癌患者及 16 例结肠癌患者的肿瘤组织及对应的正常黏膜组织，发现了肿瘤细胞除糖酵解外的产能方式，即通过蛋白质自噬变性和氨基酸崩解产能，并可能涉及三羧酸循环、核苷代谢和尿素循环等。骨肉瘤的具体代谢途径仍未完全明晰，通过代谢组学的研究，可以通过与骨肉瘤相关的代谢物反馈至其代谢循环，在其中寻找新的骨肉瘤治疗靶点。虽然在骨肉瘤新靶点的寻找方面暂时无文献报道，但其代谢组学的思路，为今后的研究方向提供了良好的前景。

代谢组学是系统生物学的一个新的分支，作为基因组学、蛋白组学、转录组学的最终流向，近年来越来越受到人们的重视。其通过高通量、高分辨率的化学分析技术，联合化学计量统计方法，研究生物体整体的代谢变化，从而在各种疾病特别是肿瘤疾病的研究中，可以达到早期诊断、评估疗效等作用，在肿瘤个体化治疗及新的治疗方法研究中提供新的思路和帮助。

第十节　骨肉瘤血管形成

肿瘤组织周围的微血管生成进程、微血管性质和密度直接关系到肿瘤的侵袭和转移能力，而原发肿瘤组织周围及转移组织周围的微环境中的各种分子开关机制（生长因子、细胞因子、蛋白酶水解系统）失调，是肿瘤微血管的生成及肿瘤发生转移的内在因素。长期以来骨肉瘤手术切除后血行转移一直是治疗中棘手的问题，继往研究表明，人骨肉瘤组织中微血管密度（microvessel density, MVD）与临床转归具有高度相关性，进一步研究发现骨肉瘤分化程度与肿瘤血管生成能力具有一致性，同时也与微血管供养作用及肿瘤细胞分泌多种血管生长因子有关。肿瘤血管生成受血管生长激活因子和血管生长抑制因子两者平衡的精细调节，VEGF、bFGF、MMP、PDGF 和 TGF-β1 是在多肽类血管生长因子中较为重要的生长因子，它们以旁分泌/自分泌方式通过调节内皮细胞整合素及蛋白酶激活因子的表达，激活细胞内信号传导通路，增加微血管通透性等途径而诱导内皮细胞增殖、迁移，并参与肿瘤性基质形成及新生血管形成。研究证实实体瘤只有具备了血管生成表型后才能呈恶性生长和发生转移。而抗微血管生成的药物则能有效抑制原发灶瘤细胞的生长、扩散和转移。

肿瘤血管的产生目前至少有三种机制。一是血管生成（angiogenesis），由已存在的血管出芽或血管套叠式生长形成微循环。二是血管发生（vasculogensis），由骨髓来源的内皮祖细胞随血液循环到达肿瘤组织内微血管末端并分化为内皮细胞，形成血管网络。三是仿血管发生（vasculogenic mimicry），由侵袭性肿瘤细胞自身形成管腔以形成微循环。由于骨肉瘤组织内富含血管并且早期容易发生血行转移，因此在骨肉瘤中研究肿瘤血管的发生对其治疗与预后有着重要意义。

一、VEGF

VEGF 即血管内皮生长因子，在迄今发现的 20 多种多肽类血管生长因子中，VEGF 是针对内皮细胞特异性最高，促血管生长作用最强的关键调节因子，在多种原发性肿瘤组织中呈高表达。VEGF 广泛分布于人和动物体内的大脑、肾脏、肝脏和骨骼等组织中。在病理情况下，VEGF 呈现出异常表达，缺氧时可刺激 VEGF 表达上调，通过强烈促内皮细胞有丝分裂作用，加快新生血管的形成从而改善组织血供。而在肿瘤组织中，肿瘤细胞和肥大细胞等可以引起 VEGF 分泌水平的上调并以旁分泌的形式刺激肿瘤血管内皮细胞，促进内皮细胞增殖、迁移并诱导血管形成，促进肿瘤的生长，并最终导致肿瘤的转移。另外，VEGF 还可以提高明胶酶 A 水平并降低金属蛋白酶（MMP）组织抑制剂水平，从而激活 MMP 活性，MMP 活性的激活能进一步刺激机体释放 VEGF。

目前发现骨肉瘤中有 6 种变异体（VEGF121、165、189、206、145 和 183），其中 VEGF165 表达占优势，扩增速度最快，而且表达 VEGF165 的骨肉瘤组织血供最丰富，预后最差。骨肉瘤中 VEGF 受体主要为：VEGFR-1（fir-1）、VEGFR-2（flk-1/KDR）、VEGFR-3（flt-4）、NRP-1 和 NRP-2。flk-1 和 KDR 主要在内皮细胞中表达，它可以上调内皮细胞组织因子 UPA 和 PM-1 的表达，从而调节内皮细胞与基底膜间的相互作用，是血管形成和生成的主要调节者。

目前研究显示 flk-1/KDR 的表达与骨肉瘤的恶性程度呈密切正相关，其表达越强，恶性程度越高。flt-4 可能通过与 VEGF-2 相互作用来促进血管生成。NRP-2 表达和患者的肿瘤微血管密度（MVD）及预后相关。目前认为，NRP 只与 VEGF165 结合，通过促进 VEGFl65 和 VEGFR-2 结合，提高 VEGFl65 功能来发挥作用。在骨肉瘤中 VEGF 的表达具有明显的异质性，其中在低分化区、骨样组织幼稚区及新生毛细血管周围多呈强表达，而在高分化区、骨样组织成熟区及毛细血管内皮细胞中多呈弱阳性表达。

二、bFGF

bFGF 是中胚层和外胚层来源细胞的促有丝分裂原和重要的血管生成因子，等电点 9.6~9.8，对热及酸敏感，广布于各种组织中，能够诱导源于中胚层和神经外胚层的细胞增殖和分化，bFGF 基因具有高度保守性，转录后的 mRNA 进一步拼接成 1.0~1.4kb 的 mRNA 片段，其中 468bp 是一个独立完整的编码区。bFGF 是由 146 个氨基酸组成的阳离子多肽生长因子，可直接使肿瘤细胞分泌各种蛋白水解酶和胶原酶，从而促进肿瘤转移和浸润。作为血管生长因子，它还能显著促进肿瘤血管的形成。对活动生长期肿瘤，bFGF 可使肿瘤毛细血管内皮增殖，增加肿瘤血液供应，同时具有促分裂、分化作用，能促进血管生成和胚胎发育，参与伤口愈合、组织修复、神经组织生长和再生、动脉粥样硬化的斑块形成等许多病理生理过程，在肿瘤的发生、发展和转移过程中同样起重要作用。

bFGF 已被证实是主要的血管生成正向调控因子，体内外研究表明，其主要通过自分泌和旁分泌作用促进肿瘤细胞增殖并起到分裂原的作用，也可直接刺激内皮细胞增殖，调控内皮细胞表面整合素表达，并促进内皮细胞迁移；它能增加微血管通透性，并通过上调 VEGF、TGF-β 等血管因子的表达而间接刺激血管生成。它还可促进 UPA 生成，进而激活 TGF-β，TGF-β 反作用于 bFGF，同时 TGF-β 通过增加纤溶酶原激活抑制剂-1（PAI-1）的合成，抑制 UPA 产生而减少自身的生成。目前研究显示，骨肉瘤患者血清中 bFGF 平均值明显高于正常人和良性骨肿瘤患者，但与预后无明显相关性。bFGF 在癌组织中主要定位在内皮细胞表面、成纤维细胞胞质和胞核以及细胞外基质中，偶见于癌细胞中 bFGF mRNA 及其蛋白的表达水平增高。在骨肉瘤中，它主要定位于骨肉瘤细胞胞浆和新生毛细血管内皮细胞，特别是微血管周围，随着肿瘤内局部血管化程度的提高，bFGF 及其受体表达有增强的趋势，并且与患者的生存率呈负相关。而 bFGF 的反义核酸、单抗和抑制物均可抑制骨肉瘤 OS-732 细胞和裸鼠移植瘤的生长，在肿瘤生长和增殖中均具有重要作用。此外，bFGF 作用于骨肉瘤细胞，使骨肉瘤组织过度产生各种蛋白酶，特别是胶原酶，从而加速骨肉瘤细胞浸润和转移。

针对 bFGF 及其受体的基因治疗已在大多数动物实验中取得了成功，少数已经走向临床，有可能成为肿瘤综合治疗的新靶点。

三、基质金属蛋白酶

基质金属蛋白酶（MMP）是能降解细胞外基质酶活性的依赖锌离子的蛋白酶超家族，能降解所有细胞外基质的蛋白酶类，与肿瘤血管生成的关系十分密切。目前已经鉴定出 24 种 MMP。而根据MMPs 作用底物的特异性，可将其分为 5 类，即胶原酶（MMP-1、MMP-8 和 MMP-13）、明胶酶（MMP-2 和 MMP-9）、基质溶解酶（MMP-3、MMP-7、MMP-10 和 MMP-11）、巨噬细胞弹性蛋白酶（MMP-12）、膜型 MMPs（MMP-14、MMP-15、MMP-16 和 MMP-17）。MMP 的主要作用是降解各型胶原、明胶蛋白、纤维连接蛋白层、黏连蛋白，以及其他细胞外基质。其结构由一个信号肽、一个前蛋白胨和一个催化亚基组成。正常人体在生理状态下，以酶原形式分泌，其合成、分泌、降解活性受到严格控制和调节，当机体需要时被蛋白酶水解分裂而激活。

研究显示，在肿瘤细胞与周围基质的交接处 MMPs 的阳性表达与肿瘤的生长及侵袭力密切相关。目前认为，MMP 至少通过两个途径参与血管生成：①降解细胞外基质而为新生血管的生成提供空间，同时把贮存在基质中与血管生成有关的因子释放出来，使其能发挥作用。②促进许多调节血管生长的因子的释放，如 bFGF-1、INF-2。Deryugina 等在神经胶质瘤细胞株加入 MT1-MMP 进行培养，发现血管内皮细胞生长因子（VEGF）明显上调。MMP-9 是 MMPs家族中分子量最大的酶，主要的功能是降解破坏细胞外基质中最重要的组成——IV、V 型胶原和明胶。Bergers 等也报道了在胰腺癌模型上，MMP-9 对于肿瘤新生血管的形成是必需的，并随着 MMP-9 表达的增加，VEGF/VEGF 受体也相应增加。

Uchibori 等用免疫组化技术检测 47 例骨肉瘤标本中 MMP 的表

达，发现膜型 MMP-1（MTI-MMP）表达增加的患者总生存期缩短。MT2-MMP 的活性依赖于 MTI-MMP，但并未发现 MT2-MMP 与预后的相关性。Foukas 等用 MMP-2 和 MMP-9 抑制剂复合物（MMPI5a）可显著提高凋亡率，减少肿瘤血管的生成。血清和标本中 MMP 水平与骨肉瘤患者预后密切相关，免疫组化染色显示 75.8% 骨肉瘤 MMP-9 呈阳性。有研究表明 MMP-9 参与了骨肉瘤的侵袭过程，表明 MMP-9 有可能成为骨肉瘤诊断和治疗的一项有用的指标。抑制 MMP-9 表达和生物活性，可能成为防治骨肉瘤发生和发展的潜在途径，是骨肉瘤的治疗一个新靶点。

四、人体血小板衍生因子

人体血小板衍生因子（PDGF）有两种亚型，分别是分子量为 31kU 含有 7% 糖的 PDGFI 及 28kU 含 4% 糖的 PDGF II。二者均由两条高度同源的 A 链及 B 链组成，这使 PDGF 具有三种形式的二聚体结构，即 PDGF-AA、PDGF-BB 及 PDGF-AB。体内单核/巨噬细胞是主要合成 PDGF 的细胞，以自分泌、旁分泌的方式发挥作用。PDGF 是最早被发现的结缔组织生长因子，人体血小板衍生因子能促进内皮细胞、胶质细胞、成纤维细胞和血管平滑肌细胞的生长及分化，目前在临床上已广泛用于创伤的修复治疗。另外，PDGF 也是一种很强的促细胞分裂原和重要的血管生长因子，是重要的血管生成调控因子之一。目前发现其在许多实体肿瘤中有较高表达水平。肿瘤细胞释放出 PDGF 能诱导血管内皮细胞和平滑肌细胞迁移，还刺激这些细胞的增殖，对肿瘤血管发生起着直接的作用，另外 PDGF 还能通过上调 VEGF 表达水平来间接诱导血管生成。Sulzbacher 等用免疫组化技术检测 57 例骨肉瘤患者 PDGF-AA 同聚体的表达，发现 PDGF-AA 表达水平与患者的生存率及生存时间有关，PDGF-AA 高水平表达的患者 5 年生存率为 21%，而低水平表达者为 43%；且 PDGF-AA 高表达患者复发的相对危险度为 2.7。Kubo 等检测了 54 例骨肉瘤患者的术后标本中 PDGF 受体及相应配体的表达，发现与患者的预后相关。

五、骨肉瘤血管生成评估

目前对肿瘤中血管生成检测主要有两种方法，分别是微血管检测和血管生长因子检测。微血管检测法（MVD）是采用免疫组织化学技术，选择一些特异性抗体（如 CD31、CD34 等）标记肿瘤组织血管内皮细胞，计数单位面积中的微血管数目，所测得的值即为微血管密度（MVD）。由于肿瘤中存在着异质性，使得肿瘤组织内的 MVD 值有着很大的差异，观察视野的选择是计数结果出现差异的重要原因。因此现在大多数学者选择微血管数目最多的，血管生成最活跃的区域即"热点"进行计数，而热点区域通常处于肿瘤组织和正常组织的交界处。

现在主要应用的抗体主要有 VWF、CD31、CD34、CD105 及 CD141 等，它们各有特点，其特异性和敏感性也不尽相同。其中 VWF 最常用，染色部位在血管（尤其是大血管）内皮细胞的细胞膜，可提供较多的肿瘤内血管分布信息。但缺点是部分肿瘤组织和正常组织中微血管不表达 VWF，而且因淋巴管内皮细胞也表达，故缺乏特异性。CD31 对微血管内皮细胞敏感性强，研究显示比 VWF 多显示三分之一以上血管，虽与成纤维细胞、巨噬细胞及一些肿瘤细胞有交叉反应，但可通过内皮细胞形态来区别，并不影响计数结果。CD34 抗原为细胞表面磷酸化糖蛋白，选择性地表达于早期造血干细胞、血管内皮细胞和胚胎成纤维细胞，与淋巴管内皮和基质细胞无交叉反应，敏感性和特异性最好。而且 CD34 标记的 MVD 对预后的价值最大，故多数学者认为 CD34 标记的内皮细胞效果最佳，其背景清晰，结果稳定，容易辨认，是检测 MVD 的首选抗体。

骨肉瘤的预后与 MVD 值的关系尚有争议，最近有学者指出，肿瘤 MVD 只能粗略地反应肿瘤血管化的程度，不能反映肿瘤微血管的真实结构，这是由于某些肿瘤组织内存在着 7%～10% 由肿瘤细胞仿血管发生机制形成的微血管，这种微血管对血管内皮的标记物部分显影或不显影，在微血管记数时容易遗漏，而这种由仿血管发生形成的微血管结构不完善（仅有一层肿瘤细胞围成血管管腔），使得肿瘤细胞更容易入血，发生血行转移。认为肿瘤细胞通过血行转移不但以微血管的一定的"量"为基础，也以一定的"质"为基础，所以有必要对骨肉瘤微血管的结构、微血管不同部位之间的异同进行深入的研究，以便更精确地揭示肿瘤细胞转移的机制。另外有研究证实，肿瘤组织瘤周及瘤组织内有微淋巴管生成，但目前肿瘤 MVD 的标记物（CD31、CD34、FVIIIRag）不能区分微血管及微淋巴管，怎样把这两者区分出来，从而揭示肿瘤血管生成及微淋巴管生成在肿瘤侵袭与转移中的作用，是目前肿瘤血管生成研究中不能回避的问题。

血管生长因子的检测目前主要采用 VEGF 抗体，对肿瘤组织行免疫组化染色和血清测定 VEGF 水平，评价其与肿瘤血管生成的关系。研究显示，VEGF 在肿瘤血液中的表达与 MVD 呈正相关，并直接与肿瘤转移、复发相联系，可作为判断预后的指标。检测血清 VEGF 水平和动态观察肿瘤的血管生成状况，有助于对肿瘤进行监测，指导临床治疗。

六、展望

目前，人们已经意识到了血管生成在肿瘤发生和发展中都扮演了重要角色，也围绕着肿瘤血管展开了大量的研究并取得了相当丰富的成果。而关于肿瘤血管生成机制，目前还有许多问题需要解决。如肿瘤血管发生的多种机制在血管生成过程中的作用及扮演的调控因素是什么，这些血管生成因子与骨肉瘤的预后到底有无相关性等等。这些问题的解决对于我们了解肿瘤血管生成的具体机制，指导临床治疗都具有相当重要的意义。

第十一节　骨肉瘤免疫

鉴于免疫疗法和抗生素在传染病领域取得的巨大成功，人们也试图让免疫疗法用于抗肿瘤治疗中，并且这在很长的时间内都左右着肿瘤的基础和临床研究。单克隆抗体、干扰素用于治疗肿瘤也是几经兴衰，后来人们发现只有缺乏胸腺的动物才能被成功地接种异体肿瘤细胞，随着年龄增长，胸腺萎缩，肿瘤发生率亦随之上升。这些新发现都再次唤起了肿瘤免疫研究的热情，肿瘤免疫研究的内容分为四部分内容：①肿瘤抗原及抗体及其应用。②抗原加工提呈。③效应细胞的活化与作用。④细胞因子及其调节肿瘤免疫反应的机制。而作为骨原发性肿瘤中最常见的一种，有关骨肉瘤的免疫研究也正日趋深入。

一、T 细胞

按免疫应答中的功能不同，可将 T 细胞分成若干亚群，一致公认的有：辅助性 T 细胞（helper T cells，Th），具有协助体液免疫和细胞免疫的功能；抑制性 T 细胞（suppressor T cells，Ts），具有抑制细胞免疫及体液免疫的功能；效应 T 细胞（effector T cells，Te），具有释放淋巴因子的功能；细胞毒性 T 细胞（cytotoxic T cells，Tc），具有杀伤靶细胞的功能；迟发性变态反应 T 细胞（Td），有参与Ⅳ型变态反应的作用；放大 T 细胞（Ta），可作用于 Th 和 Ts，有扩大免疫效果的作用；处女或天然 T 细胞（virgin or natural T cells），它们和抗原接触后分化成效应 T 细胞和记忆 T 细胞；记忆 T 细胞（Tm），有记忆特异性抗原刺激的作用。T 细胞在体内存活的时间可达数月至数年，其中记忆细胞存活的时间更长。其中，Th 细胞又被称为 CD4+细胞，因为其在表面表达 CD4。Th 细胞通过与 MHCⅡ（主要组织相容性复合体，major histocompatibility complex）提呈的多肽抗原反应被激活。MHCⅡ在抗原提呈细胞（antigen presenting cells，APCs）表面表达。一旦激活，可以分泌细胞因子，调节或者协助免疫反应。Tc 细胞又名为 CD8+细胞，其表面表达 CD8。这类细胞可以通过 MHCI 与抗原直接结合。

CD4+Th 细胞通过与抗原提呈细胞相互作用得到活化，分泌细胞因子调节免疫反应的各个环节，CD8+Tc 细胞通过与肿瘤细胞表面 MHC-I 类分子及其提呈的抗原肽结合，特异性杀伤肿瘤细胞。CD4 与 CD8 的比值变化可以反映出机体的免疫状态。正常情况下，CD4+/ CD8+比值稳定在 1.5~2.0 之间，保持平衡状态。当机体出现恶性肿瘤时，由于肿瘤细胞分泌某些因子，打乱 CD4+/ CD8+的平衡状态，导致机体免疫反应紊乱。Bille 等对犬类骨肉瘤 CD8+T 细胞与调节性 T 细胞（Treg）比值并与预后进行了相关性研究，他发现，与正常犬相比，病犬外周血 CD8+T 细胞明显下降并伴随着调节性 T 细胞的升高，并且二者比值的下降，这往往预示着恶劣的预后。陈继革等采用流式细胞术检测 42 例骨肉瘤、41 例骨髓炎和 34 例健康者的外周血中 CD4+、CD8+、CD4+/CD8+的变化，结果显示骨肉瘤患者外周血中 CD4+、CD4+/CD8+较正常人及骨髓炎患者均明显降低，CD8+明显升高。究其原因研究者认为，CD8+T 细胞在功能上分为抑制性 T 细胞（Ts 细胞）及杀伤性 T 细胞（细胞 Tc），Ts 细胞的增多导致骨肉瘤细胞的淋巴系统转移，由于骨肉瘤细胞同淋巴系统的广泛接触，则刺激产生更多的 Tc 细胞，使 CD8+T 细胞增多。另外骨肉瘤在早期即可发生肿瘤局部微环境的免疫功能紊乱，表现为局部的 CD8+T 细胞亚群增高，或在识别肿瘤抗原上发生障碍，但骨肉瘤患者的全身免疫功能改变直到很晚才发生。由此看来，对骨肉瘤患者 T 淋巴细胞亚群的监测，尤其是对 CD8+T 细胞的监测，有可能利于早期诊断骨肉瘤及了解骨肉瘤的临床进程。

细胞毒性 T 细胞称为 CTL 或杀伤 T 细胞（Tc），它选择性杀伤表面带有特异性抗原和 MHC 分子复合物的靶细胞，具有高度的特异性。这类细胞还有免疫记忆功能，再次接受抗原刺激后，可迅速分化。CTL 杀伤肿瘤细胞的途径有两条：①穿孔素途径，穿孔素是 CTL 激活后在胞质内产生的一种糖蛋白，通过胞吐方式由 CTL 分泌到细胞膜上形成孔道，与靶细胞膜融合，造成靶细胞膜的损伤和溶解。②Fas/FasL（Fas 配体）介导的细胞凋亡途径，Fas 抗原是一种细胞膜表面的黏蛋白，在多种脏器的正常细胞中表达，成熟的 T 细胞表面低表达，但 T 细胞激活后其表达明显增强，在多种肿瘤细胞尤其起源于淋巴器官的肿瘤也常表达。

骨肉瘤中表达的肿瘤相关抗原（TAA）可以使我们根据这些抗原来设计出 TAA 特异性 CTLs，Michela 等通过从骨肉瘤细胞裂解物以及 HLA-I 相配的供者的外周血单核细胞中分离出了 CTL，这些 CTL 对每条肽链都有较高的和一致的细胞毒性。这种方法也为骨肉瘤免疫治疗中的自体治疗提供了一种新的模式。

二、NK 细胞

自然杀伤细胞（NK 细胞）是天然的免疫应答细胞，不表达 T 细胞抗原受体，它们以非 MHC 限制性的方式杀伤靶细胞。正常情况下，NK 细胞通过杀伤细胞抑制性受体（KIR）与正常细胞的 MCH I 类分子结合，使其杀伤功能受到抑制，如细胞突变、MCH I 类分子表达降低，则 NK 细胞被活化，杀伤"失去自我"的细胞。NK 细胞和 CTL 有着"联防"和"互补"作用，当肿瘤细胞表面表达 MCH I 类分子下调或丢失时，可受到 NK 细胞的攻击。NK 细胞可在体外溶解病毒感染的细胞和某些肿瘤细胞，尤其是造血系统肿瘤。现在一般认为，NK 细胞与巨噬细胞、粒细胞一起构成了细胞免疫系统的第一道防线，起着免疫监视的作用。当人身体内出现肿瘤灶但并未引发临床症状时，NK 细胞发挥着主要的抗肿瘤功能。丰荣杰等应用流式细胞仪检测术前化疗前、术前化疗后，及术后第 1、7、14 天外周血 T 淋巴细胞亚群（CD3+、CD4+、CD8+、CD4+/CD8+）及 NK 细胞水平的变化。结果显示后第 1、7、14 天肿瘤组术后第 1 天，CD3+、CD4+、CD8+、NK 细胞降低，CD4+/CD8+也降低，术后第 7 天可见 CD3+、CD4+、CD4/CD8+、NK 细胞回升，与术后第 1 天相比差异有显著性，但仍然低于术前结果。这表明骨肉瘤患者本身免疫功能下降。即使是在手术切除了瘤体、肿瘤负荷减轻之后，这种细胞免疫功能失调的局面仍不能改善。CD4+的下降及 CD8+的升高考虑为肿瘤患者细胞免疫功能紊乱，增强和（或）抑制调节功能失调，致使效应细胞（CTL 及 NK 细胞）不能发挥正常的杀伤功能。

三、IL-2

白细胞介素-2（IL-2）首先于 1976 年 Morgn 发现，当时在含有丝裂原的淋巴细胞培养上清液中存在一种能选择性地维持 T 淋巴细胞在体外长期生长的物质，并称为 T 细胞生长因子，1979 年国际免疫会议正式命名为白细胞介素-2（IL-2）。IL-2 是体内一种重要的参与免疫调节的细胞因子，目前的研究认为其主要生物学作用是促进 T 细胞增殖，维护整个 NK 细胞的活化、分化和增殖，调节 NK 细胞保持其自然杀伤力，诱导细胞毒性 T 淋巴细胞产生和增殖，诱导淋巴因子活化淋巴细胞，促进 B 细胞增殖分化，以及与其他白介素等协同作用，用于抗肿瘤、抗病毒感染、抗细菌感染以及提高免疫力的治疗等。Sorenson 等采用减毒沙门氏菌来观察 IL-2 对骨肉瘤肺转移的影响，他们分别将含或不含 IL-2 基因的减毒沙门氏菌灌入骨肉瘤裸鼠模型胃中，实验结束后他们收集脾淋巴细胞，气管注射墨汁计算肺部转移灶数量，结果发现经含有 IL-2 减毒沙门氏菌治疗的裸鼠肺部转移灶明显减少。郭爱林等对不同分期的成骨肉瘤患者免疫学变化进行了分析，发现 IIa 期骨肉瘤患者、CD4、NK 活性、血清 IL-2 含量明显高于正常对照组，其余指标变化较小，提示患者由于早期肿瘤细胞的刺激，细胞免疫功能活跃。即使如此，患者血清中的 sIL-2R 仍然明显升高，这说明患者的免疫功能仍然受到损伤。而对于 III 期患者，肿瘤发生转移，病程已进入晚期，CD3、CD4、CD4/CD8、IL-2 明显降低，CD8、sIL-2R、TNF-a、β2-MG 降低非常明显，表明患者的免疫功能损害非常严重。随着肿瘤分期和肿瘤恶性程度的增高，CD3、CD4、CD4/CD8、NK 细胞活性、IL-2 逐渐降低，CD8、sIL-2R、TNF-a、β2-MG 逐渐升高，表明患者的免疫功能由早期的活跃状态发展到不同程度的免疫抑制，免疫状态与病情呈负相关。值得注意的是，sIL-2R 在疾病的早期即出现明显变化，可以作为监视患者病情的免疫学指标。

四、HLA

人类白细胞抗原（HLA）系统是目前所知的人体最复杂的多态系统。自 1958 年发现第一个 HLA 抗原，到 20 世纪 70 年代，HLA 便成为免疫遗传学、免疫生物学和生物化学等学科的一个重要新兴研究领域。现在，已基本弄清其系统的组成、结构和功能，阐明了其理化性质和生物学作用。这些研究成果不仅具有重要的理论意义，而且具有巨大的生物医学价值。

HLA 是一种具有高度多态性的同种异体抗原，其化学本质为一类糖蛋白，由一条 α 重链（被糖基化的）和一条 β 轻链非共价结合而成。其肽链的氨基端向外（约占整个分子的3/4），羧基端穿入细胞质，中间疏水部分在胞膜中。HLA 受控于称作人类主要组织相容性复合体（MHC）的基因簇。HLA 定位于第 6 号染色体短臂上。HLA 按其分布和功能分为 I 类抗原和 II 类抗原。

HLA-I 类抗原的特异性取决于 α 重链，由 HLA-A、B、C 位点编码；其 β 轻链是 β_2-微球蛋白，编码基因在第 15 号染色体。HLA-II 类抗原受控于 HLA-D 区（包含 5 个亚区），由其中的 A 基因和 B 基因分别为 α 重链和 β 轻链编码，抗原多态性取决于 β 轻链。HLA I 类抗原分布于所有真核细胞，其抗原特异性在于肽链抗原决定簇的特定氨基酸顺序。这些抗原可被外来物质例如某种病毒或化学物质加以改变，当这些基因产物被改变之后，便成为自身免疫原，成为免疫排除的靶子。HLA 具有识别功能，即在免疫反应中有协同作用。抗体在 B 细胞生成，但在多数情况下，需要巨噬细胞和 T 淋巴细胞参与。其过程是：抗原经巨噬细胞处理后，抗原信息传递给 T 辅助细胞，后者再将信息传给 B 细胞，使 B 细胞分化生成专一抗体。在这个过程中，T 辅助细胞不仅识别致敏巨噬细胞上的抗原，同时也要识别巨噬细胞是否与其本身的 II 类抗原相一致。就是说，只有巨噬细胞的单体型和 T 辅助细胞的单体型相一致时，T 辅助细胞才被激活，从而使免疫反应在严密的遗传控制下进行。

HLA 在抗原加工提呈中的作用是近年来肿瘤免疫学研究的热门，T 细胞不能直接识别完整的抗原分子，而是识别 HLA。抗原需要经过 APC 加工或蛋白酶体内有限降解为肽片段，然后转运至内质网，与新合成的 HLA-I 类分子结合后，最后通过高尔基体表达于细胞表面而提呈给 T 细胞，并由 T 细胞受体（TCR）识别此抗原肽-MHC-TCR 三元体复合物。

目前一般认为，HLA-1 类抗原表达异常是细胞由正常向异常转化的重要环节，但其与恶性肿瘤的分化程度、转移和患者生存率之间的关系，在不同肿瘤间却有着不同的研究结果。在支气管和结肠癌中发现 HLA-I 类抗原表达下降与肿瘤分化程度差有关，但是 Stein 等对结肠癌的观察结果却显示 HLA-I 类抗原的表达下调和缺失不能用于预后的判断。Tsukahara 等研究了骨肉瘤中 HLA-I 表达及其与预后的关系，他们用单克隆抗体 EMR8-5 检测 HLA-I，发现在 74 例骨肉瘤标本中有 62% HLA-I 表达下降或者不表达，而在肺转移中则有 52% 的标本表达下降。将 HLA-I 与预后情况进行相关性分析发现 HLA-I 高表达的患者预后情况明显好于低表达者。因此他们认为 HLA-I 限制性细胞毒性 T 细胞通路参与了骨肉瘤的免疫监测。

HLA-DR 是 HLA-II 类分子，含有 2 个分子量分别为 36kU 和 27kU 的亚基。它在机体体液免疫过程中起着关键作用，它可直接调节由 CD4+T 淋巴细胞介导的局部特异性免疫应答。研究显示在恶性肿瘤患者体内，被激活的 CD4+T 淋巴细胞通过分泌 IFN-γ 来诱导肿瘤细胞上的 HLA-DR。目前，对于肿瘤细胞表达 HLA-DR 抗原的机制主要有两种观点：①肿瘤组织刺激机体产生炎症反应，肿瘤浸润淋巴细胞释放多种细胞因子诱导肿瘤细胞表达 HLA-DR 抗原。②在细胞恶性转化的过程中，HLA-DR 基因表达及基因调控发生了改变，从而使 HLA-DR 基因由不表达变为表达，成为肿瘤发生早期的一个膜表面标志物。Trieb 等研究发现骨肉瘤中 T 细胞 HLA-DR 阳性表达率为 29%（10/35），对照组则为 11%（4/34）。骨肉瘤细胞中 HLA-DR 阳性 11/35（31%）。因此骨肉瘤细胞中 HLA-DR 与淋巴细胞 HLA-DR 的表达有着明显的正相关。在进一步实验中，这一高表达并没有体现出与化疗治疗效果的关系。

总之，在骨肉瘤免疫研究方面，如只研究单个肿瘤细胞特征，而不考虑其在体内细胞社会中的相互作用，是无法从整体上认识肿瘤实质的。同样，如只研究某一种免疫细胞而不考虑此类细胞与其他免疫细胞的相互作用，也就不能够全面地认识免疫系统的功能。虽然我们找到了一些指标与骨肉瘤患者相关，但尚需寻找更好的预测方法，从而使治疗更加有的放矢。我们应仔细评价肿瘤免疫反应，明确疗效标志，以便提供更合理的个体化免疫治疗。

参 考 文 献

［1］Monaghml H,Bubb VJ,Sirimujalin R,et al. Adenomatous polyposis eoli,beta-catenin,and cadherin are expressed in hum an bone and cartilage［J］. Histopathology. 2001,39(6):611-619.

［2］Vijay C,Crispin RD. Cell and Molecular Biology Under pinning the Effects of PEDF on Cancers in General and Osteosarcoma in Particular［J］. Journal of Biomedicine and Biotechnology. 2012:740295.

［3］Nielsen-Preiss SM,Silva SR,Giliette JM,et al. Role of PTEN and Akt in the regulation of growth and apoptosis in human osteoblastic cells［J］. Cellular Biochemistry. 2003,90(5):964-975.

［4］Ta HT,Dass CR,Choong PFM,et al. Osteosarcoma treatment: state of the art［J］. Cancer and Metastasis Reviews. 2009,28(1-2):247-263.

［5］商冠宁,王玉名,郑坷等. MMP-2、TIM P-2 在骨肉瘤侵袭转移中的作用［J］. 实用肿瘤学杂志. 2007,21(3):218-220.

［6］Meraldi P,Honda R,Nigge A,et al. Aurora kinases link chromosome segregation and cell division to cancer susceptibility［J］. Curr Opin Genet Dev. 2004,14:29-36.

［7］Ditchfield C,Johnson VL,Tighe A,et al. Aurora-B couples chromosomal alignment with anaphase by targeting BubR1, Mad2, and Cenp-E to kinetochores［J］. J Cell Bio. 2003,161:267-280.

［8］Kramer A,Neben K,Ho AD. Centrosome replication,genomic instability and cancer［J］. Leukemia. 2002,16(5):767-775.

［9］Bharadwaj R,Yu H. The spindle checkpoint,aneuploidy,and cancer［J］. Oncogene. 2004,23(11):2016-2027.

［10］Jeong SJ,Shin HJ,Kim SJ,et al. Transcriptional abnormalbility of the hsMAD2 mitotic checkpoint gene is a potential to hepatocellular carcinogenesis［J］. Cancer Res. 2004,64:8666-86731.

［11］Scheel C,Schaefer KL,Jauch A,et al. Alternative lengthening

77

of telomeres is associated with chromosomal instability in osteosarcomas [J]. Oncogene. 2001,20(29):3835-3844.

[12]郑勇,李光辉,陶德定等.原发骨肿瘤端粒酶活性的检测及临床意义[J].现代肿瘤学杂志.2008,16(2):278-279.

[13]赵妍敏.端粒延伸替代机制的研究进展[J].国际输血及血液学杂志.2007,30(1):78-82.

[14]Cui J,Wang W,Li Z,et al. Epigenetic changes in osteosarcoma. Bull Cancer 2011,98:E62-E68.

[15]Lim S,Yang MH,Park JH,et al. Inactivation of the RASSF1A in osteosarcoma[J]. Oncol Rep. 2003,10(4):897-901.

[16]Rubin EM,Yi Guo,Khoa Tu,et al. Wnt Inhibitory Factor1 (WIF-1) decreases tumorigenesis and metastasis in osteosarcoma[J]. Mol Cancer Ther. 2010,9(3):731-741.

[17]Li Y,Meng G,Guo QN. Changes in genomic imprinting and gene expression associated with transformation in a model of human osteosarcoma[J]. Exp Mol Pathol. 2008,84(3):234-239.

[18]Zhang Q,Geng PL,Yin P,et al. Down-regulation of long noncoding RNA TUG1 inhibits osteosarcoma cell proliferation and promotes apoptosis[J]. Asian Pac J Cancer Prev. 2013,14(4):2311-2315.

[19]Jin-ping Li,Li-hong Liu,Jie Li,et al. Expression profile of long noncoding RNAs in human osteosarcoma revealed by microarray [J]. Biochemical and Biophysical Research Communications. 2013,433 (2):200-206.

[20]陈忠民,霍艳英,吴德昌. PTEN 在维护基因组稳定性中的作用[J].医学分子生物学杂志.2008,5(3):247-250.

[21]程冬冬,杨庆诚. MicroRNA 与骨肉瘤研究进展[J].医学综述.2013,19(11):1967-1970.

[22]Zeng Y,Cullen BR. Sequence requirements for microRNA processing and function in human cells[J]. RNA. 2003,9:112-123.

[23]Calin GA,Seviqnani C,Dumitru CD,et al. Human microRNA genes are frequently located at fragile sites and genomic regions involved

in cancers[J]. Proc Natl Acad Sci USA. 2004,101（9）:2999-3004.

[24]Lagos-Quintana M,Rauhut R,Lendeckel W,et al. Identification of novel genes coding for small expressed RNAs[J]. Science. 2001, 294（5543）:853-858.

[25]Hutvagner G,Zamore PD. A microRNA in a multiple-turnover RNAi enzyme complex[J]. Science. 2002,297（5589）:2056-2060.

[26]Ziyan W,Shuhua Y,Xiufang W,et al. MicroRNA-21 is involved in osteosarcoma cell invasion and migration [J]. Med Oncol. 2011,28(4):1469-1474.

[27]魏任雄,谭金海,牛光峰等. 骨肉瘤 miRNA 基因的差异性表达[J]. 中华实验外科杂志,2009,26(5):636-638.

[28]赵广义,赵健,李伟等. microRNA-192 抑制物对骨肉瘤细胞系 SOSP-9607 增殖和凋亡的影响[J]. 中国肿瘤临床杂志,2010,37(7):365-368.

[29]Zhang P,Yang Y,Zweidler-McKay PA,et al. Critical role of notch signaling in osteosarcoma invasion and metastasis[J]. Clin Cancer Res. 2008,14:2962-969.

[30]Arias A M,Zecchini V,Brennan K. CSL-independent Notch signalling:a checkpoint in cell fate decisions during development? [J]. Current opinion in genetics & development. 2002,12(5):524-533.

[31]Engin F,Bertin T,Ma O,Jiang MM,Wang L,Sutton RE,et al. Notch signaling contributes to the pathogenesis of human osteosarcomas [J]. Hum Mol Genet. 2009,8:1464-1470.

[32]Chen K,Fallen S,Abaan HO,et a1. Wnt10b induces chemotaxis of osteosarcoma and correlates with reduced survival[J]. Pediatr Blood Cancer. 2008,51(3):349-355.

[33]Enomoto M,Hayakawa S,Itsukushima S,et al. Autonomous regulation of osteosarcoma cell invasiveness by Wnl5a/Rot2 signaling [J]. Oncogene. 2009,28(36):3197-3208.

[34]Morioka K,Tanikawa C,Ochi K,et al. Orphan receptor tyrosine kinase ROR2 as a potential therapeutic target for osteosarcoma[J].

Cancer Sei. 2009,100(7):1227-1233.

[35]Dieudonn6 FX,Marion A,Hay E,et al. High Wnt signaling re-presses the proapoptotic proteoglycan syndecan-2 in osteosarcoma cells [J]. Cancer Res. 2010,70(13):5399-5408.

[36]Rubin EM,Guo Y,Tu K,et al. Wnt inhibitory factor 1 decrea-ses tumorigenesis and metastasis in osteosarcoma[J]. Mol Cancer T-her. 2010,9(3):731-741.

[37]Guo Y,Zi X,Koontz Z,et al. Blocking Wnt/LRP5 signaling by a soluble receptor modulates the epithelial to mesenchymal transition and suppresses met and metalloproteinases in osteosarcoma Saos-2 cells[J]. J Orthop Res. 2007,25(7):964-971.

[38]Osaka E,Suzuki T,Osaka S,et al. Survivin expression levels as independent predictors of survival for osteosarcoma patients[J]. J Or-thopRes. 2007,1:116-121.

[39]Sapra P,WangM,Bandam R,et al. Down-modulation of surviv-ing expression and inhibition of tumor growth in vivo by EZN-3042, alocked nucleic acid antisense oligonucleotide[J]. Nucleosides Nucle-otides Nucleic Acids. 2010,29:1423-1428.

[40]VitaM. HenrikssonM.. The Myc oncoprotein as a therapeutic target for human cancer[J]. Semin CancerBiol. 2006,16:318-330.

[41]Xie XK,Yang DS,Ye ZM,et al. Enhancement effect of ade-novins mediated antisense c-myc and caffeine on the cytotoxicity of cispl-atin in osteosarcoma cell lines[J]. Chemotherapy. 2009,55:433-440.

[42]Lapidot T,Sirard C,Vormoor J. A cell initiating human acute myeloid leukaemia after transplantation into SCID mice[J]. Nature. 1994,367(6464):645-648.

[43]Gibbs CP,Kukekov VG,Reith JD. Stem-like cells in bone sar-comas:implications for tumorigenesis[J]. Neoplasia. 2006,7(11):967-976.

[44]Tirino V,Desiderio V,Aquino R. Detection and characteriza-tion of CD133 + cancer stem cells in human solid tumours[J]. PLoS

One. 2008,3(10):e3649.

[45]Murase M,Kano M;Side population cells have the characteristics of cancer stem-like cells/cancer-initiating cells in bone sarcomas [J]. Br J Cancer. 2009,20,101(8):1425-32.

[46]Adhikari AS,Agarwal N,Wood BM et al. CD117 and Stro-1 identify osteosarcoma tumor-initiating cells associated with metastasis and drug resistance[J]. Cancer Res. 2010,70(11):4602-4612.

[47]Wang L,Park P,Lin CY. Characterization of stem cell attributes in human osteosarcoma cell line[J]. Cancer Biol Ther. 2009,8(6):543-552.

[48]朱忠胜,张春林. 骨肉瘤干细胞研究现状[J]. 国际骨科学杂志. 2011,32(5):296-299.

[49]Fiehn O. Combining genomics, metabolome analysis, and biochemical modelling to understand metabolic networks[J]. Comp Funct Genomics. 2001,2(3):155-168.

[50]Fiehn O. Metabolomics—the link between genotypes and phenotypes[J]. Plant Mol Biol. 2002,48(1-2):155-171.

[51]Hall R,Beale M,Fiehn O,et al. Plant metabolomics:the missing link in functional genomics strategies[J]. Plant Cell. 2002,14(7):1437-1440.

[52]Hua Y,Zhang Z,Li J,Li Q,Hu S,Sun M,et al. Oleanolic acid derivative Dex-OA haspotent anti-tumor and anti-metastatic activity on osteosarcoma cells in vitro and in vivo[J]. Invest New Drugs. 2011,29:258-265.

[53]Zhang Z,Qiu Y,Hua Y,et al. Serum and Urinary Metabonomic Study of Human Osteosarcoma [J]. Journal of Proteome Research. 2010,9:4861-4868.

[54]Kaya M,Wada T,Nagoya S,et al. The level of vascular endothelial growth factor as a predictor of a poor prognosis in osteosarcoma [J]. J Bone Joint Surg Br. 2009,91:784-788.

[55]Nakagawa SA,Lopes A,Lopes de Carvalho A,et al. Nitric ox-

ide synthases, cyclooxygenase-2, nitrotyrosine, and angiogenesis in chondrosarcoma and their relation to prognosis [J]. J Bone Joint Surg Am. 2010,92:1738-1746.

[56]Ek ET, Ojaimi J, Kitagawa Y, et al. Does the degree of intratumoural microvessel density and VEGF expression have prognostic significance in osteosarcoma? [J]. Oncol Rep. 2006,6:17-3.

[57]Shanchun Guo, Laronna S. Colbert, Miles Fuller, et al. Vascular Endothelial Growth Factor Receptor -2 in Breast Cancer[J]. Biochim Biophys Acta. 2010,1806(1):108-121.

[58]Biller BJ, Guth A, Burton JH, J, et al. Decreased ratio of CD8+ T cells to regulatoryT cells associated with decreased survival in dogs with osteosarcoma[J]. Journal of Veterinary Internal Medicine. 2010,24 (5):1118-1123.

[59]Muraro M, Mereuta OM, Saglio F, et al. Tumor-associated-antigens or osteosarcoma cell line lysates:two efficient methods for in vitro generation of CTLs with special regard to MHC-I restriction[J]. Cell Immunol. 2011,266(2):123-129.

[60]丰荣杰,李建民,杨志平等.骨肉瘤患者围手术期细胞免疫功能的变化[J].山东大学学报(医学版).2006,44(2):174-176.

[61]Sorenson BS, Banton KL, Frykman NL, et al. Attenuated Salmonella typhimurium with interleukin 2 gene prevents the establishment of pulmonary metastases in a model of osteosarcoma[J]. Journal of Pediatric Surgery,2008,43(6):1153-1158.

[62]郭爱林,隋延仿,范清宇等.不同分期的成骨肉瘤患者免疫学的变化[J].中国肿瘤临床,2001,28(1):21-23.

[63]Tsukahara T, Kawaguchi S, Torigoe T, et al. Prognostic significance of HLA class I expression in osteosarcoma defined by anti-pan HLA class I monoclonal antibody, EMR8-5 [J]. Cancer sci. 2006, 97 (12):1374-1380.

第二章　骨肉瘤病因学

第一节　概　　述

骨肉瘤（osteosarcoma）起源于骨母细胞，是最常见的骨恶性肿瘤。可发生在任何年龄，但大多在 10~25 岁，男性稍多，好发于四肢长骨干骺端，尤其是股骨下端和胫骨上端，约占所有骨肉瘤的四分之三，其他处如肱骨、股骨上端、腓骨、脊椎、髂骨等亦可发生。往往同时含有溶骨，常见出血坏死，破坏骨皮质，并可侵犯周围软组织。肿瘤表面的骨外膜常被瘤组织掀起，上下两端可见骨皮质和掀起的骨外膜之间形成三角形隆起，在 X 线上称为 Codman 三角。此外，在被掀起的骨外膜和骨皮质之间可形成与骨表面垂直的放射状反应性新生骨小梁，在 X 线上表现为日光放射状阴影，这种现象与 Codman 三角对骨肉瘤的诊断具有特异性。镜下见瘤组织明显异型性的梭形或多边形性及成骨性病灶，肉眼观肿瘤位于长骨干骺端，呈梭形膨大，切面由灰白色鱼肉状肉瘤细胞组成，肿瘤性骨样组织或不成熟骨的形成是病理诊断骨肉瘤最重要的组织学依据，另外，骨肉瘤还含有多种不同肿瘤成分，如软骨样和纤维样成分。骨肉瘤呈高度恶性，生长迅速，预后极差，常在初次就诊时存在肺部微小转移灶，可以于数月内出现明显肺部转移，单纯截肢手术治疗的远期存活率仅为 5%~20%。

科学家就骨肉瘤的病因及发生机制做了大量的研究，期望通过对其病因学的研究从而得到预防或者治疗其发生的方法。虽然至今尚未完全阐明，但近年来分子生物学的迅速发展，特别是对癌基因和肿瘤抑制基因的研究，已经初步揭示了某些肿瘤的病因与发病机制，例如伯基特淋巴瘤和人类 T 细胞白血病/淋巴瘤。目前的研究表明，肿瘤从本质上说是基因病。引起遗传物质 DNA 损害（突变）的各种环境与遗传的致癌因子可能以协同或者序贯的方式，激活癌基因或（和）阻断抑癌基因，使细胞发生转化（transformation）。被转化的细胞可先呈多克隆性扩增，经过一个漫长的多阶段的演进过程（progression），其中一个克隆可相对无限制地扩增，通过附加突变，选择性地形成具有不同特点的亚克隆（异质性），从而获得浸润和转移的能力（恶性转化），形成恶性肿瘤。

骨肉瘤被认为是由于环境和遗传相互作用导致的。致力于确定病因的研究包括流行病学研究、环境因素分析以及遗传学分析。到目前为止，普遍接受的与骨肉瘤相关的危险因素包括：电离辐射、烷化剂、Paget 病、遗传性视网膜母细胞瘤、家族性 Li-Fraumeni 综合征以及某些染色体异常等。发现致病因素可帮助患者避免这些诱因，从而预防疾病发生。本章将详细论述这些因素。它们可以分成不能预防的宿主因素，以及可防可控的环境因素。尚未发现骨肉瘤的特殊致病因素，但是以上所列者都将纳入骨肉瘤发病的思考中。

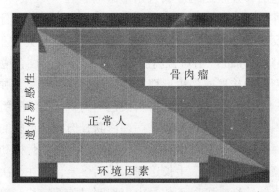

图 2-1-1　骨肉瘤是环境损害和遗传易感性的相互作用造成的

一、宿主因素

与患者有关的危险因素包括年龄、性别、种族、生长与身高、遗传与家族因素以及先发性骨病。

1. 年龄

骨肉瘤发病年龄呈现双峰分布,第一高峰在青少年期,第二高峰是大于 65 岁的老年人。骨肉瘤在 5 岁以下儿童中非常罕见,根据美国肿瘤统计工作组(United States Cancer Statistics Working Group)的最新报道,10~14 岁年龄段骨肉瘤的发病率为 8.6/百万人/年,15~19 岁年龄段为 8.0/百万人/年。

2. 性别

根据美国"监测、流行病学及最终结果"项目(surveillance, epidemiology, and end results program, SEER)对儿童青少年阶段骨肉瘤的最新统计,男性发病率为 5.4/百万人/年,而女性为 4.0/百万人/年。

3. 种族

美国肿瘤统计工作组的最新报道认为黑种人(6.8/百万人/年)和西班牙人(6.5/百万人/年)的骨肉瘤发病率较白种人高(4.6/百万人/年)。

4. 发育和生长

骨肉瘤最常发生在长骨生长的最后阶段,特别是股骨,因此骨肉瘤与骨生长密切相关。在狗的研究中,体型较大的种系较中小型种系的骨肉瘤发病率明显提高。在人类中,骨肉瘤的发病第一峰是个体青春期快速生长的时期,表明骨肉瘤与青春期骨骼的快速生长密切相关。女性骨肉瘤发病高峰较男性稍微提前,这与女性青春期来得较早有关。似乎是因为快速增殖的细胞特别容易受到致癌物质的损害,并且出现有丝分裂错误,导致其恶变成肿瘤细胞。然而,与一般趋势不同,美国儿童肿瘤协作组(Children's Oncology Group, COG)的一份病例对照研究表明丢失体重和身高增加是骨肉瘤发病的危险因素。

5. 身高

2004 年，一项大的流行病学研究表明高个儿人群中骨肉瘤的发病率高。这项研究与另一项报道一致，即处于青春期快速生长的人群诊断为骨肉瘤的几率较其同龄人偏高，而成年人时期的骨肉瘤则无此差异。相反，另一些研究表明身高同骨肉瘤无明显相关。

6. 遗传易感性

研究者已经越来越意识到遗传异常是骨肉瘤的重要的成因之一，骨肉瘤细胞表现出高度复杂的异常核型，这使得很难用固定核型作为骨肉瘤的鉴别特征。采用比较基因组杂交技术检测骨肉瘤组织发现了许多类型的染色体异常，包括获得染色体 1p、2p、3p、5p、5q 以及 6p，丢失染色体 14q（50% 位于 14q11.2）、15q 及 16p。63% 的儿童骨肉瘤中发现 21 号染色体缺失，常见的缺失在 21q11.2-21 区。这些研究结果表明 21 号染色体在骨肉瘤的发生发展中发挥重要作用。

在一些家族中发现了同胞均患骨肉瘤的病例，狗中也发现相同现象。但是这个发生率非常低，在骨肉瘤病例中只占 1/1000，其中毛细血管扩张性骨肉瘤较散发性骨肉瘤更多见于家族性骨肉瘤。但病理检测未发现同胞骨肉瘤具有特殊特征。遗传学检测在大多数家族性骨肉瘤的病例中是不可行的。骨肉瘤同胞间对于传统治疗的反应性相似，散发性骨肉瘤也是一样。在分子水平上，骨肉瘤的遗传改变一直是个困扰人的问题：骨肉瘤发病依赖于抑癌基因的失活，特别是 p53 和 RB1，在大量的骨肉瘤中发现这两个基因的改变，3q、13q 和 18q 均发现存在杂合性缺失。骨肉瘤中也发现许多细胞周期调节基因的变异，例如 MDM2 和 CDK4 的扩增。依据上述遗传突变的数据可以推测，骨肉瘤的发病在因遗传异常或生殖异常导致抑癌基因改变的人群中增加。与骨肉瘤密切相关的遗传性疾病包括视网膜母细胞瘤、Li-Fraumeni 综合征、Rothmund-Thomson 综合征及 Werner 综合征等。

7. 骨病

Paget 病是一种癌前病变，又名"畸形性骨炎"、"Paget 综合征"，为一种原因未明的先天性骨代谢异常所致的局限性变形性疾病。Paget 骨病是一种常见的代谢性骨病，本病为英国医师 Paget 于 1876 年首次报告，该病大多在影像学检查中偶然发现，或是因为血清碱性磷酸酶（AKP）活性增高而发现，病变具有高度局限性，诊断明确后在先前未受影响的部位很少会产生新的 Paget 骨病性损伤。病理特点为骨的破骨细胞过度活跃引起的骨溶解加速，继之再生，伴有不规则的新骨形成。临床上 40 岁以上成人多见。主要表现为局限性骨骼变形及骨痛、病理性骨折以及由于骨质过度压迫第 8 对脑神经而致耳聋。血钙正常，尿钙排出增加。X 线表现为有骨骺过度生长与破坏交错的倾向，溶骨区可有囊形成，长骨骨小梁增粗。在病变部位有多发性小动脉瘘，病程延长，常可并发心力衰竭、肾结石、骨折或成骨肉瘤。其发病机制有炎症、肿瘤、内分泌紊乱、血供异常、自身免疫及结缔组织代谢先天缺陷等假说，但都缺乏充足证据。大约 1% 的患者会发生骨肉瘤。40 岁以上的骨肉瘤患者也大部分与 Paget 病有关，Paget 病占据 20% 以上的年龄在 40 岁以上骨肉瘤患者。Paget 骨肉瘤男性较为常见，约为女性发病的两倍，总体中位诊断年龄是 64 岁。通常（70%）会出现多发 Paget 病灶，但也可以表现为单骨性的 Paget 病。Paget 骨肉瘤是高度恶性的肉瘤，大部分为成骨性或成纤维性。毛细血管扩张性骨肉瘤和小细胞性骨肉瘤也报道过。其预后非常差，特别是患者的病变位于骨盆或颅骨，多发病灶的生存时间明显缩短，5% 的 Paget 骨肉瘤患者就诊时就能发现转移灶。

目前多认为本病是一种慢性病毒性感染，证据是：①超微结构观察发现，破骨细胞的细胞核及细胞质内有典型的包涵体（可能是一种副黏液病毒的核蛋白包膜），与呼吸道合胞病毒培养细胞内的包涵体极其相似。②本病有较长的潜伏期，呈亚急性临床过程。③本病的骨破坏及骨形成伴有纤维性变，是一种慢性炎症反应。④病变部位存在大量多核巨细胞。⑤本病发病有一定地区性。⑥不少病例有家族史。Paget 骨病的流行特点有显著的地域差异。最常见的发病地区是英国，其次是澳大利亚、新西兰和北美地区，在斯堪的纳维亚半岛、非洲和亚洲少见。Paget 骨病主要侵犯老年人，在55 岁以下的人群中不多见，其发病率随着年龄的增加而增加，男性多于女性（18∶1）。Paget 骨病发生恶变的比率为 0.7% ~ 2%，常发生在男性，男女比例为 2∶1，平均年龄 64 岁。Paget 骨病恶变为骨肉瘤（占 50% ~ 60%）最常见，少数可恶变为纤维肉瘤、网状细胞肉瘤、软骨肉瘤等。邻近软组织内出现肿物是恶变的一个征象，恶变为骨肉瘤时，碱性磷酸酶明显升高。最先报道 23 个患有本病的病例，其中 5 个死于 Paget 恶变。如今，Paget 骨肉瘤已经被广泛认识，是 Paget 骨病的一个重要致死病因。Paget 骨肉瘤，主要发生于变形性骨炎的老年患者，伴多骨损害时骨肉瘤应与转移性骨肿瘤鉴别。有学者认为其与染色体 18q21-22 杂合性丢失有关，丢失这些位点可导致骨肉瘤的发生，同时这一部位也是家族性变形性骨炎和家族性扩张性骨溶解的基因位点，故变形性骨炎易并发肉瘤。变形性骨炎的病因存在不均一性，除 18q21-22，还存在其他的遗传位点。这些遗传基因的改变也许就是 Paget 骨病容易导致骨肉瘤发生的病因，关于具体机制还需要更多的研究实验进一步确定。

其他与骨肉瘤相关的骨异常包括放射所致骨异常、单发或多发骨软骨瘤、单发内生软骨瘤或内生软骨瘤病（Ollier 病）、遗传性骨尤、纤维性结构不良、慢性骨髓炎。骨折部位、假体部位以及内固定部位均会增加骨肉瘤的患病风险。

二、环境因素

影响骨肉瘤发病的外部因素包括电离辐射、烷化剂、围生期因素、病毒以及创伤。

1. 电离辐射

骨肉瘤可能由辐射导致，不论是治疗性的或者不经意的。电离辐射是一个被详细记录的致病因素，大约 3% 的骨肉瘤患者有辐射

接触史。目前发病率有所增高，因为许多患者接受初次照射之后而
获得更长的生存期，这种并发症也越来越多见。接受辐射到出现骨
肉瘤的时间间隔可从 4 到 40 年（中位，12~16 年）。许多肿瘤患
者在接受放疗后会发生骨肉瘤，即使因肿瘤以外的良性因素接受照
射治疗也是如此。有研究表明，儿童期肿瘤中，患有尤文氏肉瘤的
患者再发骨肉瘤的风险最高，因为这些患者经常会接受高剂量的放
射治疗（41~60Gy）。

在一项包含 4000 名患有实体瘤的儿童的研究中，被诊断为尤
文氏肉瘤后再发骨肉瘤的 20 年累积发病率为 6.7%，在所有放射
诱导的继发性肉瘤中，骨肉瘤是最常见的，平均年龄为 45.6 岁，
范围从 10 到 84 岁。从接受放射治疗到诊断肉瘤的平均潜伏期为
17 年（4~50 年），中位放射剂量为 50Gy（平均 49Gy，范围 20~
66Gy）。放射剂量同再发肉瘤的间隔时间无明显相关。骨盆是最常
见的位置，累及约 33% 的患者。乳腺癌是最常见的原发肿瘤，占
19% 的患者。21.4% 的患者在诊断为再发肉瘤时可检测到转移灶。
过去，放射诱发的骨肉瘤生存时间非常短，这是由于患者之前的抗
肿瘤治疗，使得患者再次接受手术及化疗的可能性非常低。然而，
最近一项研究表明对放疗诱导的骨肉瘤给予强化的治疗措施，其局
部复发、转移率以及功能预后同原发性骨肉瘤相似。

静脉给予镭224 在 20 岁以下的骨肉瘤发病中占有很大比例，
这些患者因为结核或强直性脊柱炎接受经验性治疗。既往接触史也
会大大增加骨肉瘤发病率，这包括接触镭的工人和化学家。二氧化
钍是一种用于影像诊断的造影剂，含有钍 232，也与骨肉瘤发病相
关。虽然未对 1945 年日本原子弹爆炸导致的全身核辐射进行骨肉
瘤方面的研究，但是对 1986 年切尔诺贝利核电站事故中遭受放射
的人群进行回顾性研究，发现骨肉瘤发病率增加。骨肉瘤的死亡率
与饮用水中的镭放射活性无明显相关。

2. 烷化剂

研究表明暴露在烷化剂下会导致骨肉瘤，包括氮芥、环磷酰胺
以及蒽环类药物，这种作用与是否接受放疗无关。骨肉瘤作为再发

肿瘤在尤文氏肉瘤中非常常见，因为尤文氏肉瘤患者既接受烷化剂的治疗也接受大剂量的放疗。再发骨肉瘤的发病风险随着药物剂量的增高而增高。研究证实使用蒽环类抗肿瘤药会缩短再发肿瘤的时间。遗传背景也在再发肿瘤中发挥重要作用。

3. 围生期

围生期接受 X 线照射会增加骨肉瘤的患病风险，然而，由儿童肿瘤协作组开展的一项病例对照研究表明，在其研究的 305 人中，未发现放射与骨肿瘤有关。病例和对照组接受了相似的 X 拍片次数。母亲也接受了相似的拍片次数。父亲在医疗及职业方面接受 X 线的水平也无差异。

研究表明低出生长度和高出生体重与骨肉瘤患病风险相关，虽然其结果似乎有点冲突。

由儿童肿瘤协作组开展的一项病例对照研究未发现母亲的状况同子代骨肉瘤发病相关，这些纳入研究的因素包括月经史、不育、妊娠史（妊娠次、流产、过期产、活产、早产以及毒血症）。两组母亲的基本资料相似，包括病毒细菌感染、疫苗接种及肾脏、心脏、肺脏、肝脏疾病，也包括妊娠期的其他疾病。她们的产程情况也相似，包括生产方式、麻醉及阵痛的使用、生产并发症等。母乳喂养和其他围生期因素在两组间也没有明显差异。两组输血情况相似，感染及疫苗接种情况也相似。出生异常在两组间无差异。父母吸烟饮酒史、杀虫剂、油漆、汽油产品其他毒性物品也无差异。父母的职业暴露同子代骨肉瘤发病的关联不能确定。唯一发现有差异的因素是母亲因为早孕反应而服药的比例较对照组高，虽然两组的早孕反应的发病率相似。

4. 病毒

过去的许多年中，许多研究试图阐明骨肉瘤同病毒感染间的关系，特别是在动物中。仓鼠的自发骨肉瘤发病率非常低，但是将人骨肉瘤细胞提取液注射到仓鼠体内，可获得骨肉瘤。骨肉瘤患者的血清可与这些仓鼠的骨肉瘤细胞发生反应。提示骨肉瘤是由人类骨

90

肉瘤病毒导致的。人类当中，可在 100% 的骨肉瘤患者中发现针对骨肉瘤的抗体，其 85% 健康家属中也可检测到针对骨肉瘤的抗体。

在 1955 年到 1963 年间，有部分福尔马林灭活的脊髓灰质炎病毒疫苗中污染了小量的具有感染性的猿猴空泡病毒（SV40），它是源自恒河猴的多瘤病毒。研究表明骨肉瘤和其他肿瘤一样含有 SV40 的 DNA 序列，因此，人们质疑，骨肉瘤是否是为 SV40 感染导致的肿瘤。

虽然这些研究提示病毒可能在骨肉瘤的发生发展中发挥作用，但是尚没有令人信服的证据表明骨肉瘤是由病毒引起的，或者它可以被传染，人们不会像得流感一样得骨肉瘤。

5. 外伤

早先的骨损伤也被认为是骨肉瘤发病的危险因素，但是它只占很少的一部分，如果有，那可能是巧合。

6. 总结

骨肉瘤发病机制尚未明确。许多遗传和环境因素多被认为与其相关，特别是基因异常。进一步研究这些因素可能会增加人们对骨肉瘤发病机制的理解。这些信息反过来可以指导人们更好地治疗和预防骨肉瘤。

第二节　遗传易感性

与骨肉瘤密切相关的遗传性疾病包括视网膜母细胞瘤、Li-Fraumeni 综合征、Rothmund-Thomson 综合征及 Werner 综合征等。本节将逐一介绍。

一、Retinoblastoma 视网膜母细胞瘤

视网膜母细胞瘤（Retinoblastoma，RB）是原发于视网膜的恶性肿瘤，虽然可见于各个年龄组，但绝大多数被发现于新生儿和儿童。新生儿发病率为 1/15000 到 1/20000。RB 患者中 35%~40% 的

病例属遗传型，由患病的父母或父母为突变基因携带者遗传，或由正常父母的生殖细胞突变所致，为常染色体显性遗传。1986 年，Friend 等学者首次克隆了视网膜母细胞瘤的易感基因——Rb 基因。该基因位于 13 号染色体长臂 1 区 4 带（13q14），全长约 200kb，共 27 个外显子，26 个内含子，其转录产物 mRNA 为 4.7kU，编码一种分子量为 105kU 的磷酸化蛋白质，位于细胞核内，有 DNA 结合活性。野生型 Rb 基因有抑制肿瘤形成的作用，是公认的第一个被克隆的抗癌基因。Rb 基因在细胞的增殖和分化过程中充当重要的调节元件。去磷酸化的 RB 蛋白可阻止细胞由 G_1 期向 S 期的转变，对细胞的生长起负性调节作用。同时，Rb 基因还可以调节与细胞增殖有关的原癌基因如 c-myc、c-fos 的表达。一旦出现 Rb 基因缺失或者突变，RB 蛋白功能出现障碍，细胞周期失去控制或某些原癌基因大量增殖，最终导致肿瘤的发生。突变或缺失 Rb 基因的遗传性视网膜母细胞瘤患者，发生骨肉瘤的危险性远远高于一般人。

许多研究发现，在骨肉瘤患者中 Rb 基因发生了不同程度的改变。虽然在不同的研究中发现的 Rb 基因突变发生率、突变类型及突变部位有所不同，但是目前相关专家一致认为 Rb 基因的失活与大多数人类骨肉瘤的发生有关。国内外研究均已证实 CDK 底物 pRb 的功能失活和骨肉瘤的发生密切相关。骨肉瘤中 Rb 功能失活机制可以归纳如下：①Rb 基因的缺失、重排、点突变等，不能编码 RB 蛋白。②Rb 基因结构虽然正常，但是转录调节、转录后修饰或翻译等异常也不能产生 RB 蛋白或产生异常 RB 蛋白。③RB 蛋白活性受到抑制，如骨肉瘤中细胞周期调控蛋白异常，造成 RB 蛋白磷酸化，从而功能丧失。

RB 蛋白具有两种重要的作用，一是通过抑制 E2F 来调节细胞周期，二是通过调节与 E2F 无关的转录激活来调节细胞分化。Rb 在细胞周期 G_0 期和 G_1 的早到中期的细胞中是非磷酸化的，是 Rb 的活性形式，Rb 能与 E2F 蛋白结合从而抑制靶基因的活化。E2F 要调节靶基因的转录激活，必须使 pRb 磷酸化，使其失活，释放出 E2F。当细胞接近细胞周期的 G_1 末期时，Rb 蛋白被细胞周期蛋白（cyclins）与周期蛋白依赖激酶（CDKs）构成的复合物磷酸化和 SIRT1（sirtuin 1）脱乙酰化，从而释放 E2F，游离的 E2F 结合到靶基因启动子上，激活靶基因的转录。此后，在 S 期、G_2 期和 M 期 RB 蛋白一直保持磷酸化状态，直到细胞通过 M 期并进入到下一个细胞周期时，RB 蛋白才又发生去磷酸化，并再次结合到 E2F 上。当 Rb 基因发生改变，不能产生正常的 RB 蛋白时，癌基因的活性没有受到抑制，从而导致骨肉瘤等肿瘤的发生。有活性的 RB 蛋白能抑制 E2F 的转录激活，使细胞停滞在 G_1 期，进而诱导 DNA 损伤反应和细胞凋亡。因此，Rb 对防止发生恶性肿瘤起到非常重要的作用。

散发骨肉瘤中 RB1 基因异常的发生率为 30%~75%。家族型的视网膜母细胞瘤的患者后期经常发生骨肉瘤，而散发性视网膜细胞瘤儿童没有此种危险。视网膜母细胞瘤合并骨肉瘤的患者以 RB1 突变为特征。RB1 改变的患者预后较之没有该突变者要差。据估计，60% 的视网膜母细胞瘤患者是非遗传的且是单侧的，15% 是遗传性及单侧的，25% 是遗传性并双侧的。在两种遗传类型中，可发现常染色体显性遗传，且为完全外显。诊断为双侧视网膜母细胞瘤后 20 年发生骨肉瘤的累计发病率为 12.1%。这种视网膜母细胞瘤后发骨肉瘤的高相对危险性反映了遗传背景对于多种肿瘤的作用以及使用放疗作为治疗视网膜母细胞瘤策略的继发效应。

二、Li-Fraumeni 综合征

p53 基因是一个广为人知的抑癌基因，位于 17 号染色体上（17p）。p53 基因编码核酸磷酸蛋白，在 DNA 损伤时水平升高，它能够阻断细胞周期进展及介导细胞凋亡。该基因的突变将导致细胞失去生长控制，从而形成肿瘤。研究表明在超过 50% 的人类肿瘤中，p53 基因或者缺如，或者不能表达功能性蛋白。有 21%~63% 的散发性骨肉瘤患者的骨肉瘤肿瘤细胞中存在无功能的 p53 表达。

Li-Fraumeni 综合征是一个常染色体显性遗传的疾病，对有危险的家族，在 30 岁以前发生某些侵袭性癌的机会接近 50%。超过一半 Li-Fraumeni 综合征的所有家庭成员都继承了 p53 基因的突变。

p53 基因是以其蛋白质产物的分子量命名的（一种 53kU 的核磷酸蛋白）。p53 基因结构基本明确，定位于人类 17 号染色体短臂（17p13），全长约 20kb，有 11 个外显子和 10 个内含子，转录城 2.5kb 的 mRNA，编码 393 个氨基酸的蛋白质，分子量为 53kU。早先 p53 基因被认为是显性癌基因，因其与激活的 ras 基因合作可使啮齿动物细胞转化。但是后来发现，用野生型（wild-type）p53 等位基因重复实验，能抑制几种癌基因诱发的细胞转化，证明前一实验所用的是突变的 p53 基因。野生型 p53 基因对突变型来说是显性的，前者具有抑瘤潜力，是抑癌基因，这意味着它通常有助于控制细胞的生长和分裂。这个基因缺失可导致细胞分裂不受控制，从而形成肿瘤。Li-Fraumeni 综合征主要原因是抑癌基因 p53 的缺失，引起家族性的各种不同癌症的发生，这些癌症包括乳癌、脑瘤、恶性肉瘤、骨癌等，很多都是在年轻时发生，是一种罕见的自体显性遗传疾病。主要的特征有早发性的癌症（小于 45 岁）、同时发生多部位癌症或肉瘤，诊断 Li-fraumeni 综合征需符合以下三项标准：①45 岁之前有先证的恶性肿瘤病史，包括骨和软组织肉瘤、乳腺和肾上腺皮质癌、脑肿瘤和急性白血病等。②一级亲属中有 45 以前发生肿瘤的病史，无论其肿瘤类型。③另有一个一级或二级亲属，45 岁前有肿瘤病史，如为肉瘤，则任何年龄均可。确定的诊治需要经基因检测确定。

Li-Fraumeni 综合征存在骨肉瘤高发风险，总共有 3% 的患儿会发生骨肉瘤。引起这种疾病的原因是由于染色体 17p 上的 p53 基因突变导致的，若亲代有一个携带此突变基因则后代有 50% 的概率得这种综合征。Li-Fraumeni 综合征是一个肿瘤综合征，在儿童阶段表现为常发的家族性骨肉瘤和软组织肉瘤，年轻妇女则表现为乳腺癌，近亲则表现为脑部肿瘤或其他肿瘤，它是常染色体显性遗传，存在 p53 突变。如果父母受累，则子代将有 50% 可能获得遗传。Li-Fraumeni 综合征的家系中，通过血液检测，有 50%~70% 的病例可检测到 p53 基因的突变。大量研究表明，在骨肉瘤患者的 p53 基因存在不同形式和程度的突变，其突变形式主要是点突变，有以下特点：①多为错义突变（missense mutation），产生变异蛋白。②突变位置并非随机分布，相反多数集中于 130~290 号氨基酸。③至少有三个突变热点，175、248、273 号氨基酸。p53 基因突变导致癌症最终还是靠突变的 p53 蛋白发挥作用。突变 p53 蛋白的一个重要特点是半衰期比野生型 p53 蛋白长得多（后者为 20~30 分钟），以致在有 p53 基因突变的转化和肿瘤细胞中存在大量的突变蛋白。p53 蛋白是一种核酸结合蛋白，含有三个主要功能区：①N 末端转录激活区，可激活转录，介导蛋白间相互作用，这一区域还可与 p53 的负调控因子结合。②中央 DNA 核心结合区，这一区域具有特异性结合 DNA 的功能，并且是肿瘤细胞突变热点区域。③C 末端非专一 DNA 结合区，包括核定位信号区（nuclear localization signal，NLS）和核输出信号区（nuclear export signal，NES）。p53 蛋白可以显性和隐性两种作用方式在细胞转化和肿瘤发生中发挥作用。在正常细胞中，p53 蛋白调控细胞周期从 G_0 期到 G_1 期的转变，并且能够激活 DNA 损伤修复反应，及启动凋亡程序。在一些转化细胞和肿瘤中 p53 蛋白的过量表达导致细胞增殖能力的提高，使得认为 p53 蛋白是一个细胞增殖的正调节因子，实验还证明肿瘤细胞中突变 p53 蛋白的存在为细胞增殖所必需，其基因表达的阻断可以导致细胞生长的停止。然而，近来的研究表明野生型 p53 蛋白是一个细胞生长的负调节因子，由于基因丢失或基因突变引起的 p53 基因失活造成了转化细胞和肿瘤的生长优势。研究表明在许多转化细胞和肿瘤中突变 p53 基因产物均无正常功能。p53 蛋白的磷酸化与细胞周期相关。在 G_0/G_1 期或在 S 期以前，p53 蛋白以去磷酸化形式存在，而完成整个细胞周期则需要发生磷酸化。p53 蛋白发生磷酸化的位点常常在丝氨酸和苏氨酸残基上。实验证明野生型 p53 蛋白的过量表达可以阻断细胞周期的进程，并且 p53 蛋白在 S 期之前发挥其作用。p53 蛋白在去磷酸化形式和磷酸化形式之间的转变，提供了一个细胞周期依赖性生长抑制。

　　大量证据表明 p53 基因的丢失和突变失活与骨肉瘤的发生密切相关。p53 基因异常在骨肉瘤发生和发展过程中起着重要作用。肿瘤细胞遗传学和分子遗传学分析使得那些含有潜在抗癌基因的染色体位点在相关肿瘤中得以鉴定。在人骨肉瘤中常发生含有 p53 基因的染色体 17 短臂上特异位点的丢失，并在残留 p53 等位基因中伴有点突变的发生。这些强有力的证据均表明了 Li-Fraumeni 患者由于 p53 基因的异常而容易导致骨肉瘤的发生，至于 Li-Fraumeni syndrome 还有没有其他因素容易导致骨肉瘤还有待于进一步的研究。

三、Rothmund-Thomson 综合征

Rothmund-Thomson 综合征（Rothmund-Thomson syndrome, RTS）又称先天性皮肤异色病，由一组性质各异的病变构成，包括皮肤异常、骨骼缺陷、幼年性白内障、早年衰老、骨肉瘤、皮肤癌和其他肿瘤的易感性。其中至少一部分由 Recql4 解旋酶基因的遗传性突变引起。

RTS 综合征的主要特征是日光敏感性红疹，一般出现于出生后 6 个月之内，通常开始于面部，随后扩展至臀部和肢端。随着时间延长，红疹进入慢性期，并可导致皮肤萎缩、毛细血管扩张、色素深浅不同所致的大理石样外观。其他与 RTS 相关的特征包括身材矮小（约 2/3 的病例），早老性白发病和脱发（50%～65%）、眉毛和睫毛稀疏（60%～75%）、幼年性白内障（7%～50%）、光过敏（35%）、放射线异常反应（>20%）以及骨异常、牙齿和指甲发育障碍、性腺功能减退、对细胞毒性药物和放疗的超敏反应等，但 RTS 并不伴发智力和免疫损害。RTS 并无特异或恒定的实验室检查特征。有报道表明，由于出现获得性的克隆性体细胞嵌合，从而导致染色体异常。特别是累及 8 号染色体的三体征、等臂染色体以及异位等经常出现于培养纤维母细胞中。另外，RTS 综合征中，姐妹染色单体交换率并未增加（如 Bloom 综合征），没有过度的博莱霉素诱导的染色体断裂（如共济失调-毛细管扩张）、丝裂霉素暴露伴发的染色体自由基形成（如 Fanconi 贫血中所见）。

RECQL4 解旋酶是目前唯一一个与 RTS 相关的基因，1999 年研究人员发现 RTS 与 Recql4 基因的突变有关系，然后研究者对这一基因展开了广泛研究。Recql4 基因为 65kb 左右，定位在常染色体 8q24.3 区。是 RecQ 螺旋酶家族的一员，编码 133 kU 的多肽，通过公共转录因子数据库得到的 Recql4 的启动子区域，发现在上

96

游 5 区有 SP1 位点 1 个、若干 AP2 位点、ATF 位点两个、CRE 位点两个和 PEA3 位点一个。Recql4 启动子上的结合位点与转录因子的相互作用对 Recql4 的表达进行调控。以往的研究表明，RTS 患者突变大多发生在 Recql4 基因 8~14 外显子的保守区。目前 Recql4 上发现的突变数量很少，有无义突变、移码突变、内含子插入或缺失的剪接位点突变。这些突变的结果多数是蛋白翻译的早期终止和截断 RECQL4 蛋白（常缺少大部分解螺旋酶区），截断突变的患者表现出与骨肉瘤的发展有相关性。

10% 的 Rothmund-Thomson 综合征患者会罹患骨肉瘤。这种患者存在基因组不稳定，对于 DNA 损伤性物质更为敏感，包括电离辐射和紫外线辐射，相比于散发的骨肉瘤病人，化疗可能给他们带来更多的副作用。伴有 Rothmund-Thomson 综合征的骨肉瘤病人本应当接受标准化疗方案，但是他们可能难以承受足量的阿霉素所带来的毒副作用，医生应当根据个体情况制定化疗方案。考虑到他们已有的遗传背景，他们应当定期监测二次骨肉瘤和其他恶性肿瘤的发生。

四、Werner 综合征

Werner 综合征又名成人早老症，它也伴有较高的骨肉瘤发病率。Werner 首先于 1940 年报道此病，是一种罕见的具有许多早老特征的人类常染色体隐性遗传病，患者通常表现为明显的提早衰老，即在青春期以前通常表型正常，但当处于青春期时他们不能表现出快速成长，继而出现早老性脱发、白发、秃头症、皮肤硬化症、动脉硬化、缺血性心脏病、骨质疏松、白内障、Ⅱ 型糖尿病以及性腺机能减退等症状。Thannhauser 于 1945 年作了更详细的描述，并列出了本病的主要临床表现是：①身材矮小和老人外貌。②毛发早年灰白和脱发。③硬化性皮肤异色症。④青年性白内障。⑤骨质疏松。⑥性功能减退。⑦糖尿病。Werner 综合征是一种罕见的人类常染色体隐性遗传疾病，一直以来该病作为研究人类早老综合征的典型病例而受到关注。该病是由于染色体 8p11-12 发生退行性突变造成。Werner 综合征患者皮肤成纤维细胞在体外培养时生长潜能显著下降，与正常同龄人细胞相比，复制寿命显著缩短，体外培养一般只能分裂 2~10 代，而正常人可分裂 20~40 代。研究表明 Werner 综合征患者增殖细胞的丢失速率与正常人相比增加了 5~6 倍。由此可见，Werner 综合征中一个基因的突变可同时引起体内及体外细胞的快速衰老及增殖抑制。这从另一个角度印证了体外衰老与体内衰老之间存在遗传上的联系。本病有家族性，以常染色体隐性遗传为主。早期文献中提到，许多内分泌失调如甲状腺、甲状旁腺、垂体和肾上腺机能失调均可引起本病。本病虽常伴生殖功能低下，但垂体促性腺激素、滤泡刺激激素和 17-酮类固醇没有恒定性异常。糖尿病可以是本病的一个组成部分。有学者认为糖尿病是由于人体不能代谢食物中的糖，或由于脂肪组织的减少而不能储存糖所致，这类患者用胰岛素治疗常常无效。Fleischmajer 等对硬皮病样皮肤进行了生化分析，发现下列两个重要改变：①己糖胺和羟脯氨酸绝对增加，这是由于脂肪组织被结缔组织取代的缘故。②基质中的硫酸皮肤素显著增加，而尿中粘多糖的排泄量是正常的，血清氨基葡萄糖和整个多糖也在正常范围之内。

Werner 综合征患者寿命平均为 40~50 岁，往往是由于动脉硬化或肿瘤导致的死亡。从 Werner 综合征病人体内分离的细胞在体外同样表现出非常低的增殖潜能，即细胞只能分裂很少的代数。且在 Werner 综合征患者的细胞中观察到包括染色体重排、染色体移位、缺失等的基因组不稳定现象。进一步的研究发现，Werner 综合征是由于 Wrn 基因突变引起的。Wrn 基因编码的 WRN 蛋白为 DNA 解旋酶 RecQ 家族的成员。此外，人类 RecQ 解旋酶基因家族的成员还包括 Blm 和 Rts，此两种基因发生突变可分别导致 Bloom 综合征（Bloom's syndrome，BS）以及 Rothmund-Thomson 综合征（Rothmund-Thomson syndromes，RTS）。RecQ 家族基因突变往往会导致肿瘤易感性。另外，Werner 综合征患者还表现出明显的提早衰老的症状。RecQ 解旋酶家族的功能主要是参与到 DNA 重组、复制及修复中去。而 WRN 就具备以上 3 种功能。比如在 DNA 复制阶段，WRN 可以通过并拢 DNA 重新启动停滞的复制叉，从而解除 DNA 的复制停滞反应。且有实验证明，在经历了 DNA 损伤或复制停滞之后的细胞中，WRN 的缺失将会大大降低复制叉延伸的速度。如果没有 WRN 的存在，这些结构异常的 DNA 将由染色体重组及缺失相关机制降解，从而将进一步导致复制叉的崩解以及整个染色体组的不稳定。与许多 RecQ 解旋酶家族的蛋白一样，WRN 蛋白在其中央有一个高度保守的解旋酶结构域，而在接近 N 端，有一个核酸外切酶结构域。已有研究证实 WRN 具有 N 末端 3′→5′ 外切酶活性。此外，WRN 还具有 ATP 酶活性，3′→5′ 解旋酶活性以及一个核定位信号。对 WRN 蛋白功能的研究表明，WRN 在维持端粒的结构和功能方面起着重要作用。WRN 与端粒重复序列结合因子 TRF1、TRF2（Telomere repeat binding factor）等蛋白相互作用，维持端粒的功能。端粒单链 DNA 结合蛋白 POT1（protection of telomeres 1 homolog）可以强有力地促进 WRN 展开长的端粒叉状双链和 D 环结构。POT1 可与 WRN 协同处理端粒末端的 DNA 结构，从而保护端粒在展开时的 3′ 端尾巴。WRN 还是端粒复制过程中必需的调控蛋白，实验中发现，细胞在缺少 WRN 时一些姐妹染色单体上的端粒会丢失，且只有端粒在复制时的滞后链合成会受到影响，而 WRN 的解旋酶活性可以防止这种端粒的丢失。并且，端粒丢失的现象还可以因引入端粒酶活性而消除。因此，有学者认为 WRN 对于富含鸟嘌呤（G）的端粒 DNA 的有效复制是必要的，且可以避免端粒的功能异常以及随之发生的基因组不稳定。另一方面，连续传代的 Werner 综合征患者的成纤维细胞的端粒快速缩短，细胞提早衰老，而过量表达端粒酶可缓解这种提早衰老。这提示了端粒酶的活性及正常端粒功能的维持对 WS 的早衰表型发生有重要的作用。

2004 年，Chang 等以及 Du 等分别独立地成功构建了合并 Wrn 缺陷以及端粒酶缺失的小鼠模型 mTerc—/—Wrn—/—。该小鼠显示出许多 Werner 综合征患者的临床症状，如提前出现的伤口愈合功能减退、伴有骨折的骨质疏松、性腺机能减退、白内障、Ⅱ型糖尿病以及早老性死亡。这可能是由于 Wrn 的缺失以及端粒酶功能异常协同作用，加速了端粒的缩短，导致染色体末端融合的增加以及染色体的非交互移位等染色体不稳定现象，最终导致个体表现出早老症状。

端粒酶的缺失仅仅使个体导致如皮肤、肠、骨髓等增生组织发生退型性变化。而 mTerc—/—Wrn—/—双敲除小鼠的后几代中则表现出诸如白发、脱发、骨质疏松、糖尿病、白内障等与临床上 Werner 综合征患者相同的症状。可以看出，Werner 综合征的表型是在端粒缩短的基础上才得以表现的。在 mTerc—/—Wrn—/—双敲除小鼠中，Wrn 的缺失以及端粒缩短的共同作用解释了为什么在不同的动物中早老症的表型会不同，以及为什么这些表型有时会呈现随着代数的增加而逐步表现出来的现象。这一结果奠定了小鼠模型在 Wrn 功能研究中的地位，同时也强调了端粒是 WRN 在体内发挥功能的重要前提。Blander 等报道了 WRN 解旋酶结合在 p53 蛋白的羧基端，且在 Werner 综合征患者纤维母细胞中 p53 调控的细胞凋亡反应减弱，而过量表达野生型 WRN 蛋白可以缓解这种现象。这表明在 Werner 综合征患者中观察到的肿瘤高发现象可能由于体内染色体的不稳定以及 WRN 与 p53 的相互作用致使在 WRN 突变的情况下破坏了 p53 调控的细胞凋亡途径，使得异常细胞积累并最终导致肿瘤的发生。p53 作为一个重要的抑癌基因处于许多已知的 DNA 损伤信号途径的中枢位置。已经有实验表明，将 p53 缺陷型小鼠与后几代的 mTerc—/—小鼠杂交，其后代几乎没有细胞生长停滞现象以及（或者）细胞凋亡反应，并且所有与端粒功能异常有关的机体衰老现象都有所改善。然而这种基因型的小鼠表现出较高的癌症发病率。可以猜想，当在 mTerc—/—Wrn—/—双敲除小鼠中再敲除 p53 基因后，由于 p53 基因的缺失，此时所有组织中的基因组不稳定现象不被 p53 依赖的检查点所识别，从而使得机体避免了过早老化。而 mTerc—/—Wrn—/—双敲除小鼠模型将为我们提供了一个探明癌症相关基因的异常是否会因协同作用从而加剧基因组不稳定性，继而导致早老及恶性肿瘤的最佳模型。2006 年，Agrelo 等报道了在人类癌细胞中观察到由于 WRN 基因启动子 CpG 岛高度甲基化的转录沉默使得 WRN 功能丧失，Wrn 基因的这种表观遗传学上的失活导致 WRN 相关的外切酶活性降低致使染色体不稳定性加剧和由拓扑异构酶抑制剂诱导的细胞凋亡的发生，这些现象可以通过 DNA-脱甲基剂或重新加入 WRN 得到恢复。进一步的研究发现，WRN 的这种高度甲基化使得癌细胞对于拓扑异构酶抑制剂和 DNA 损伤试剂更加敏感，可见 Wrn 甲基化导致的 WRN 蛋白表达水平下降与肿瘤的发生是直接相关的。然而，在前述提到的两个实验室独立构建的 Wrn 基因单敲除小鼠模型中，均未观察到 Wrn 基因敲除导致的肿瘤发生。因而，Wrn 是否一个抑癌基因还有待于进一步的研究，Wrn— /—、p53—/—等遗传背景清楚的小鼠模型将对这一问题的探明起到至关重要的作用。

另一个 RecQ 螺旋酶异常的疾病是 Bloom 综合征，它也伴有较高的骨肉瘤发病率。Bloom 综合征的患者伴有 BLM（RecQL2）基因的突变，发生多种肿瘤的风险均增高，同普通人群相比，Bloom 综合征患者发生肿瘤的时间早，发病率高。

第三节　化 学 致 癌

化学物质可以导致癌症的发生已经得到了大量实验的证实，现实生活中人们不可避免地接触到各种各样的化学物质，从而导致了骨肉瘤等肿瘤的发生。

现已确知的对动物有致癌作用的化学致癌物约有 1000 多种，其中有些可能和人类肿瘤有关。对化学致癌物的研究表明：①各种化学致癌物在结构上是多种多样的。其中少数不需在体内进行代谢转化即可致癌，称为直接作用的化学致癌物，如烷化剂。绝大多数则只有在体内（主要是在肝）进行代谢，活化后才能致癌，称为间接作用的化学致癌物或前致癌物，其代谢活化产物称终末致癌物。如 3，4-苯并芘是间接致癌物，其终末致癌物是环氧化物。②所有的化学致癌物在化学上都具有亲电子结构的基团，如环氧化物、硫酸酯基团等。它们都与细胞大分子的亲核基团（如 DNA 分子中的鸟嘌呤的 N-7、C-8、腺嘌呤的 N-1、N-3、胞嘧啶的 N-3 等）共价结合，形成加合物，导致 DNA 的突变。因此，化学致癌物大多数是致突变剂。③某些化学致癌物的致癌作用可由其他无致癌作用的物质协同作用而增大。这种增加致癌效应的物质称为促癌物，

101

如巴豆油、激素、酚和某些药物。致癌物引发初始变化称为激发作用，而促癌物的协同作用称为促进作用。据此，Berenblum 提出致癌过程的二阶段学说，即激发和促进两个过程。现在认为激发过程是由致癌物引起的不可逆的过程，使得一种原癌基因（如 ras 基因）突变性活化，这种突变可遗传给子代细胞。而促进过程可能是由于促癌剂（如巴豆油）能够激活细胞内信号转导通道的关键性成分，并且能使某些细胞分泌生长因子所致。因此促进作用能促使突变的细胞克隆性生长、抑制其正常分化，最后在附加突变的影响下形成恶性肿瘤。

一、间接作用的化学致癌物

1. 多环芳烃

多环芳烃存在于石油、煤焦油中。致癌性特别强的有 3，4-苯并芘、1，2，5，6-双苯并蒽、3-甲基胆蒽及 9，10-二甲苯蒽等。这些致癌物质在小剂量时即能在实验动物引起恶性肿瘤，如涂抹皮肤可引起皮肤癌，皮下注射可引起纤维肉瘤等。3，4-苯并芘是煤焦油的主要致癌成分，还可由于有机物的燃烧而产生。它存在于工厂排出的煤烟、烟草点燃后的烟雾中。近几十年来肺癌的发生率日益增加，公认与吸烟和工业城市严重的大气污染有密切关系。此外，据调查，烟熏和烧烤的鱼、肉等食品中也含有多环芳烃，这可能和某些地区胃癌的发病率较高有一定关系。多环芳烃在肝脏经细胞色素氧化酶 P450 系统氧化成环氧化物，后者以其亲电子基因（不饱和的 C—C 键）与核酸分子以共价健结合而引起突变。

2. 芳香胺类与氨基偶氮染料

致癌的芳香胺类，如乙萘胺、联苯胺、4-氨基联苯等，与印染厂工人和橡胶工人的膀胱癌发生率较高有关。氨基偶氮染料，如以前在食品工业中曾使用过的奶油黄（二甲基氨基偶氮苯，可将人工奶油染成黄色的染料）和猩红，在动物实验可引起大白鼠的肝细胞性肝癌。以上两类化学致癌物主要在肝代谢。芳香胺的活化是在肝通过细胞色素氧化酶 P450 系统使其 N 端羟化形成羟胺衍生物，然后与葡萄糖醛酸结合成葡萄糖苷酸从泌尿道排出，并在膀胱水解释放出活化的羟胺而致膀胱癌。

3. 亚硝胺类

亚硝胺类物质致癌谱很广，可在许多实验动物诱发各种不同器官的肿瘤。但是近年来引起很大兴趣的主要是可能引起人胃肠癌或其他肿瘤。亚硝酸盐可作为肉、鱼类食品的保存剂与着色剂进入人体，也可由细菌分解硝酸盐产生。在胃内的酸性环境下，亚硝酸盐与来自食物的各种二级胺合成亚硝胺。我国河南林县的流行病学调查表明，该地食管癌发病率很高与食物中的亚硝胺高含量有关。亚硝胺在体内经过羟化作用而活化，形成有很强反应性的烷化碳离子而致癌。

4. 真菌毒素

黄曲霉菌广泛存在于高温潮湿地区的霉变食品中，尤以霉变的花生、玉米及谷类含量最多。黄曲霉毒素有许多种，其中黄曲霉毒素 B1 的致癌性最强，据估计其致癌强度比奶油黄大 900 倍，比二甲基亚硝胺大 75 倍，而且化学性很稳定，不易被加热分解，煮熟后食入仍有活性。黄曲霉毒素 B1 的化学结构为异环芳烃，在肝通过肝细胞内的混合功能氧化酶氧化成环氧化物而致突变。这种毒素主要诱发肝细胞性肝癌。我国和南非肝癌高发区的调查都显示黄曲霉毒素 B1 在食物中的污染水平与肝癌的发病率有关。但这些地区同时也是乙型肝炎病毒（HBV）感染的高发区。在 HBV 感染与黄曲霉毒素 B1 污染之间的关系方面，分子生物学的研究表明，黄曲霉毒素 B1 的致突变作用是使肿瘤抑制基因 p53 发生点突变而失去活性，而 HBV 感染所致的肝细胞慢性损伤和由此引起的肝细胞持续再生为黄曲霉毒素 B1 的致突变作用提供了有利的条件。因此 HBV 感染与黄曲霉毒素 B1 的协同作用是我国肝癌高发地区的主要致癌因素。此外，已证明，在我国食管癌高发地区居民食用的酸菜中分离出的白地霉菌，其培养物有促癌或致癌作用。

二、直接作用的化学致癌物

这类化学致癌物不需要体内代谢活化即可致癌，一般为弱致癌剂，致癌时间长。

1. 烷化剂与酰化剂

例如抗癌药中的环磷酰胺、氮芥、苯丁酸氮芥、亚硝基脲等。这类具有致癌性的药物可在应用相当长时间以后诱发第二种肿瘤，如在化学治疗痊愈或已控制的白血病、何杰金淋巴瘤和卵巢癌的病人，数年后可能发生第二种肿瘤，通常是粒细胞性白血病。某些使用烷化剂的非肿瘤病人，如类风湿性关节炎和 Wegener 肉芽肿的病人，他们发生恶性肿瘤的几率大大高于正常人。因此这类药物应谨慎使用。

2. 其他直接致癌物

金属元素对人类也有致癌的作用，如镍、铬、镉、铍等，如炼镍工人中，鼻癌和肺癌明显高发；镉与前列腺癌、肾癌的发生有关；铬可引起肺癌等。其原因可能是金属的二价阳离子，如镍、镉、铅、铍、钴等，是亲电子的，因此可与细胞大分子，尤其是DNA反应。例如镍的二价离子可以使多聚核苷酸解聚。一些非金属元素和有机化合物也有致癌性，如砷可诱发皮肤癌；氯乙烯可致塑料工人的肝血管肉瘤；苯致白血病等，也受到关注。

目前通过动物实验的方法发现硅酸锌铍、氧化铍、甲基胆蒽、N-羟基，2-乙酰胺的铜蛰合物、二乙基亚硝胺、4-硝基喹啉-1-氧化物等化学物质都可以导致实验动物发生骨肉瘤。

第四节　肿瘤与激素

目前对骨肉瘤的研究多从细胞因子、生长因子作用机制方面进行，有关骨肉瘤与内分泌激素及其受体的研究较少。目前研究较多的和骨肉瘤相关的激素及激素受体主要有糖皮质激素及其受体、维生素 D 及其受体、雌激素及其受体、雄激素及其受体、孕激素及其受体、降钙素及其受体等。

一、糖皮质激素

糖皮质激素是人体内的重要激素，除了具有调节糖、脂肪和蛋白质的生物合成和代谢的作用外，糖皮质激素还是体内重要的抗炎激素和应激激素，随着对糖皮质激素生物学作用研究的深入，人们发现糖皮质激素还能够调节多种细胞的增殖、分化、凋亡和粘附等。糖皮质激素在临床上被广泛用于治疗慢性非感染性炎性疾病、过敏性疾病及器官移植等，但大量使用糖皮质激素会导致骨质疏松，临床上称为糖皮质激素性骨质疏松症。以往对该病的研究多放在糖皮质激素影响钙稳态的作用上，对骨细胞的直接影响也多放在糖皮质激素增强破骨细胞的活性上，而糖皮质激素对成骨细胞的作用研究不多。目前有许多研究发现糖皮质激素能够直接抑制成骨细胞的增殖，诱导细胞分化和凋亡，但具体的分子机制还尚未阐明。相关研究表明，糖皮质激素能在 HOS-8603 细胞中上调 RhoB 的表达，半定量 RT-PCR 和 Western Blot 的结果显示地塞米松能够上调 RhoB 表达，并且这种效果具有时间和浓度依赖性。以 100nmol/L 地塞米松处理细胞后，其 RhoB mRNA 和蛋白水平增加至对照的 2.5 倍。该作用可以被 RU486 所阻断，表明该作用通过糖皮质激素受体介导。RhoB 的上调与地塞米松抑制 HOS8603 细胞增殖密切相关，有实验用空载体、表达野生型 RhoB 的质粒和表达 RhoB RNA 干扰片段的质粒瞬时转染 HOS-8603 细胞，再将细胞用或不用 100nmol/L 地塞米松处理之后，用 MTT 法检测细胞的增殖情况。结果显示，与转染空载体的细胞相比，细胞过表达 RhoB 后地塞米松对其的增殖抑制作用明显增强，而干扰 RhoB 表达之后，可使地塞米松的增殖抑制作用减弱，表明 RhoB 参与了地塞米松对 HOS-8603 细胞的增殖抑制作用。

糖皮质激素对细胞的增殖分化具有重要的调节作用，这种调节作用主要由糖皮质激素受体介导，糖皮质激素受体是一种激素依赖性转录调节因子，由于对前体 RNA 的剪切不同，糖皮质激素受体

105

有 GRA 和 GRB 两种剪切体, 其中 GRA 就是通常所指的糖皮质激素受体。研究证明, 糖皮质激素抑制人骨肉瘤细胞 (HOS-8603) 的增殖并能够诱导其分化, 该效应主要是由 GRA 介导。GRB 是对 GR 前体 mRNA 剪切不同所产生的, 由于 GRB 缺乏完整的激素结合区, 无激素结合活性, 因此一直未引起人们的重视, 有关 GRB 的表达调控和生物学意义尚不完全清楚。虽然 GRB 缺乏完整的激素结合区, 但它同 GRA 一样, 含有完整的 DNA 结合区和转录激活区, 可以和靶基因上游调控区的皮质激素反应元件结合, 并且两者可以形成异二聚体。因此, 有理由相信 GRB 很可能是通过影响 GRA 的功能而发挥作用。相关研究表明 HOS-8603 细胞中 GRB mRNA 的表达和 GRA mRNA 的表达均受糖皮质激素的负性调节。在稳定过度表达 GRB 的细胞中激素对靶基因的诱导作用受到抑制。此外, 在部分激素抵抗型肾病综合征患者的外周血白细胞中 GRB mRNA 的表达量增多。这些结果均提示 GRB 可能是 GRA 的内源性抑制因子。众所周知 p21 蛋白是 CDK 抑制因子家族的主要成员之一。p21 蛋白抑制 CDK2 和 CDK4 的激酶活性, 从而在细胞周期的调控中发挥非常重要的作用。糖皮质激素能够诱导 p21 蛋白的表达, 可能参与糖皮质激素抑制肿瘤细胞增殖和诱导细胞分化的作用。GRB 抑制激素对 p21 蛋白的诱导也就很有可能影响激素对 HOS-8603 细胞增殖分化的调节。有关研究结果表明, 在稳定过度表达 GRB 的细胞中糖皮质激素抑制细胞增殖的作用明显减弱, 这进一步提示 GRB 可能是 GRA 的内源性抑制因子, GRB 可能参与了组织对糖皮质激素反应性的调节。GRB 是 GRA 的内源性抑制因子的观点仍有待进一步验证, 如果这一观点得到证实, 那么, 在考虑糖皮质激素受体介导糖皮质激素生物学效应时就不应忽视 GRB 的存在。

二、雌激素/孕激素

雌、孕激素是人类及其他高等动物体内重要的激素, 具有广泛的生理功能。雌激素受体 ER、孕激素受体 PR 均属于甾体激素受体大家族, 可介导雌孕激素实现其功能。ER 有 2 种亚型, 一种为传统的 ERα，另一种为 20 世纪 90 年代末研究发现的 ERβ。ER 位于胞浆或胞核内，具有转录因子的作用。ERα cDNA 的克隆首先是从人乳腺 MCF-7 细胞株 cDNA 库中筛选出来的，其 mRNA 所具有的开放阅读框架包含 1785 个核苷酸，能编码 595 个氨基酸，同时其 -27 位置和 -103 位置处有类似 TATA 和 CAAT 的转录元件顺序。人类 ERβ 基因位于 14q22-24 处，而 ERα 基因在 6 号染色体。ERβ 蛋白含有 530 个氨基酸，分子量为 59200U，为核受体超家族成员。ER 位于胞浆或胞核内，具有转录因子的作用。ER 一旦与雌激素结合，就会发生变构形成二聚体，然后与雌激素受体反应元件结合，刺激靶基因转录，从而调节细胞增殖、分化和维持正常的生理功能。人们在许多肿瘤组织中发现有 ER 存在，因此推测 ER 可能在这些肿瘤组织的发生中起重要作用。

雌激素受体（ER）孕激素受体（PR）已在生殖系统恶性肿瘤如乳腺癌、宫颈癌、前列腺癌中被大量研究，近年来在性激素非靶器官肿瘤如骨肉瘤、肝癌、胃癌、结肠癌及肺癌等组织中也检测到上述受体存在，并发现雌激素及 ER、孕激素及 PR 与上述肿瘤的发生发展有一定的关系。雌激素及 ER 在骨组织中的作用也渐为研究所发现。雌激素在骨骼的生长发育及骨质保持中的作用主要是通过抗骨质吸收得以实现。虽然雌激素的抗骨质吸收作用可以通过直接作用于破骨细胞，但也可以通过间接作用于成骨细胞和骨间质细胞发挥效应。因此有不少学者提出雌激素有抑制成骨细胞凋亡的作用。Anu Kallio 等利用骨肉瘤 U2OS 细胞株进行体外实验，发现雌二醇介导的抗成骨细胞凋亡效应主要通过 ERα 和 ERβ 的介导起作用。Chen 等在骨肉瘤 MG63 细胞株中发现有 ERα 和 ERβmRNA 的表达，但后者在培养时间长、分化程度更高的细胞中表达量更高，提示不同亚型的 ER 可能在骨肉瘤细胞分化过程中起不同作用。既往人们未观察到骨组织中有雌激素受体的表达，认为雌激素对骨施加的是间接作用。最早观察到骨肉瘤组织与性激素受体之间关系的是 Walker 等人，他们对 4 例骨肉瘤组织进行免疫组化研究，结果发现有 2 例 ER 阳性，1 例 PR 阳性及 1 例 AR 阳性，结果表明性激素也可以通过相应受体对骨肿瘤的生长起直接作用，从而引起人们对性激素与骨肉瘤之间关系的关注。更多的研究集中于性激素受体在骨肉瘤及其他骨肿瘤细胞株中的表达情况。Rajabalian 等从一个16 岁女性尤文氏肉瘤患者身上获取组织并建立尤文氏肉瘤细胞株SS-ES-1，该细胞株呈 ERα 阳性，并且他莫昔芬能抑制其生长。Saraiva 等在 ER 受体阳性的骨肉瘤细胞株 MG-63 和 SaOs-29 中发现，使用雌二醇刺激后碱性磷酸酶表达明显上升，提示可以将雌激素受体作为判断肿瘤生长较快的一个依据。在已建立的骨肉瘤细胞株中，Liang 等报道孕激素可以促进 MG63 细胞的增殖，提出孕激素在骨肉瘤发病和发展过程中起到潜在的作用。MacNamara 等报道了在人骨肉瘤细胞株和成骨细胞中存在 PR 的表达。Osamu Dohi 等通过实验证实 E2、孕激素或者 DHT 能刺激 MG63 人类骨肉瘤细胞的增殖，而这种促增殖作用能够被相应的性激素受体阻滞剂抑制。目前关于骨肉瘤组织中性激素受体表达的文章很少且结论不一。国内雷鸣等研究了 16 例骨肉瘤标本，认为 ERα 及 ERβ 均有表达，刘金钊等研究了 65 例骨肉瘤患者手术标本，发现骨肉瘤病人 ER表达的阳性率为40.0%，PR 为32.3%，不同性别、年龄、部位的ER、PR 阳性率没有显著差异。国外 Osamu Dohi 等报道了 28 例骨肉瘤组织中，有 23 例 ERβ 阳性，24 例 PR 阳性，没有一例是 ERα阳性的。究其原因，可能与病例选取标准、检测抗体及检测方法不同有关，尚需扩大样本量进行研究。

骨肉瘤是一种成骨细胞过度活跃、异常增殖的疾病，好发于10~20 岁的青少年，而这个时期正是性激素水平最活跃的时期，并且男性多于女性（58%）。这提示我们该病是否与体内雌孕激素水平及相应受体表达异常相关。研究发现，雌激素进入细胞后与 ER结合，通过一系列过程激活雌激素敏感基因，这些基因促使细胞生长并表达孕激素受体（PR），雌激素、孕激素与相应的受体结合后，能激活多个下游信号传导通路如 MAPK、PKA、CDK7 途径，促使肿瘤细胞增殖、迁移。由于雌孕激素的作用需通过与相应受体结合后发挥作用，因此在激素敏感性肿瘤中常可观察到雌孕激素受体的高表达。不仅在生殖系统肿瘤中，近年来在性激素非靶器官肿瘤如肝癌、胃癌、结肠癌、意外胆囊癌及肺癌等组织中也检测到上述受体存在，并发现 ER、PR 与肿瘤细胞的增殖及凋亡都有密切联系。有研究认为激素受体并不单纯对性激素靶器官起作用，当雌孕激素与位于细胞膜的 ER、PR 结合后，通过与连接蛋白、非受体酪氨酸蛋白激酶以及其他膜受体的相互作用，可以快速激活 ERK/MAPK、PKC、PI3K/Akt 等信号通路，从而迅速改变蛋白质功能和发挥效应，影响细胞的增殖与凋亡，促进肿瘤发生发展。

　　Stedman 研究发现青少年骨肉瘤组织中 ER 水平较老年骨肉瘤病人高，由此认为性成熟可能是一个因素，研究结果显示骨肉瘤病人雌、孕激素受体的阳性率与病人性别、年龄及发病部位无关，这点与大多数性激素靶器官肿瘤相似。河野秀树通过对大田鼠实验性骨肉瘤的研究发现，血液中雌二醇水平高、肿瘤细胞 ER 阳性者较雌二醇水平低、肿瘤细胞 ER 阴性者肿瘤体积小，肺转移少。韩守威等的研究也发现非转移性骨恶性肿瘤 ER 和（或）PR 较高，提示骨肉瘤病人 ER、PR 的阳性表达与骨肉瘤转移有一定关系。学者推测在 ER、PR 阳性表达的骨肉瘤病人中，雌激素和孕激素可以通过肿瘤组织中的 ER、PR 介导产生生物学效应，从而抑制骨肉瘤的发展。

三、雄激素

　　近年来，除了雌激素受体（ER）和孕激素受体（PR）外，雄激素受体（AR）在肿瘤发病中的作用也越来越引起人们的重视。有学者对非性激素靶器官肿瘤如胃癌和肝癌等进行了检测，均发现有 AR 阳性表达。

　　雄激素受体不仅在啮齿动物骨肉瘤细胞系中存在，大量实验表明，在每个正常的男性和女性中，雄激素受体不仅在成骨细胞中表达，而且在骨细胞、单核细胞和内皮细胞中均有表达。人骨皮质中雄激素受体含量比骨小梁中高，且与正常骨细胞相比，转化的骨细胞内雄激素受体表达增加 1 倍。目前在成熟的破骨细胞中尚未发现雄激素受体。睾酮可以直接与雄激素受体结合发挥作用，在人类成骨细胞中存在 5α-还原酶，在此酶的作用下睾酮可以转化成与受体有高度亲和力的非芳香化的雄性激素——二氢睾酮，从而发挥作用。另外，睾酮可在 P450 芳香酶的作用下转化为雌激素，即作为一种雌激素前体发挥生物学作用。芳香酶的活性均已在男性和女性骨组织中及人类成骨样细胞中得到鉴定。从男性和女性中分离的人类成骨细胞不仅有雄激素受体的表达，而且有雌激素受体（a 和 β）的表达，雄激素可能不只通过雄激素受体影响骨的稳态，也可通过其芳香化后与雌激素受体结合而发挥作用。研究发现在人类骨肉瘤细胞系 MG63 和 HOS 中同时有芳香酶和 5α-还原酶的表达，提示雄激素的芳香化及还原可能同时影响骨代谢。

目前，关于睾丸酮对骨肉瘤细胞的作用已较为统一，即睾丸酮刺激骨肉瘤细胞的增殖。Bassaly 等在裸鼠腹膜内应用睾丸酮刺激其皮下移植的人类骨肉瘤细胞的生长，未发现肿瘤转移到其他组织和器官，也没有发现骨肉瘤细胞中雄激素和受体蛋白的特异性结合，而是发现胞浆 ER，因此推测雄激素刺激骨肉瘤细胞生长的作用机理是通过其他途径，而与 AR 无关。Komm 发现睾酮与雌激素有明显的竞争作用，可能有两种情况：一是存在第二种性激素结合蛋白，二是存在一种同样结合某些雄激素的独特 mRNA。Benz 等在每个骨肉瘤细胞中最高可检测到 2800 个高亲和性的雄激素结合部位，大约为男性性器官 AR 的 10%，且肿瘤细胞对生理剂量的睾酮（T）和二氢睾酮〔DHT〕均有反应。因此认为，如同雌激素一样，雄激素直接调节骨源细胞的功能和生物特征。Zhuang 等用抗 AR 的多克隆抗体免疫组化法发现人类骨肉瘤 MG-63 细胞表现 AR 核染色，胞浆反应几乎看不到。Kushlinskii 等对 17 例狗的骨肉瘤（包括原发瘤和转移瘤）进行了研究，在肿瘤细胞胞浆均检测到 AR，但转移瘤表达 AR 水平最高，认为性激素特别是雄激素在骨肉瘤的发生和发展中起作用，并提出了对阳性骨肉瘤抗雄激素治疗的可能性。随着分子生物学技术的发展，近年来有学者在基因水平对骨肉瘤细胞进行了研究，认为雄激素通过与 AR 作用影响了骨肉瘤细胞的生物学特性。

四、维生素 D

1, 25-二羟维生素 D_3（1, 25（OH）2D3）是维生素 D_3 的激

素（活性）形式，除了具有经典的钙、磷代谢调节作用外，还具有广泛的生物学效应，包括对多种组织来源的细胞如人前列腺癌细胞、乳腺癌细胞、白血病等细胞的生长分化过程的调节作用以及对免疫系统功能的调节作用。以前的实验表明 1，25（OH）2 D_3 及其类似物对人骨肉瘤细胞系 HOS-8603 的增殖有抑制作用，但关于 1，25（OH）2D_3 调节细胞生长分化的机制尚未完全清楚。

近年来的研究表明 1，25（OH）2D_3 对许多不同组织来源的正常或肿瘤细胞的生长分化过程有重要调节作用。并已明确，除了少数作用为非基因机制（即快速膜效应）外，1，25（OH）2D_3 的绝大多数作用都是由其特异的细胞内受体（VDR）介导的。VDR是一种激素依赖性转录调节因子，和激素结合后被活化，通过和维甲酸 X 受体形成 VDR-RXR 异二聚体，与靶基因中的激素反应元件相互作用，并在其他蛋白的参与下调节靶基因的表达，最终引起各种相应的生物学效。

第五节　肿瘤与辐射

人类所处的生存环境中，存在着物理的如电离辐射、电磁辐射、紫外线等以及化学的（如烷化剂、亚硝胺类、多环苏烃类 等）和生物的（如病毒、真菌等）各种有害因素。这些因素不可避免地对机体产生作用，可以导致 DNA 靶分子的损伤。尽管生物体自身具有维持基因组稳定性的修复系统，对损伤具有一定修复能力，从而保持细胞的正常代谢和机体遗传的稳定性，但是环境因子也可以破坏修复系统，造成 DNA 损伤后的错误修复，从而导致基因突变、染色体畸变，乃至肿瘤的发生。已知人类肿瘤中仅有极少数完全是由机体遗传因素变化引起的，而大多数肿瘤的发生是遗传因素、环境因素交互作用的结果，肿瘤与环境因素的关系越来越受到普遍关注。地球上的生命是在宇宙射线和放射性物质产生的各种电离和非电离辐射环境中发展和进化的，人类也是生存在各种天然和人造的放射源的环境中。由于辐射本身看不见、闻不到、摸不着，为此，人们很难感觉到它的存在。

人类发现和研究放射线始于 19 世纪末，至今已有 100 多年的历史，并且为此付出了诸多的心血以至生命的代价。目前已经证实的诱发 DNA 损伤而最终导致肿瘤的物理致癌因子主要包括电离辐射和非电离辐射两大类，下面分别加以介绍。

一、电离辐射

电离辐射是能够引起物质电离的带电或不带电粒子构成的辐射。带电粒子如 α 和 β 粒子可以与原子中的电子直接碰撞后将其击出，形成一个离子对，称为直接电离。不带电粒子如 γ 射线、X 射线和中子引起的电离是与物质相互作用后产生的次级带电粒子产生的，称为次级电离。机体受到电离辐射作用后，可以使许多生物大分子受到损伤，其中最重要的是细胞核中的 DNA。电离辐射对生物活性物质的作用有两个途径：一是直接作用于生物大分子如 DNA，通过电离和激发使其发生化学键的断裂，造成分子结构的改变和生物活性的丧失，这种作用称为直接作用。二是射线与水分子相互作用，产生自由基等活化产物，后者再作用于生物分子，引起其损伤，此类作用称为间接作用。射线的直接作用和间接作用往往是同时存在且相辅相成的。在生物体内，由于水分子的大量存在，间接作用具有更重要的意义。

电离辐射能够引起 DNA 单链断裂或双链断裂。单链断裂时，可以以未受损伤的另一条单链为模板，通过酶的作用按原有碱基顺序重新互补，实现无错修复。双链断裂由于缺乏完整的模板，容易出现错误修复，结果使损伤部位的碱基组成或排列顺序发生变化，导致基因突变。辐射引起损伤伴有染色体数目和结构的异常时，称为染色体畸变。与基因突变相比，它涉及更多的基因变化。染色体数目畸变包括非整倍体和多倍体。染色体结构畸变有单体型和染色体型畸变。前者包括单体裂隙、断裂和互换等；后者包括双着丝粒体、环、断片等非稳定性畸变和相互易位、倒位、缺失等稳定性畸变。染色体非稳定性畸变（特别是双着丝粒体和着丝粒环）因其与受照剂量有良好的依赖关系，加上形态特异易于识别，是估算机体受照剂量的理想生物剂量计。染色体稳定性畸变因能在体内长期

112

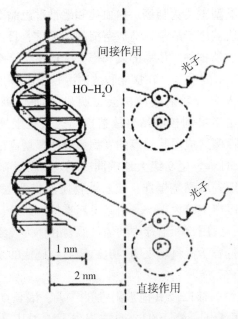

图 2-5-1　射线对 DNA 分子的直接作用和间接作用

（孙世荃等，人类辐射危害评价，1996）

保存，是许多恶性肿瘤发生的标志性信号。辐射诱发损伤所导致的基因突变和染色体畸变，加剧了细胞基因组的不稳定性，导致细胞正常生长调控机能的丧失，促使细胞恶性转化。

　　电离辐射对人类健康的危害是在人类不断利用各种放射源的过程中被逐渐认识的。1895 年伦琴发现 X 射线，后来很快发现它不仅可以导致操作人员手部皮肤的损伤和溃疡，还可以导致皮肤癌变。次年，贝可勒尔发现天然放射性铀，不久居里夫人发现镭和钋，并因长期接触放射性物质而患白血病。镭用于发光涂料后，一些表盘涂镭的女工死于舌癌或骨恶性肿瘤。同时，美国、德国、捷克、瑞典、加拿大及中国均发现，早年从事铀矿开采和井下作业的工人，因长期受到矿井下氡及子体的照射，肺癌的发病率明显增高。美、英、俄及中国等核工厂的辐射流行病学调查结果也表明，因核燃料生产中的铀、钍等放射性核素造成的癌症发病率明显高于对照组，肿瘤类型主要为肺癌、白血病和恶性淋巴瘤等。二次世界大战末，原子能被用于战争，造成空前的核灾难，日本原子弹爆炸幸存者的白血病及各种实体癌的发病率持续增高，至今仍在陆续出现。随着核能技术的发展，在核能和放射源越来越多地被广泛和平利用的同时，人类接触射线的机会也明显增加。1986 年 4 月 26 日，前苏联切尔诺贝利核电站事故造成周边大范围地区放射性污染，其中放射性碘造成甲状腺癌的发病率有明显增高的趋势。2011 年 3 月 11 日，日本发生 9 级大地震同时诱发海啸，随后造成福岛核电站 4 个机组先后燃烧爆炸，放射性物质泄露到空气和海水中，对福岛周边地区产生较大影响，引起世界震惊。此外，各种慢性小剂量职业照射、医用诊断治疗中的体外照射和体内核素应用的远期效应观察等流行病学资料均表明，电离辐射与癌症的发生有密切关系。

从事 X 射线、镭以及其他放射性工作者，因长期多次接触射线可导致肿瘤。Frieben（1902）首先报告 1 例因从事 X 射线工作四年而引起手皮肤癌。Ludwig 和 Lorenses（1924）报道矿工因长期吸入氡而引起肺癌。Ulrich 研究 34624 名医生死亡的原因，发现放射科医生死于白血病者大约占 3.9%，而其他各科医生死于本病者占 0.44%，即前者比后者高 8 倍。经射线治疗的病人也可继发癌瘤（或称为治疗性辐射癌），Porter 和 White（1907）报道 11 例慢性放射性皮炎后发生皮肤癌。Wolf 和 Platt（1949）报告 1 例用 X 射线治疗鼻部狼疮 35 年后发生鼻骨的骨肉瘤。Cade（1957）收集 24 例头颅部辐射癌，患者均曾因预防结核性淋巴结炎或毒性甲状腺肿施行放射治疗。

二、非电离辐射

1. 紫外线照射

紫外线是太阳光中波长最短的部分，按波长可分为 UVA（320~400nm）、UVB（280~320nm）和 UVC（200~380nm），其中 UVC

114

在大气中被吸收，UVA 和 UVB 可到达地球表面。UVB 和 UVC 也可通过人工产生。UVB 对皮肤有较强的致癌作用，也能够诱发人类角化细胞基因组的持续不稳定性，从而成为诱发皮肤癌的危险因子。

紫外线对细胞 DNA 的损伤主要是形成两种光合物：环丁烷嘧啶二聚体和 6-4 光合物。这两种光合物均能够造成 DNA 的损伤，但可以通过 DNA 的修复通路得到修复。常见的修复包括 DNA 切除修复、酶的光复活作用、重组修复和复制后修复等。复制过程中的错误导致核酸序列的改变，从而启动癌变过程。

已知长期暴露于紫外线可以导致皮肤上皮细胞的结构破坏以及癌前细胞克隆的扩增，进一步的基因组变化会导致癌症发生。流行病学研究表明，紫外线照射后通过基因突变和免疫抑制作用诱发皮肤肿瘤。着色性干皮病、科卡因综合征和毛发营养不良等遗传性疾病，其共同之处是具有 DNA 修复方面的缺陷，表现为对日光敏感、神经退化、发育延迟等多系统疾病。由于这类患者先天缺乏 DNA 修复的内切酶，不能切除 DNA 链上的损伤部分，因而容易发生皮肤癌。皮肤表皮基底层中的黑色素对紫外线具有防护作用，故肤色较深的人不易发生皮肤癌。而白种人因皮肤内黑色素细胞较少，长期受到紫外线照射后容易发生皮肤癌。避免长期照射以及通过口服或局部使用抗氧化剂，如多酚、维生素 C 和维生素 E 类药物等，可以起到预防作用。UVB 主要引起基因的点突变，大量基因组的突变最终导致恶性肿瘤的发生。此外，照射后，通过干扰可溶性介质产生和细胞表面受体表达，诱发病理性细胞凋亡，对免疫系统产生抑制作用，阻止正常的免疫调节功能，从而增加了机体对肿瘤的易感性。紫外线诱发人损伤的重要后果是，调节细胞周期、分化和凋亡的特殊信号转导通路遭到破坏，结果导致癌症的发生。

2. 电磁辐射

人类对电磁辐射引起机体损伤的生物学特点的了解主要来源于实验研究，尚未获得流行病学资料的证实。早在 18 世纪时，科学家们就已注意到电磁辐射与生命过程的相互作用，这种非电离的电磁辐射主要是以分子振动或热振动的方式传播能量，如微波辐射。对微波生物效应的认识和评价一直是有争议的。曾经认为除了热效应以外，微波不会诱发其他生物效应。目前的研究发现，微波辐射产生的生物效应主要敏感器官有神经系统（大脑皮层海马区）、眼晶状体、心血管系统、内分泌和生殖系统（睾丸间质细胞）等，可以造成不同程度的损伤，从而导致功能丧失。微波作用的靶部位主要是细胞膜，对于能否造成细胞核内 DNA 的损伤和致癌效应的研究，目前尚无明确的报道。另外，随着科技进步和社会的发展，移动电话、电脑等与人类密切接触的电子产品所产生的电磁辐射对机体影响的认识也将越来越受到重视。

电离辐射的生物作用，不论是电磁辐射或粒子辐射，亦无论照射方式如何，均系由电离所引起。当全身或局部照射后，经过一定潜伏期可能产生肿瘤，这在临床实践及动物实验中已被公认。

三、影响辐射癌发生的因素

1. 辐射因素

（1）射线种类：机体对不同类型的射线反应相同，均由电离作用而来。但在量的方面却随射线不同而有差异，粒子辐射引起的损伤比同能量的电磁辐射大，主要取决于射线的电离密度。穿透力不同，其效应亦有差异。如内照射的生物作用与该放射性物质的分布特性有关。

（2）放射性物质的种类及引入体内的途径：X 射线、β 射线或者 γ 射线外照射时可产生皮肤癌。吸入放射性气体及尘埃可引起肺及鼻咽癌。穿透力强的 X 射线或主要沉积于骨内的放射性物质（如放射性锶及磷等）能产生骨肉瘤及白血病。主要沉积于网状内皮系统（如肝脾）的放射性物质（如钍）可引起这些脏器的血管内皮瘤以及肝、胆道的癌瘤。

（3）剂量及放射性强度：局部照射通常需几千伦琴始能致癌，但全身照射时几百伦琴亦有致癌作用。研究发现 X 射线剂量与小白鼠白血病发病率成正比。剂量率（即放射强度）对肿瘤的发生亦有明显关系。低强度照射的致癌剂量所需时间较长，系因机体得到某种恢复，从而减少形成肿瘤的机会。

2. 肿瘤患者的因素

照射面积最为重要。此外种族的差异、动物的类型、年龄、营养状态、性别、内分泌状态和疾病等均有明显关系。

四、辐射癌的发病机制

Fisher（1958）对辐射癌的发生提出了突变学说。目前大家公认的突变机制为细胞核内染色体的损伤，使某些蛋白质不能合成，从而使复杂大分子（如DNA）的倍增过程发生变化。已有很多研究证明X射线能使DNA水溶液黏度下降并出现聚集现象，这与自由基的生成有密切关系。有研究表明辐射产生的自由基与癌发生有密切的关系。有学者认为直接致癌的因素不是致癌质，而是能破坏细胞正常生长的能量代谢，这种能量的来源可能是物理因素及化学因素，能量的载体是自由基，当放射线作用于机体时，首先形成自由基，自由基可引起机体基本细胞结构的物理-化学性质的变化，核酸与蛋白质之间的键的断裂，酶活性及其调节作用发生变化，因而导致异常蛋白质的合成，此即癌发生的基础。Metcalb（1959）在动物实验后曾指出电离辐射诱发白血病是间接机制所致，而胸腺在此过程中起主要作用，因为无论在照射前、后进行胸腺切除术，白血病的发病机会大大减少。他认为胸腺内具有一种淋巴刺激因子（LSF），当照射后血中LSF水平明显增高，从发生白血病的小白鼠血液中亦得证实。因此他认为白血病的发生与LSF水平的增高有关。另一些学者则认为病毒在辐射癌的发生中起重要作用。Dmoehowski以X射线照射小白鼠引起白血病，用电子显微镜研究患白血病小白鼠体内某些器官时，发现有类病毒的粒子存在。将此器官的裂解液制剂注射于健康小白鼠，亦可引起白血病。也有人认为辐射癌的发生是由于内分泌的紊乱，如应用大量放射性碘破坏甲状腺组织，因之甲状腺素不能控制垂体，而引起垂体肿瘤。又如卵巢接受照射后（其剂量不足使卵巢完全破坏），垂体将分泌大量促性腺激素而引起卵巢肿瘤。

大量的实验证明凡能在骨骼内积存的放射性物质均可诱发骨肉瘤，某些骨疾患如骨巨细胞瘤、动脉瘤性骨囊肿或骨外肿瘤如乳腺瘤、视网膜母细胞瘤等的局部放射线照射治疗，偶尔可引起继发性骨肉瘤。放射线导致骨肉瘤的发生，主要和细胞核内的 DNA 甲基化改变有关。电离辐射诱导 DNA 甲基化模式改变的可能机制有两种：①电离辐射诱导的 DNA 损伤修复。②电离辐射诱导的 DNMT 表达量和（或）活性下降。电离辐射诱导的 DNA 损伤修复动物实验发现，急性大剂量电离辐射诱导的骨组织的 DNA 甲基化水平同电离辐射诱导的 DNA 损伤呈很好的负相关。有证据表明，DNA 链断裂、尿嘧啶错误掺入和 DNA 损伤修复常与 DNA 低甲基化有关，电离辐射导致的各种类型的 DNA 损伤可能直接或者间接地干扰 DNA 甲基化过程而进一步导致 DNA 低甲基化。DNA 链断裂是电离辐射导致的 DNA 损伤的主要形式，它可以通过重组修复或长片段切除修复而被有效修复，而在这两种修复过程中都存在 DNA 聚合酶将原本的甲基胞嘧啶替换成胞嘧啶的可能，从而使基因组甲基数量降低，导致 DNA 低甲基化。电离辐射可以导致多种 DNA 损伤，而 DNA 损伤产物会影响 DNMT 甲基化的能力。因此，电离辐射诱导的 DNMT 表达量和（或）活性下降可能是基因组 DNA 低甲基化的另一个机制。但是，各种 DNMT 在电离辐射诱导的 DNA 低甲基化中的具体作用和相互关系仍然不确切。

第六节 肿瘤与损伤、炎症

炎症是人类疾病中最常见且复杂的病理过程，有大量炎症介质参与其中。炎症与肿瘤之间相互关系的研究已经历了一个多世纪。Virchow 认为刺激本身以及刺激引起的炎症可以导致细胞增殖，而细胞增殖在肿瘤的发病机制中至关重要。目前，有关炎症和肿瘤的例子多见于卵巢上皮炎症与卵巢癌、Barrett 食管及食管癌、HP 感染相关性胃炎与胃癌、慢性胰腺炎与胰腺癌、华支睾吸虫感染与胆管癌、慢性胆囊炎与胆囊癌、肝炎与肝细胞癌、炎症性肠病与结直肠癌等。

当机体受到损伤或者病原体侵入时，免疫系统激活并招募大量炎症细胞浸润，分泌多种细胞因子与细胞外基质一起构成新的微环境，形成急性炎症，以抗感染或修复组织为首要目的。如果启动因素持续存在，则炎症不会停止，并发展为以单核细胞浸润为主的慢性炎症。在多种肿瘤，尤其是上皮来源的肿瘤及其周围基质内，都能找到多种不同的白细胞，如吞噬细胞、中性粒细胞、淋巴细胞、浆细胞、肥大细胞等，这些炎症细胞及其分泌的炎症因子组成的肿瘤微环境，对肿瘤细胞的增生、生存、转移都起到重要作用。巨噬细胞是慢性炎症中一个重要的角色，这决定于它表达多种活性分子，包括各种蛋白酶、花生四烯酸、TGF-β、TNF-α、IL-1、IL-8、活性氧（ROS）、补体成分、凝血因子等，其中TNF-α可以激活组织细胞和吞噬细胞本身的核转录因子 NF-κB，而 NF-κB 是一个在肿瘤发生及转移方面极其重要的因素。近年来一些学者发现巨噬细胞通过释放蛋白水解酶，使得肿瘤细胞可以挣脱基底膜的束缚进入组织，增加了肿瘤的转移率。肿瘤细胞本身也可以分泌各种活性物质，如 CSF-1、COX-2 等，进一步加重炎症反应，形成恶性循环。一些恶性细胞，如乳腺癌、结肠癌细胞，还积极"招募"成纤维细胞进入肿瘤组织，进一步降解细胞外基质，使得肿瘤细胞的活动更为"活跃"。

在细胞中，活性氧化物 ROS 作为线粒体正常活动的副产物出现。大多数内源型 ROS 来源于代谢过程和一些病理过程，如炎症。这些 ROS 可以引起细胞内大分子损伤，尤其是 DNA 分子。在感染中，中性粒细胞及其他炎症细胞分泌 ROS 及 NO 用于对抗感染，但同时也造成了 DNA 的损伤，包括点突变、缺失、基因重排，这种损伤被巨噬细胞及 T 淋巴细胞分泌的巨噬细胞游走抑制因子（MIF）加强。MIF 是一种在体内广泛存在的淋巴因子，可以抑制巨噬细胞游走，促进巨噬细胞在炎症局部浸润、增生、激活及分泌一些细胞因子，如：MIF 可诱导巨噬细胞分泌 TNF-α、IL-1、IL-8，并与 TNF-α 协同诱导巨噬细胞产生 NO，从而加重 DNA 的损伤。除此之外，MIF 还可作为一种垂体激素和糖皮质激素的调节剂，以

119

负反馈的方式作用于垂体，并能拮抗皮质激素的抗炎作用和免疫抑制作用。细胞在 DNA 分子受损伤后即启动修复途径。正常条件下，细胞周期关卡也可以在复制或有丝分裂以前给细胞提供足够的时间用以修复 ROS 引起的细胞毒性或致癌作用导致的 DNA 损伤。如损伤超过了修复的能力，细胞周期关卡将引导细胞凋亡或进入不可逆的 G_0 期。但是当细胞在氧化应激的环境下发展时，ROS 不仅损伤了 DNA，同时也抑制了这些细胞内的保护机制，在一项关于前列腺癌的研究中，研究者发现细胞中用于对抗 ROS 损伤作用的 DNA 错配修复酶、谷胱甘肽转移酶等明显减少，使得细胞防御能力大大减低。

慢性炎症组织有多种炎症细胞浸润，各自分泌不同的细胞因子，包括炎症因子、趋化因子、黏附分子等，最初大家认为这是机体对抗外界损伤的免疫反应，应该具有一定的抗肿瘤细胞作用。但是研究者很快发现，如减轻了炎症反应的强度，肿瘤的发生率也随之下降。近年来，越来越多的学者将注意力投注在核因子 NF-κB 上，NF-κB 家族包括一组特异性转录因子及多种相关蛋白，这些成员在细胞中以同源或异二聚体的形式与它们的抑制因子 IKB 结合在一起，处于抑制的状态。由突变、染色体重排、慢性炎症激活的 NF-κB 作为转录因子影响一系列基因的表达，包括炎性和免疫调节基因、抗凋亡基因（如 Bcl2 家族的 cIAPl/2、Bcl—XL 等）、细胞周期控制基因及 NF-κB 的负性调控基因等。在大多数细胞中，这些变化导致细胞周期的加速、抑制 p53 的活化、提高了对放疗及化疗的耐受性，同时也提高了浸润性生长及转移的能力。此外，NF-κB 还与血管内皮生长因子和 IL-8 的表达密切相关，而后者是重要的促血管形成细胞因子。在 NF-κB 活化受到抑制的试验动物中，血管内皮生长因子和 IL-8 表达下调，直接阻碍了病灶的血管形成，延缓肿瘤的发展进程，延长了动物存活期。所以 NF-κB 是促进炎症相关性肿瘤的一个关键因素，也为肿瘤的治疗提供了潜在目标。除了对肿瘤发展有促进作用外，NF-κB 也对肿瘤的发生有作用。巨噬细胞及中性粒细胞中的 NF-κB 活化并通过诱导一氧化氮合酶的产生来增加 ROS 的产量，并产生前炎症因子使炎症得以维持。

环氧化酶（cyclooxygenase，COX）是花生四烯酸转变为前列腺素的限速酶，包括 COX-1 和 COX-2。COX-1 在体内大多数组织中持续表达，而 COX-2 在生理状态下处于持续低表达状态，它的高表达往往与病理过程有关，如在内毒素、生长因子、激素和肿瘤促进因子等的诱导作用下，COX-2 可迅速表达上调，加强炎症反应。近年来，研究者在上皮来源的肿瘤中都可观察到 COX-2 的高表达，提示 COX-2 参与了多种肿瘤的形成过程。COX-2 可通过其产物 PG 家族，刺激细胞的增殖，抑制肿瘤细胞的凋亡，其具体机制尚未完全研究清楚，但 COX-2 介导的 bcl-2 表达上调可能是其中一个重要机制。

第七节　肿瘤与病毒

现已知有上百种病毒可引起从青蛙到灵长目动物的肿瘤，其中 1/3 为 DNA 病毒，2/3 为 RNA 病毒。对于致瘤病毒，特别是对 RNA 病毒（逆转录病毒）的研究导致了癌基因的发现，并由此开创了肿瘤的分子遗传学。在人类已知的与肿瘤有关的病毒并不多。

一、RNA 致瘤病毒

对动物逆转录病毒致癌的研究发现，由于病毒类型的不同，它们是通过转导或插入突变这两种机制将其遗传物质整合到宿主细胞 DNA 中，并使宿主细胞分生转化的。①急性转化病毒：这类病毒含有从细胞的原癌基因转导的病毒癌基因，如 src、abl、myb 等，这些病毒感染细胞后，将以其病毒 RNA 为模板通过逆转录酶合成的 DNA 片断整合到宿主的 DNA 链中并表达，导致细胞的转化。②慢性转化病毒：这类病毒（如鼠乳腺癌病毒）本身并不含有癌基因，但是有促进基因，当感染宿主细胞后促进基因也可由于逆转录酶的作用而插入到宿主细胞 DNA 链中的原癌基因附近，引起正常的或突变的原癌基因激活并且过度表达，使宿主细胞转化。

人类 T 细胞白血病/淋巴瘤病毒 I（human T-cell leukemia/lymhoma virus I，HTLV-I）是与人类肿瘤发生密切相关的一种 RNA 病毒，与主要流行于日本和加勒比地区的 T 细胞白血病/淋巴瘤有关。HTLV-I 病毒与 AIDS 病毒一样，转化的靶细胞是 CD4+的 T 细胞亚群（辅助 T 细胞）。HTLV-I 在人类是通过性交、血液制品和哺乳传播的。受染人群发生白血病的几率为 1%，潜伏期为 20~30 年。HTLV-I 转化 T 细胞的机制还不甚清楚。HTLV-I 不含有任何已知的癌基因，也未发现其在某一原癌基因附近的固定的整合位置。HTLV-I 的转化活性与其 RNA 中的一个称为 Tax 的基因有关。Tax 的产物对病毒的复制十分重要，因其通过对 5′长末端重复片段的作用刺激病毒 mRNA 的转录。Tax 蛋白也可激活几种能引起 T 细胞增生的宿主基因的转录，如编码调节细胞内其他基因表达的 p55 蛋白 c-fos 基因，编码 PDGF 的 c-sis 基因，编码 IL-2 及其受体的基因和髓样生长因子（即粒-单核细胞集落刺激因子，GM-CSF）的基因。IL-2 及其受体的基因激活后可以建立起一个自分泌体系直接引起 T 细胞的增生。GM-CSF 作用于巨噬细胞，使其产生 IL-1，从而引起 T 细胞的增生。因此 HTLV-I 是通过 Tax 基因转化细胞的。这些增生的 T 细胞最初是多克隆性的，而且出现二次突变的可能性大大增加，如其中的某一个发生第二次突变，将导致单克隆性的 T 细胞肿瘤。

二、DNA 致瘤病毒

DNA 病毒中有 50 多种可引起动物肿瘤。对它们的研究，尤其是对多瘤病毒的研究，提示了 DNA 病毒致癌的机制。DNA 病毒感染细胞后出现两种后果：①如果病毒 DNA 未能被整合到宿主的基因组中，病毒的复制不会受到干扰，大量的病毒复制最终使细胞死亡。②要引起细胞的转化，病毒基因必须整合到宿主的 DNA 中并且作为细胞的基因加以表达。多瘤病毒的 T 基因编码的蛋白质 T 抗原具有酪氨酸激酶活性，能像生长因子受体那样刺激细胞 DNA 合成，并使细胞持续增生，然后形成肿瘤。与人类肿瘤发生密切相关的 DNA 病毒有以下三种。

1. 人类乳头状瘤病毒（human papilloma virus，HPV）

HPV 与人类上皮性肿瘤，主要是与宫颈和肛门生殖器区域的鳞状细胞癌的关系，近年来已有大量资料予以证实。HPV 的某些亚型（如16、18 型）的 DNA 序列已在75%～100%的宫颈癌病例的癌细胞中发现。HPV 的致癌机制还不完全清楚。近来发现 HPV 的16、18 和31 高危亚型的早期病毒基因产物 E6 和 E7 蛋白，极易与 Rb 和 p53 基因的产物结合并中和其抑制细胞生长的功能。在体外，Rb 和 p53 基因产物的失活能使人类棘细胞转化并且长期存活，但不形成肿瘤。这时如果再转染一个突变的 ras 基因，就会引起完全的恶性转化。这说明 HPV 在致癌时不是单独作用的，需要环境因素的协同。

2. Epstein-Barr 病毒（EBV）

与之有关的人类肿瘤是伯基特淋巴瘤和鼻咽癌。伯基特淋巴瘤是一种 B 细胞性的肿瘤。流行于非洲东部和散发于世界各地。在流行地区，所有病人的瘤细胞都携带 EBV 的基因组成分并且出现特异的染色体易位 t（8：14）。EBV 对 B 细胞有很强的亲和性，能使受染的 B 细胞发生多克隆性的增生。在正常的个体这种增生是可以控制的，受染者没有症状或者临床表现为自限性的传染性单核细胞增生症。而在非洲流行区，由于疟疾或其他感染损害了患者的免疫功能，受染 B 细胞持续增生。在此基础上如再发生附加的突变 [如 t（8：14）]，则后者使 c-myc 激活，导致进一步的生长控制丧失，并在其他附加基因损伤的影响下，最终导致单克隆性的肿瘤出现。

鼻咽癌在我国南方和东南亚流行，EBV 的基因组也在几乎所有鼻咽癌细胞中发现。与伯基特淋巴瘤一样，EBV 在鼻咽癌发生中的作用也需要其他因素的配合。

3. 乙型肝炎病毒（hepatitis b virus，HBV）

流行病学调查发现，慢性 HBV 感染与肝细胞性肝癌的发生有密切的关系。但是 HBV 本身并不含有可以编码任何转化蛋白（癌蛋白）的基因，其中肝细胞 DNA 中的整合也没有固定的模式。HBV 的致癌作用看来是多因素的：①如在前文所述，HBV 导致的慢性肝损伤使肝细胞不断再生，这使另外的致癌因素（如黄曲霉毒素 B_1）的致突变作用容易发生。②HBV 可能编码一种称为 X 蛋白的调节成分，使受染肝细胞的几种原癌基因激活。③在某些病人，HBV 的整合可导致 p53 基因的失活。由此可见，肝细胞性肝癌的发生也可能是多步骤的。

4. 骨肉瘤相关病毒

实验证明，动物的骨肉瘤与病毒感染有关，但对人类骨肉瘤尚未有确切的材料说明与病毒的关系。实验表明病毒通过整合到宿主细胞基因组中，激活原癌基因，诱发肿瘤生成。实验中常用于诱导产生骨肉瘤的病毒包括：猿空泡病毒 40（SV40）、Moloney 肉瘤病毒（Moloney sarcoma virus）以及 Poluma 病毒等。SV40 是一种双链环状 DNA 病毒，将 SV40 或 SV40 DNA 注射到新生的仓鼠体内可诱发骨肉瘤。猿猴空泡病毒 40（SV40）是 20 世纪 60 年代初发现并分离的猴肾细胞病毒，它是一种 DNA 病毒，其在体外可使人及动物多种组织类型正常细胞发生恶性转化，在转基因小鼠体内可诱发多种肿瘤形成，并且人类许多肿瘤的发生也与之有关。Moloney 骨肉瘤病毒诱导的肿瘤模型组织学类型与人类骨肉瘤相类似。FBJ、RFB 和 FBR 骨肉瘤病毒均是 RNA 病毒，Finkel 等将去除了肿瘤细胞的提取物（含有病毒）注射到新生小鼠体内可以诱发骨肉瘤。病毒诱导肿瘤的效率较高。Olson 等用 Moloney 肉瘤病毒对新西兰黑大鼠进行诱导，肿瘤发生率约在 80%。Czitrom 等用 Moloney 肉瘤病毒对 F344，Wistar-Lewis 和 ACI 杂和系三种品系的大鼠进行诱导，肿瘤发生率为 93%，从开始诱导到出现明显症状的平均时间为 10 天，且所有模型均发生了肺转移。

综上所述，随着分子生物学的发展，近年来对于肿瘤的病因与发病机制的研究有了很大的进展。但是肿瘤的发生发展是异常复杂的，目前了解的只是一角，还有许多未知的领域。但以下几点是迄今比较肯定的：①肿瘤从遗传学上的角度上来说是一种基因病。②肿瘤的形成是瘤细胞单克隆性扩增的结果。③环境的和遗传的致癌因素引起的细胞遗传物质（DNA）改变的主要靶基因是原癌基因和肿瘤抑制基因。原癌基因的激活和（或）肿瘤抑制基因的失活可导致细胞的恶性转化。④肿瘤的发生不只是单个基因突变的结果，而是一个长期的、分阶段的、多种基因突变积累的过程。⑤机体的免疫监视体系在防止肿瘤发生上起重要作用，肿瘤的发生是免疫监视功能丧失的结果。

参 考 文 献

［1］Savage SA, Mirabello L. Using epidemiology and genomics to understand osteosarcoma etiology［J］. Sarcoma. 2011;2011:548151.

［2］Ottaviani G, Jaffe N. The etiology of osteosarcoma［J］. Cancer Treat Res. 2009;152:15-32.

［3］Nathan SS, Pereira BP, Zhou YF, et al. Elevated expression of Runx2 as a key parameter in the etiology of osteosarcoma［J］. Mol Biol Rep. 2009; 36(1):153-8.

［4］Fuchs B, Pritchard DJ. Etiology of osteosarcoma［J］. Clin Orthop Relat Res. 2002 Apr;(397):40-52.

［5］Pritchard DJ, Finkel MP, Reilly CA Jr. The etiology of osteosarcoma. A review of current considerations［J］. Clin Orthop Relat Res. 1975;(111):14-22.

［6］Reilly CA Jr, Pritchard DJ, Biskis BO, Finkel MP. Immunologic evidence suggesting a viral etiology of human osteosarcoma［J］. Cancer. 1972;30(3):603-609.

［7］赵亚恒,冯和林,郑丽华等. 骨肉瘤发病机制的研究进展［J］. 肿瘤防治研究,2014,41(3):283-286.

第三章　骨肉瘤的流行病学

第一节　流行病学研究方法

流行病学研究方法的类型按设计特点一般分为 4 类，即描述性研究、分析性研究、实验性研究和理论性研究。这是流行病学研究方法的基本类型（表 3-1-1）。相对于实验性研究与理论性研究，描述性研究和分析性研究通常被称为观察性研究或观察法。因为在这两类研究中，研究者不能控制研究的条件（如暴露因素），仅是根据研究对象的实际情况进行的观察研究。因此，也可以将流行病学的研究方法分为 3 类，即观察性研究、实验性研究和理论性研究。

表 3-1-1　　流行病学研究方法的基本类型与代表性方法

研究类型	代表性方法
描述性研究	现况研究，筛查，生态学研究
分析性研究	病例对照研究，队列研究
实验性研究	临床试验，现场试验，社区试验
理论性研究	流行病学数学模型

一、描述性研究

描述性研究亦称描述流行病学，是通过调查、观察的方法了解所研究问题（如疾病、健康状况或其他卫生事件）在人群中分布

126

情况的一类研究方法。通过这类研究可以把所研究问题在特定事件的频率及其分布特点展现出来。描述性研究不仅可为当地疾病控制或健康促进工作提供基础，也可以提供疾病病因或危险因素的线索，为分析性研究假设的形成提供依据。因此，此类研究也是分析性流行病学研究的基础。描述性研究一般包括以下几种方法。

1. 横断面研究

横断面研究（cross -sectional study）是指在特定时间内了解人群中疾病或健康状况及相关因素的情况，搜集的资料局限于这一特定的时间断面，因此，亦称现况研究或现况调查。此类研究的特点是以研究人群的所有人为研究对象，同时收集研究事件与研究因素的信息，用于分析的病例为现患病人，研究因素为调查时间断面上存在的因素。因此，其得到的频率指标为患病率，分析发现的研究事件与某些因素的相关仅可作为进一步研究、探讨的线索。横断面研究常用的方法包括抽样调查、普查以及筛检。

2. 个案调查

个案调查（individual survey）亦称个例调查或病例调查，是在实际工作中对发生的某些疾病的个别病例及周围环境所进行的例行调查工作。个案调查包括传染病病例、非传染病病例或与健康有关的其他问题如伤害等，具体病种根据工作需要确定。当发生拟调查的疾病或时间时，一般以事先拟定的调查表进行调查。如传染性疾病调查内容一般包括临床诊断、流行病学背景、传染源、传播途径及对三个环节所采取的措施等。这种调查一般边调查边采取措施。经过一定时间的积累可用于对调查疾病后事件的描述性研究。

3. 爆发调查

同个案调查一样，疾病的爆发调查亦属于常规工作内容。通过对暴发疾病的调查分析，不仅可阐明爆发的原因，采取相应措施控制疾病蔓延，对病因未明的疾病，还可提供病因线索。

4. 生态学研究

生态学研究（ecologic study）亦称相关研究，是在群体水平上研究疾病与某一（或某一些）因素的关系。即以群体为观察、分析单位，描述不同人群中某疾病或健康状况的频率，以及某因素或具有某特征人群的频率或比例，通过比较、分析两者的相关现象，探索病因线索。生态学研究与其他研究方法的不同之处在于其他分析法均是以个体为观察、分析单位进行研究的。这种分析方法在性质上属于现况研究，因此，也是描述性研究方法之一。

由于生态学研究的数据是以人群中的平均水平为基础的，不能得到用于控制混杂的必要资料，此外，生态学偏倚难以避免。因此，只可能展示研究问题的现象或提供病因线索。该方法的优点是，由于是应用已有数据进行研究，研究成本低。另外，对有问题的研究目前也只适用于该方法进行研究，如空气污染与肺癌的关系等。

5. 常规资料的收集

常规资料的收集指通过收集、分析某一地区或某特定人群在特定时间内已有的常规数据进行描述性研究。常规资料如医院的病例、疾病报告、死亡报告、疾病监测资料、个例调查资料、出生登记以及各种人口资料等。优点之一是信息来自已有的记录，与现场调查相比比较准确可靠。二是省时、费用低，可在较短的时间内获得大量的资料，研究效率高。缺点是这种方法基于对所研究问题有关数据的完整记录，如果常规记录不完整，往往难以进行。

二、分析性研究

分析性研究是检验疾病病因假设或研究病因或高危因素的一类方法。根据描述流行病学研究或在工作实践中形成的假设，在选择的人群中进行检验或验证。分析性研究包括两类方法，即病例对照研究与队列研究。

1. 病例对照研究

病例对照研究按设计类型分为匹配病例对照研究与成组病例对照研究两种。根据假设建立的情况又分为探索性病例对照研究与分析性病例对照研究。这类研究方法是选择患有某病者（病例组）与非患某病者（对照组），通过比较两组过去暴露于研究因素的比例来分析某疾病（或某时间）与某因素的关系。

病例对照研究方便、易行、研究成本低，可很快得到结果，特别适用于对少见病的研究。但是，由于用于分析的暴露是靠回忆得来的，往往受回忆偏倚及报告偏倚的影响，验证假设的能力较弱。

2. 队列研究

队列研究按设计类型分前瞻性队列研究与回顾性队列研究两种。这种方法是根据拟研究的因素将特定人群分为暴露与非暴露队列，然后随访、观察研究疾病或事件的发生情况，从而验证病因假设。与病例对照研究相比，此种方法由于是由因及果的研究，信息偏倚可得到较好的控制，因而结果说服力强。

三、实验性研究

实验性研究又称实验流行病学或干预研究，是通过人为控制研究因素而验证或证实假设的一类方法。此类方法由于人为地控制了研究因素，避免了许多因素的干扰，因此，与描述性研究、分析性研究相比，结果说服力最强，可强有力地验证或证实各类假设。不足之处主要是往往涉及医德问题，有时在应用上受到一定限制。此类研究方法主要有以下三种。

1. 临床试验

临床试验是以临床病人为研究对象，评价治疗药物或治疗方法临床疗效的一类方法。这种方法的特点是将研究对象随机分组，实验组给予拟评价的药物或方法，对照组给予安慰剂，根据两组的治疗效果进行评价。临床试验的常用设计类型包括随机对照研究等。

2. 现场试验

现场试验亦称人群预防试验，是以正常人为研究对象，评价某一预防对策或措施的方法，如对某种新的预防接种制剂的人群保护效果评价等。这种方法的特点是，随机地将研究对象分为实验组与对照组，根据对两组的随访，观察数据如发病率等，进行评价。

3. 社区试验

社区试验是以社区人群作为整体对某项预防疾病或促进健康的对策或措施予以评价的方法。如对某项健康教育项目对改变人们的不良行为和生活方式、促进健康水平的效果评价等。这种方法是以人群为研究单位，而不同于现场研究是以个人为研究、观察单位进行研究的。

四、理论性研究

理论性研究方法又称理论流行病学，是在对某些疾病的流行过程基本了解的基础上，通过以影响该病发生或流行的主要因素为参数建立数学模型，对该病的流行病学理论及相关问题进行研究的一种方法。这种方法不仅可对某些疾病的流行病学理论予以研究、探讨，还可用于对该疾病控制对策与措施的效果评价，以及疾病流行趋势的预测等。

第二节　骨肉瘤发病现状

骨肉瘤起源于原始成骨性间质细胞，它是最为常见的原发性恶性骨肿瘤。本节将重点阐述骨肉瘤的流行病学最新研究结果。本节数据来源于网络期刊数据库，这些数据库包括：Ovid、Medline 以及 Pubmed。搜索关键词包括流行病学、骨肉瘤、儿童、青少年、生存率和遗传学。旨在帮助读者增加对骨肉瘤发病状况的了解。由于国内尚缺乏系统的有关骨肉瘤流行病学的研究，本节所述结果以美国统计学结果为主。

一、原发性骨肉瘤

恶性肿瘤的风险随着年龄的增加而增加，有77%被诊断的癌症患者均处于55岁及以上。作为一个终身风险，男性一生患癌症的概率接近50%，而女性则稍高于30%。在美国，对于处于0~14岁之间的儿童以及15~19岁的青少年，每年总体的肿瘤发病率是16.5/十万人。1975年，儿童及青少年肿瘤的发病率为11.5/十万人/年，而截至2004年，这一发病率已上升到14.8。虽然这个趋势被认为是诊断及检测手段的提高，但某些儿童肿瘤的发病率是确实升高了。对于新生儿，男婴相对于20岁的年轻人发生肿瘤的风险大概是1比300，而女婴这一比率约在1比333。5~14岁这个年龄段发病率最高，存在一个发病率峰，儿童肿瘤占所有肿瘤的不到2%。在美国，综合所有儿童及青少年肿瘤，男孩发病较女孩多，儿童发病率比青少年低。白种人小孩和青少年的发病率是所有种族中最高的。居住在美国东北部的年轻人较中部及南部其他地方发病率要高。这可能是源于该地区中枢神经系统肿瘤和淋巴瘤较为多见。

根据国家肿瘤研究所 SEER 的统计分析结果，年龄校正后不论任何年龄，任何种族，骨与关节肿瘤的发病率是0.9/十万/年，病死率是0.4/十万/年，5年总体生存率是67.9%。对于骨与关节肿瘤患者，如果从诊断开始计算，其中位发病年龄为39岁，其中28.7%的患者年龄小于20岁。对于0~19岁年龄间来说，骨与关节的发病率是0.9/十万/年，病死率是0.4/十万/年。儿童青少年所有肿瘤中，骨与关节的恶性肿瘤每年发病率为8.7/百万，占6%。两种最常见的儿童青少年恶性骨肿瘤是骨肉瘤和尤文氏肉瘤，分别占56%和34%。根据美国肿瘤统计工作组的最新报道，在不考虑性别、种族的情况下，0~14岁区间的儿童青少年骨肉瘤的发病率及95%可信区间为4.0（3.5~4.6）/百万/年。0~19岁区间则为5.0（4.6~5.6）/百万/年。SEER的结果与之相似，为4.7/百万/年。

包含组织学分层的肿瘤注册数据表明不考虑年龄因素，骨肉瘤是最为常见的原发性恶性骨肿瘤，占大约35%，随后是软骨肉瘤（25%）、尤文氏肉瘤（16%）。在所有儿童肿瘤中，骨肉瘤总体发病率排在第八位，依次为：白血病（30%）、神经系统肿瘤（22.3%）、神经母细胞瘤（7.3%）、Wilms瘤（5.6%）、非霍奇金淋巴瘤（4.5%）、横纹肌肉瘤（3.1%）、视网膜母细胞瘤（2.8%）、骨肉瘤（2.4%）、尤文氏肉瘤（1.4%）。在美国，儿童青少年阶段（<20岁），每年大约有400例新发的骨肉瘤病例。下面将详细讲述不同年龄、性别、种族、部位的骨肉瘤发病率。

1. 年龄

骨肉瘤最常见于儿童及青少年，即10~20岁之间。然而，对于10岁以下的儿童，最常见的原发骨肿瘤是尤文氏肉瘤。骨肉瘤的发病率随年龄而改变，呈现双峰分布。第一个发病高峰是青少年时期，第二峰发生在老年患者。骨肉瘤在5岁以下的儿童中非常罕见，仅占2%。从5岁到10岁时，发病率开始缓慢稳定增高，11~15岁间出现一个急速升高，这与青春期快速生长同时发生。骨肉瘤的发病高峰在10~14岁，随后开始下降。骨肉瘤发病的第二峰是65岁以上的老年人，常常是继发性肿瘤，与Paget病相关。

2. 性别

美国肿瘤统计工作组报道了最新的儿童青少年骨肉瘤的发病率及其95%可信区间，男性人群中发病率是5.0（4.4~5.8）/百万人/年，女性是5.1（4.4~5.8）/百万人/年。然而，普遍认为男性的骨肉瘤的发病率较女性高。根据SEER的最新研究结果，男性的发病率为5.4/百万人/年，而女性发病率为4.0/百万人/年。

3. 种族

国家肿瘤研究所开展的SEER研究搜集了1975—1995年间小于20岁人群的骨肉瘤发病率，研究发现，美国黑种人发病率高于白种人，分别为5.2/百万人/年和4.6/百万人/年。最新研究结果表明骨肉瘤更多发于亚洲/太平洋岛屿以及西班牙人。最近美国肿瘤统计工作组研究报道黑人（6.8/百万人/年）及西班牙人种（6.5/百万人/年）骨肉瘤发病率较白人高（4.6/百万人/年）。

4. 部位

骨肉瘤可发生于任何骨头，最常见于四肢长骨干骺端。最常见的部位依次为股骨（42%，其中75%位于远端股骨）、胫骨（19%，其中80%位于近端胫骨）、肱骨（10%，其中90%位于近端肱骨）。其他可能的区域包括颅骨及下颌骨（8%）、骨盆（8%），只有1.25%的骨肉瘤发生在肋骨上。来自于国家肿瘤数据中心的最新报道并没有提供非常重要的附加信息。因为下肢的3块骨头以及上肢的三块骨头均被归类到一起。而且，骨骺、干骺端和骨干也未做区别。

5. 死亡率

在美国，肿瘤是位列第二位的死亡原因。四个死亡中就有一个是由肿瘤导致的死亡。在20岁以下的儿童青少年中，肿瘤是位列第四位的死亡原因，占所有死亡的8%。在美国1~19岁的人群中，死亡率是2.8/十万人。疾病控制与预防中心搜集了从1990—2004年间因罹患肿瘤致死的病例，共计34500例。2004年共有2223例儿童青少年因肿瘤致死，12%的儿童死亡是由于肿瘤。1990—2004年，儿童肿瘤死亡率每年约下降1.3%。这种趋势反映了肿瘤治疗水平的发展和进步。

1990—2004年间，不考虑肿瘤类型，男孩的死亡率（33.1/百万人/年）明显高于女孩（26.1/百万人/年）。青少年死亡率（37.9/百万人/年）高于儿童（26.9/百万人/年）。而白人（30.1/百万人/年）和黑人（29.3/百万人/年）死亡率明显高于亚洲/太平洋岛屿（26.4/百万人/年）和美国印第安/阿拉斯加土著人（20.0/百万人/年）。西班牙人死亡率（30.3/百万人/年）高于非西班牙人（29.1/百万人/年）。根据SEER的最新报道，所有骨与关节肿瘤的总体死亡率是0.4/十万人/年。恶性骨关节肿瘤导致的死亡占据儿童青少年肿瘤死亡的8.9%，相比之下，白血病占

25.5%，中枢神经系统肿瘤占 25.0%。1990—2004 年间，由骨肉瘤导致的死亡以每年 1.3% 的速度下降，与大部分其他儿童肿瘤相似，但白血病（3.0%/年）和中枢肿瘤（1.0%/年）除外。

6. 生存率

总体来讲，手术联合辅助化疗的治疗策略在过去的十年中大大提高了骨肉瘤患者的生存率。1970 年之前，截肢是骨肉瘤的唯一治疗措施，80% 的患者死于转移性疾病，主要是肺部转移。这些历史病例导致人们推测，超过 80% 的患者虽然就诊时影像学上未发现明显转移灶，但是存在亚临床转移。这个推测是之后 30 多年来采取化疗的理论基础，这导致总体生存率的明显提高。

SEER 研究搜集了 1975—1995 年间的骨肉瘤病例，发现1974—1994 年间骨肉瘤的 5 年生存率是 63%（其中，男性患者59%，女性 70%）。SEER 最新研究对 1975—2000 年间 45 岁以下骨肉瘤患者的生存绘制生存曲线，结果超过 65%。相反，45 岁及以上患者的 5 年生存率仍然很低，低于 45%。国家肿瘤数据中心报道得到了同样的结论，30 岁以下患者 5 年生存率为 60%，而30~50 岁年龄段则为 50%，大于 50 岁组只有 30%。不同亚型骨肉瘤的 5 年生存率也不同，传统高度髓内骨肉瘤为 52.6%，骨旁骨肉瘤为 85.9%，小细胞骨肉瘤为 49.5%，Paget 病继发骨肉瘤为17.8%。基于 648 名在马萨诸塞州中心医院骨肿瘤中心诊治的骨肉瘤患者，Mankin 等报道 2004 年总体 5 年生存率 68%，性别间没有差异。2002 年，Gatta 等报道美国骨肉瘤死亡率较欧洲稍高，然而，差异无显著性。2007 年，Lewis 等报道，对欧洲骨肉瘤患者进行强化化疗，组织反应性有所提高，但生存率并无改变。

年龄同生存相关，年纪越大，预后越差。对于无转移的骨肉瘤患者，手术类型（截肢或保肢）对预后无影响。一些学者认为，肿瘤分级、存在转移灶、局部复发、化疗治疗、解剖位置、肿瘤大小、肿瘤坏死率被认为是影响预后的重要因素。有报道称，随着有效的化疗方式的引进，最重要的影响预后的因素是诊断时间。然而，研究表明初始治疗前的症状持续时间对于预后无

明显影响。研究表明初诊时的肿瘤部位与预后相关，Mankin 等报
道不同部位的 5 年生存率，腰椎脊柱和骨盆最低（32%），其次
是肩胛骨及肩部（45%）、近端股骨（62%），近端胫骨及远端
股骨预后最好，5 年生存率分别为 78% 和 73%。肋骨发生原发性
骨肉瘤的患者 5 年生存率仅有 15%，34% 的肋骨发生骨肉瘤的患
者伴有其他部位的骨肉瘤。最近，Jeys 等报道发现保肢手术并发
生术后假体感染的患者生存率增高，这类患者 10 年生存率有
84.5%，而未感染组只有 62.3%。感染是一个独立的预后良好
因素。Bramer 等报道出现病理性骨折的骨肉瘤患者预后较无骨折
患者生存率明显降低。

二、治疗相关骨肉瘤

放射所致骨肉瘤是指接受放疗之后发生的骨肉瘤，常见于尤文
氏肉瘤，一些研究表明此种骨肉瘤的局部复发率、功能预后同原发
性骨肉瘤相似，其接受保肢手术所带来的预后与原发性骨肉瘤接
近。

在存活的骨肉瘤患者可以观察随后会出现许多种类的原发肿
瘤。Bacci 等研究发现 2.15% 的原发性骨肉瘤患者在接受新辅助和
辅助化疗后会患上第二种肿瘤，发生的中位时间是 7.6 年（从 1—
25 年）。最常见的肿瘤类型是白血病，其次依次为：乳腺癌、肺
癌、肾癌、中枢神经系统肿瘤、软组织肿瘤、腮腺癌、大肠癌。骨
肉瘤患者患有第二肿瘤后的总体生存率女性要明显高于男性，发生
于血液系统肿瘤的潜伏期要明显短于实体瘤。接受治疗的原发性骨
肉瘤的女性发生乳腺癌的风险较一般女性明显增高，这可能是因为
肺部转移而接受胸部照射的原因。遗传背景也参与其中，研究报道
有肉瘤家族史的骨肉瘤患者即使未接受胸部照射，发生乳腺癌的风
险仍然较高。

Jaffe 等报道有 4.07% 的发生单一或异时多发的骨肉瘤的儿童
青少年患者，骨肉瘤得到成功治愈。视网膜母细胞瘤和 Li-Fraume-
ni 综合征的患者发生骨肉瘤的概率明显增高。在异时骨肉瘤中，
63.64% 的患者仅表现为单发骨肉瘤，其余的表现为多灶受累。发

现原发性骨肉瘤和第一个异时骨肉瘤间的间隔可从 11 个月到 7.33 年。70% 的异时骨肉瘤的病理类型同原发性骨肉瘤是一致的。45% 的患者在接受异时骨肉瘤治疗后可存活 20~50 个月。

参 考 文 献

[1]Duong LA, Richardson LC. Descriptive epidemiology of malignant primary osteosarcoma using population-based registries, United States, 1999-2008. J Registry Manag. 2013 Summer;40(2):59-64.

[2]中国临床肿瘤学会(CSCO)骨肉瘤专家委员会,中国抗癌协会肉瘤专业委员会.经典型骨肉瘤临床诊疗专家共识[J].临床肿瘤学杂志,2012,17(10):931-933.

[3]Sampo M, Koivikko M, Taskinen M, Kallio P, Kivioja A, Tarkkanen M, Böhling T. Incidence, epidemiology and treatment results of osteosarcoma in Finland -a nationwide population-based study. Acta Oncol. 2011;50(8):1206-1214.

[4]Savage SA, Mirabello L. Using epidemiology and genomics to understand osteosarcoma etiology. Sarcoma. 2011;2011:548151.

[5]张小军,王臻,李靖等.3409 例骨关节肿瘤与瘤样病变统计分析[J].中国骨肿瘤骨病,2010,9(3):189-195.

[6]Ottaviani G, Jaffe N. The epidemiology of osteosarcoma. Cancer Treat Res. 2009;152:3-13.

[7]Mirabello L, Troisi RJ, Savage SA. Osteosarcoma incidence and survival rates from 1973 to 2004:data from the Surveillance, Epidemiology, and End Results Program. Cancer. 2009;115(7):1531-1543.

[8]Sampo MM, Tarkkanen M, Kivioja AH, et al. Osteosarcoma in Finland from 1971 through 1990:a nationwide study of epidemiology and outcome. Acta Orthop. 2008;79(6):861-866.

[9]姚斌,夏冰,李觅等.367 例原发性骨肉瘤流行病学及临床病理分析[J].临床外科杂志,2014,22(2):119-121.

[10] Buckley JD, Pendergrass TW, Buckley CM, et al. Epidemiology of osteosarcoma and Ewing's sarcoma in childhood: a study of 305 cases by the Children's Cancer Group. Cancer. 1998;83(7):1440-1448.

第四章　骨肉瘤的诊断

骨肉瘤是全身性疾病，由于早期缺乏症状，在临床上确诊骨肉瘤时，80％以上患者已发生肺的微小转移。骨肉瘤的诊断须遵循临床、影像学和病理学三结合的原则，通过活检取得病理学依据，才能确诊。至今尚未发现可用于早期诊断的高特异性肿瘤标记物。然而，新的影像学检查手段大大提高了骨肉瘤诊断准确率。X 线片即可对大多数骨肉瘤作出定性诊断。CT 及 MRI 现已常规采用，并有着各自独特的优势，CT 能很好地显示组织密度和瘤内钙化情况，增强处理可清晰显示病灶的血运，但对软组织的显示不及 MRI。MRI 可很好显示软组织和软骨结构，对骨髓异常敏感，还可清晰显示肿瘤对骨骺的侵袭，但对骨皮质的破坏和病灶内钙化显示不佳。DSA 可清楚反映肿瘤的滋养血管分布。核素（尤其是 PET）显像能够早期发现病灶，在评价骨肉瘤对化疗的反应及监测肿瘤复发等方面亦成为新的研究热点。合理运用这些检查手段，可增加早期诊断的机会，并有利于准确做出外科分期，以指导治疗。

第一节　骨肉瘤的诊断

骨肉瘤又称成骨肉瘤，由肉瘤性成骨细胞及其直接产生的骨样组织、新生骨构成，是原发性恶性骨肿瘤中最常见、恶性程度最高的骨肿瘤，易发生肺转移。本病以 15~25 岁发病者居多，70％以上的病人发生在股骨远端、胫骨近端和肱骨近端的干骺端，预后不良。

一、临床表现

1. 疼痛

最早的主诉为间歇性隐痛，活动后加重，数周或者数月后发展为持续性疼痛，进而可出现剧烈疼痛、不能忍受，夜间尤较白天为甚，肢体活动常可进一步加重疼痛。因为疼痛，病人无法入睡，可出现各种精神症状，如烦躁、焦虑或者抑郁等。

2. 肿块

疼痛发生 2~3 个月后，局部可摸到肿块，软硬不定，并伴有明显触痛，肿瘤周围肌肉组织可出现萎缩。随着肿块的增大和炎症反应，局部肿胀进一步加重，以致皮肤紧张发亮，色泽呈紫铜色或暗红色，表面静脉怒张，有时可以摸到搏动，或听到血管搏动的杂音。由于肿瘤部位血运丰富，局部皮肤温度可有增高，附近淋巴结可有反应性增大和压痛。

3. 功能障碍

早期一般多由于疼痛、肌肉痉挛所致，而后期则多因骨与关节结构的破坏、肿块压迫及筋肉挛缩引起。病人常因疼痛而关节呈半屈位，不敢活动，当肿瘤发生于关节附近、随着肿块体积增大时，则可导致关节活动受限，甚至发生关节积液，偶有病人发生病理性骨折。

4. 远处转移

骨肉瘤的远处转移灶多见于肺部。当术后出现胸闷、咳嗽、体重减轻等症状时，常提示已发生肺转移。晚期双肺出现多个转移瘤时，可出现干咳、咯血和呼吸急促。肺部转移瘤一般在原发肿瘤出现 4~9 个月发生。骨肉瘤亦可发生骨转移，并出现相应部位的疼痛。其他亦可出现软组织转移的情况。

5．全身症状

初诊时病人的全身情况一般良好，随着肿块的增大，病人可有低热，并逐渐出现体重减轻、贫血、乏力、睡眠不佳、食欲减低、精神萎靡不振等。

二、实验室检查

1．血液学检查

血液学检查对骨肉瘤的诊断价值不高。比较有意义的为血清碱性磷酸酶（AKP）和乳酸脱氢酶（LDH）。AKP 正常不能否定骨肉瘤的诊断，其明显升高时，结合其他征象，则对骨肉瘤的诊断起积极的支持作用。肿瘤经过彻底手术切除，增高的 AKP 不见降低或降低后又重新升高，则应考虑复发或转移瘤的存在。

2．针吸活组织检查

采用细针针吸活检，对于骨肉瘤的诊断有一定的必要性，其阳性结果可以避免开放性活检手术，但针吸活检的缺点是可能不能获得有效组织。

3．切开活检

为了做到明确的病理诊断，对于不适合进行针吸活检或速冻切片者，应做切开活检。活检前应充分参考影像学检查结果和临床症状，确定手术暴露途径及取材部位，注意避免切取病变周围反应组织、出血坏死组织等。

三、影像学检查

目前临床使用的影像学检查包括 X 线、CT、MRI、放射性核素骨扫描（ECT）、动脉造影等，但 X 线片仍是最基本、最重要的骨肉瘤诊断依据。

1. X 线检查

早期骨肉瘤 X 线主要表现为长骨干骺端出现局限性斑点状、边界不清骨硬化，其内杂有少许不规则低密度骨破坏区。随着病变进展，斑点状影融合，正常骨小梁消失，骨皮质有虫蚀状骨破坏，表面有短针状骨膜增生。根据 X 线分为溶骨型（以骨质破坏为主，易病理骨折）、成骨型（以瘤骨为主）和混合型（骨破坏和瘤骨兼有）。

基本 X 线特征如下：①肿瘤骨：a. 象牙质样瘤骨：密度特高，边界较清或模糊，无骨结构，位于髓腔或软组织肿块内，肿瘤中心区，细胞分化较成熟，恶性较低。b. 云絮状或斑片状瘤骨：密度浅淡，边界不清，亦无骨结构，位于髓腔或软组织肿块内，瘤边缘部，细胞分化差，恶性度高。c. 针状瘤骨：呈粗细不均，密度较高，垂直状、放射状或蜷曲交叉状，边界可辨，位于骨皮质，伸向软组织肿块内，细胞分化较差，恶性度高。②骨质破坏：a. 斑状或大片状：圆或不规则透明区，边界不清，位于髓腔内瘤区中心部，细胞分化较差，恶性度较高。b. 虫蚀状：米粒大小透明区，边界不清，位于髓腔内肿瘤边缘部，瘤细胞分化差，恶性度高。c. 筛孔及发丝状透明区，边较模糊，瘤细胞分化较差，恶性度高。③骨膜增生：a. 平行型或葱皮型：前者为单层钙化骨膜，位于早期病变或肿瘤邻近的骨干。后者为多层钙化骨膜，位于肿瘤中心部位表面。b. 三角形（Codman 三角）：肿瘤突破骨皮质及骨膜处，骨膜呈三角形钙化。c. 放射或垂直状：粗细大小相似的骨膜钙化，与骨干垂直或呈辐辏状。④软组织肿块：边界常模糊，其内可有瘤骨，瘤软骨钙化及出血、坏死、囊变等。

其他 X 线表现或称非基本 X 线表现如下：①瘤软骨少数位于髓腔内，多数在软块内，呈团状的点、弧、环状高密度影或斑片致密骨影内有米粒大小透明区。②出血、坏死或囊变常见于巨大软组织肿块内，呈局限膨突，无瘤骨，但周围有瘤骨包绕。③病理性骨折常见于溶骨型，发生率 8%～10%，一般无骨痂。④骨骺和关节受侵犯：a. 发生率 17.0%～34.1%。b. 临时钙化带消失，骺板增宽，关节破坏，关节间隙增宽，关节内软块或瘤骨等。⑤髓腔扩张：a. 常见于溶骨型和混合型病例。b. 髓腔呈梭形或偏心形向外扩张，皮质变薄，结构紊乱，骨皮质外可有葱皮样骨膜增生。⑥残留骨部分未破坏的正常骨组织被包入瘤组织内。残留骨边不清，密度淡，大小形态不一，此征提示肿瘤生长快。⑦邻近骨骼受侵犯或远隔转移，出现骨破坏或骨膜增生等，远隔转移常为肺。

2. 动脉造影及 DSA

肿瘤局部血循环增加，约占 79.2%。可见新生毛细血管网及瘤血管形成，粗细不一、呈螺旋状，走行乱，边毛糙。瘤内有血湖形成，血管末端出现斑片状造影剂。如瘤染色见肿瘤密度增高，是平行血管和血窦显影。如存在瘤内动静脉瘘，动脉期见静脉显影。上述征象具备 2~3 种，即可诊断恶性。但不能反映组织学类型。

3. CT 检查

CT 检查在骨肉瘤诊断中的价值：①发现 X 线检查中可疑的骨质破坏和瘤骨。②明确肿瘤在髓腔或软组织内的浸润范围。③了解软组织肿块与周围结构如血管、神经等的关系。典型骨肉瘤在 CT 上的表现如下：①常位于长骨干骺端髓腔内，取代了正常骨髓脂肪组织。②肿瘤引起骨质破坏，呈高于脂肪低于骨皮质的圆形或不规则低密度区，边界不规则。CT 对显示骨皮质的破坏优于平片。③肿瘤骨呈高密度硬化区，边界不清，呈斑片，条网状等。④骨膜反应在骨皮质外呈平行状、葱皮样或日光放射状等。⑤软组织肿块可表现为 a. 自髓腔内突破骨皮质和骨膜进入软组织，边界不清，形态半圆或不规则，密度低于正常肌肉。b. 肿块内常有瘤骨，故密度接近正常骨皮质。c. 可显示血管、神经受侵犯，表现为它们与肿块界限不清。⑥还可显示邻骨受侵袭，病理骨折等。⑦增强扫描：瘤组织不均匀强化，中心部位可显示无强化的坏死液化区。还可显示软组织内血管被推移及受侵等。

4. MRI 检查

MRI 检查的影像学特点取决于肿瘤组织中主要细胞类型和有无出血坏死。成骨型骨肉瘤在 T1、T2 加权图像上都表现为低信号。成软骨型 T2 加权图像上为高信号，其中局限性低信号区为软骨钙化的成分。成纤维型常有短 T1、短 T2 的纤维特点，T1、T2 加权图像上均为低信号。毛细血管扩张型骨肉瘤内含有较大的囊性血腔，T1、T2 加权图像上都表现为低信号。髓腔内的病灶在 T1 加权图像上表现为更低信号区或低、等、高信号区混杂。冠状面或矢状面图像上能确切显示长骨骨髓腔内的扩散，易发现髓腔内跳跃性的转移灶。肿瘤部位的骨膜反应和钙化、骨化在 MRI 图像上显示为低信号，不规则增厚的骨膜和伴存的水肿在 MRI 横断面 T2 加权图像上表现为高信号的厚环。冠状面或矢状面图像上可显示低信号的骨膜三角位于更低信号的骨皮质和稍高信号的软组织之间，具有特征性。

5. 放射性核素骨扫描

放射性核素骨扫描在骨肉瘤中的应用有两个作用，一是判断肿瘤在骨髓内的边界，寻找跳跃灶；二是确诊有否其他骨转移或有否多骨受累。

四、病理改变

骨肉瘤的主要组织成分为肿瘤性成骨细胞、肿瘤性骨样组织和肿瘤骨。其成分的多寡，随肿瘤性成骨细胞分化程度而异。分化比较成熟者，肿瘤骨多，称为硬化性骨肉瘤，分化比较原始者，肿瘤骨少，称为溶骨性骨肉瘤。介乎二者之间者，即有不同程度的溶骨性和硬化性骨肉瘤。在肉眼观察下，骨肉瘤的性质颇不一致，有坚硬如象牙者（硬化性骨肉瘤），有脆软如肉芽易出血、瘤骨极少者（溶骨性骨肉瘤），有生长迅速而血不足，以致部分肿瘤坏死，形成含棕色或血性液体的囊肿者，有生长迅速而血运丰富，肿瘤组织含有极多的扩张血管，以致肿瘤产生搏动和杂音，形成假性动脉瘤者。

显微镜检查，肿瘤组织的成分亦复杂无常。在硬化性部分的切片中，可以发现不分层，无骨小管系统，排列杂乱、染色颇深的肿瘤骨小梁。肿瘤骨小梁间隙之中，可能有未被破坏的正常骨质存在，与肿瘤骨对比，更显出肿瘤骨小梁不服从生理力线原则的紊乱现象。在溶骨性部分的切片中，则可以发现肿瘤骨稀少或不存在，偶尔或有散在的骨样组织，但肿瘤性成骨细胞极多，分化原始，大小不一，胞浆多少不匀，胞膜不清，胞核大，染色深，分裂多。此外血管丰富，有成窦状者，其管壁系由肿瘤细胞所形成。上述两种显微镜下的不同组织相，可能存在于同一骨肉瘤中。此点说明，骨肉瘤一旦发生，不论其为硬化性或溶骨性，恶性的程度不可能有绝对差别。除上述镜下所见外，尚可发现两种比较少见的细胞：一为肿瘤巨细胞，胞核多至 3~10 个，染色颇深；一为异物巨细胞，散在于肿瘤坏死部分或出血部分的周围。其形态与骨巨细胞瘤的巨细胞相同。总体来说，骨肉瘤的主要成分为肿瘤性成骨细胞、骨样组织和肿瘤骨。但也可能有一些恶性程度不等的软骨组织小岛，数量小，不能左右骨肉瘤的本质。因此，不应因软骨组织的出现，变更骨肉瘤的名称。骨肉瘤转移早而迅速，转移瘤几乎发生于肺部，通过肺部转移至其他器官者则罕见，局部淋巴结因肿瘤坏死可有增生扩大现象，但很少有转移瘤的存在。

五、诊断标准

综上所述，骨肉瘤的诊断需结合患者病史、症状体征、实验室检查、影像学检查及病理检查等多方面考虑。

（1）多发于 15~25 岁青少年，男性多于女性。好发于四肢长管骨干骺端。膝关节上下部位最常见。

（2）主要症状是局部疼痛，初为间歇性隐痛，迅速转为持续性剧痛，夜间尤甚。

（3）局部皮温高，静脉怒张，肿块生长迅速，压痛，可出现震颤和血管杂音，可有病理性骨折，关节功能障碍。

（4）全身毒性反应，食欲不振，体重减轻，最后衰竭，出现

144

恶病质。

（5）贫血，白细胞增高，血沉块，碱性磷酸酶增高。

（6）X线摄片之特征：干骺端偏心性骨质破坏或同时出现骨质硬化，并有骨膜反应。

（7）病理检查见肿瘤组织主要成分有异型性细胞、瘤性骨样组织和肿瘤骨，可明确诊断。

六、外科分期

骨肿瘤外科分期由美国病理学家 Ennecking 在 1980 年提出，该分期由 GTM 组成。G 为病理分级：G_0 为良性，G_1 低度恶性，G_2 高度恶性。T 为肿瘤所在解剖定位：T_0 为良性肿瘤局限在骨内，T_1 为间室内，T_2 间室外。M 指转移：M_0 无转移，M_1 有转移。

表 4-1-1 　　　　　　　　**Ennecking 骨肿瘤分期**

分期	分级	部位	转移	手　　术
ⅠA	G_1	T_1	M_0	广泛切除
ⅠB	G_1	T_2	M_0	广泛切除，截肢
ⅡA	G_2	T_1	M_0	根治切除，广泛切除+辅助
ⅡB	G_2	T_2	M_0	根治切除
ⅢA	$G_{1\sim2}$	T_1	M_1	根治切除，切除转移灶或姑息
ⅢB	$G_{1\sim2}$	T_2	M_1	同上

G：肿瘤细胞组织学表现：G_0 = 良性、G_1 = 低度恶性、G_2 = 高度恶性

T：外科部位：T_0 = 囊内、T_1 = 同室内、T_2 = 间室外

M：转移：M_0 = 无转移、M_1 = 远处转移

根据 GTM 不同组合形成不同分期，如 ⅠA 期为 $G_1T_1M_0$，ⅠB 期为 $G_1T_2M_0$，ⅡA 为 $G_2T_1M_0$，ⅡB 为 $G_2T_2M_0$，凡有转移者均为Ⅲ期。根据不同分期采用相应的治疗对策。目前这一分期系统已得到国际上广泛的承认和应用，其意义在于合理开展治疗、统一评定标准。

第二节　骨肉瘤的分型

骨肉瘤最简单可分为原发型和继发型。根据临床表现可分为骨内骨肉瘤和骨表面骨肉瘤。

一、中央型（髓腔内）骨肉瘤

1. 传统中央型（髓腔内）骨肉瘤

该型一般累及长骨干骺端，特别好发于青壮年膝关节两侧，按其组织学成分不同，又可分为成骨细胞型、成软骨细胞型、成纤维细胞型和纤维组织细胞型骨肉瘤，见到这些结构对骨肉瘤分型很有帮助。然而，由于该肿瘤为多潜能组织起源，并且这些亚型间预后无统计学差别，且大量资料表明，各型治疗也无差别，所以分出这些亚型并无价值。

2. 血管扩张型骨肉瘤

该型约占所有骨肉瘤1%。组织学特点为大量充满红细胞的腔隙被纤维间隔分隔，细胞的异型性相当明显，同时伴有破骨巨细胞或异常多核巨细胞，当肿瘤骨样基质或肿瘤性骨较少见或难找到时，易误诊为动脉瘤样骨囊肿或恶性巨细胞瘤。MRI 表现呈 T_1、T_2 高信号。该型若早期行术前和术后化疗，病人预后可大大改善。

3. 骨内高分化（低恶性）骨肉瘤

该型罕见，组织学表现为低度恶性纤维骨病损，可出现骨旁骨肉瘤、纤维结构不良、硬纤维瘤样、骨母细胞瘤样、软骨粘液纤维瘤样等病理表现。X 线检查发现骨皮质破坏、缺损有助于本病的诊断。低度恶性和高度恶性骨肉瘤的区别目前仍完全依靠组织学，将来对骨肉瘤恶性程度的区分和对骨肉瘤应用何种治疗方案都有待于分子生物学研究。该型骨肉瘤需广泛切除才能获得成功治疗，局部切除常复发，且该型骨肉瘤常伴5%会发展为高度恶性骨肉瘤。

4. 圆细胞（小细胞）骨肉瘤

该型肿瘤由类似 Ewing 肉瘤的恶性小细胞组成，肿瘤性骨样基质虽然局灶但总会出现。最近，小细胞骨肉瘤是研究的热点之一，因为它同恶性神经外胚叶肿瘤均有染色体移位 t（11；12），因而提出小细胞骨肉瘤是伴有肿瘤性骨样基质形成的恶性神经外胚叶肿瘤，但目前该型骨肉瘤与骨的 Ewing 肉瘤及恶性神经外胚叶肿瘤关系仍然不清楚。该型肿瘤相当少见（约占骨肉瘤 1%），但认为该型相当重要，因为它的治疗效果远较一般骨肉瘤差。

二、浅表型或表面骨肉瘤

浅表型或表面骨肉瘤是指发生于骨表面的骨肉瘤，发生率远没有骨内骨肉瘤多见。Schajowicz 等根据组织学和生物学研究，将该型骨肉瘤分为 3 个亚型：皮质旁（近皮质）骨肉瘤（parosteal juxtacortical osteosarcoma）、骨膜骨肉瘤（periostal osteosarcoma）和高度恶性浅表骨肉瘤（high-grade surface osteosarcoma）。这 3 型骨肉瘤的组织学特征、生物学行为以及预后均不相同。

1. 皮质旁（近皮质）骨肉瘤

该型是浅表骨肉瘤中常见的，好发于 30~40 岁青壮年长骨干骺端，特别是股骨远端后面。放射影像为宽基底贴附于骨皮质的骨性团块。组织学特点是低度恶性梭形细胞肿瘤伴有平行成熟骨小梁。偶尔肿瘤边缘可见到低级软骨肉瘤组织图像，皮质旁骨肉瘤早期还需与骨化性肌炎鉴别。关于皮质旁骨肉瘤伴去分化问题一直有很多争论。该型肿瘤外科治疗后复发，伴去分化时，病人预后较差。

2. 骨膜骨肉瘤

该型是浅表型骨肉瘤一个少见亚型，常累及青少年长骨骨干。组织学上，常有明显低或中度恶性软骨成分，有时伴有钙化或骨化，但在局灶区，总可见到细带状肿瘤性骨样基质或肿瘤性骨。该

147

型预后较浅表高度恶性骨肉瘤好。

3. 高度恶性浅表性骨肉瘤

该型骨肉瘤恶性程度相当高，它的组织学及预后与传统骨肉瘤相同。

4. 皮质内型

该型骨肉瘤起源于哈伏氏管间质细胞，低度恶性，好发于胫骨。病灶在皮质内，局部皮质增厚，密度高，内可见椭圆形、不规则透亮区，酷似骨样骨瘤。肿瘤一般不侵犯髓腔及软组织。此型早期难以诊断，晚期病变累及髓腔及引起骨膜反应。进展缓慢，局部有疼痛症状。

三、其他类型骨肉瘤

骨外骨肉瘤（软组织骨肉瘤）是指在骨组织以外的骨肉瘤，是少见软组织肿瘤。肉眼所见肿瘤与周围组织境界清楚，切面呈颗粒状，灰白或淡黄色，可见小出血灶。镜下所见与骨的原发骨肉瘤无大区别，可见异型性的骨母细胞、纺锤样细胞、多核巨细胞，骨样基质、骨及异型的软骨细胞。其临床表现与骨原发的骨肉瘤不同，骨外骨肉瘤好发于 40 岁以上的成年人，大腿、臀部多见。其他类型骨肉瘤还包括继发性骨肉瘤和多中心型骨肉瘤（儿童多中心性硬化型骨肉瘤）等。

参 考 文 献

[1] Haddox CL, Han G, Anijar L, Binitie O, Letson GD, Bui MM, Reed DR. Osteosarcoma in pediatric patients and young adults: a single institution retrospective review of presentation, therapy, and outcome[J]. Sarcoma. 2014;2014:402509.

[2] 邹月芬,徐海,荣凡令等. 骨肉瘤的 MRI 诊断(附 15 例分析)[J]. 南京医科大学学报(自然科学版),2008,28(1):122-124.

[3]王文献,范辉,岳恒志等.骨肉瘤的 X 线平片、CT、MRI 诊断[J].中国医学影像学杂志,2008,16(6):461-464.

[4]花蒨蒨,张雪林,钟群等. MRI 在骨肉瘤诊断中的价值探讨[J].实用放射学杂志,2007,23(12):1662-1664,1682.

第五章 骨肉瘤的鉴别诊断

第一节 概　　述

　　骨肉瘤的鉴别诊断非常多，除去极端罕见情况，需鉴别的情况可分为以下几组。第一组为可产生类骨质的恶性肿瘤：类骨质和不成熟骨是诊断骨肉瘤的必需条件但非充分条件，有一部分肿瘤虽然产生骨性基质，但是不能诊断为骨肉瘤。这些疾病包括滑膜肉瘤、去分化软骨肉瘤、透明细胞软骨肉瘤、间质软骨肉瘤和黑色素瘤等。第二组需同骨肉瘤鉴别的疾病可从反应性病变到良性肿瘤再到高度恶性肿瘤，这些疾病的区别和诊断可采用更为传统的手段，包括：结合临床信息、影像学信息等来分析组织学信息。

　　准确快速地区分传统骨肉瘤和其他诸多创伤的表现可能非常具有挑战性。骨内病灶例如：黏液瘤、纤维肌瘤、纤维结构不良、骨纤维结构不良和骨巨细胞修复性肉芽肿等，都可能会给诊断带来很大困难。有时候，要区分唾液腺良性混合性肿瘤（下颌下骨的）和成软骨性骨肉瘤也很困难。低度恶性中央型（或者分化性骨内骨肉瘤）可能很难同纤维-骨化过程相鉴别，例如纤维结构不良和骨纤维结构不良。区分毛细血管扩张性骨肉瘤和其他出血性囊肿，或者区别富含巨细胞的骨肉瘤和其他巨细胞性病灶也很困难。良性病变如动脉瘤性骨囊肿和其他出现动脉瘤骨囊肿样的病损也很难与之鉴别（如骨巨细胞瘤、成软骨细胞瘤、纤维结构不良和骨母细胞瘤等）。虽然很少见，区分小细胞骨肉瘤和其他小细胞病灶也很困难。进来发现染色体异常转位 t（11；22）不仅见于尤文氏肉瘤而且也在少部分骨肉瘤中发现，这使鉴别更为困难，但是，这个结

150

果需要进一步研究。表面骨肉瘤和其他表面病损的鉴别也需要很高的技能。然而，临床、影像和病理特征可以区分骨肉瘤和由创伤后反应导致的许多病损。如骨化性肌炎、Nora 瘤、骨膜炎、骨折、软组织软骨瘤。

　　从本质上来说，有许多疾病需要同骨肉瘤相鉴别，除上面提到的以外，表5-1-1 中列取了其他一些情况。在所有情况中，病史、影像学和病理表现必须作为诊断的考虑内容。关注严格的细胞/组织学信息，并结合重要的临床、影像学以及其他特殊检查（分子检测），能够帮助我们区分骨肉瘤和其他形态学上类似骨肉瘤的疾病。本章旨在提供这些情况的一些简短讨论，包括传统鉴别诊断、产类骨质病变的鉴别（类骨质产生的疾病，但非骨肉瘤）以及其他可能混淆的肿瘤和疾病。

表 5-1-1　　　　部分需同骨肉瘤进行鉴别诊断的疾病

序号	类似骨肉瘤的肿瘤和其他病损
1	软骨肉瘤
2	软骨母细胞瘤
3	纤维性结构不良和骨纤维性结构不良
4	动脉瘤样骨囊肿
5	血管扩张型骨肉瘤
6	去分化软骨肉瘤
7	透明细胞软骨肉瘤
8	间质软骨肉瘤
9	滑膜肉瘤
10	尤文氏肉瘤
11	骨巨细胞瘤
12	骨样骨瘤和骨母细胞瘤
13	骨折
14	骨髓炎
15	骨化性肌炎

第二节 传统鉴别诊断

一、软骨肉瘤

软骨肉瘤是一种恶性肿瘤，以形成软骨为特征，多见于成年人，好发于 20~70 岁，男性更好发。常见于骨盆和长骨，特别是股骨和肱骨。软骨肉瘤可以分成原发性（传统或髓性）、去分化型和继发性。有时候即使肿瘤生长缓慢，也可能是高度恶性和转移性的。影像学上看，病灶侵犯部分髓腔是其特征，可见到骨皮质增厚和骨内膜呈扇形，可见环状、细孔状或者逗号形的钙化。

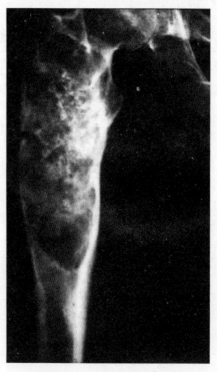

图 5-2-1 股骨近端软骨肉瘤

平片显示病灶内出现"爆米花"样的溶骨性病变

152

　　组织学上，软骨肉瘤可见由肿瘤细胞产生的软骨。组织学分型依赖于肿瘤的细胞构成、细胞及核的多形性和分裂相。高度恶性软骨肉瘤产生的软骨较低度肿瘤成熟度差。

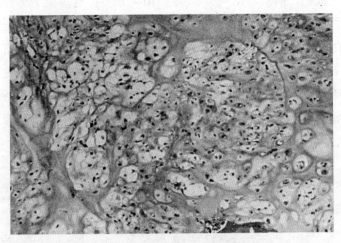

图 5-2-2　软骨肉瘤

大的空泡细胞分散在软骨细胞间隙（HE 染色）

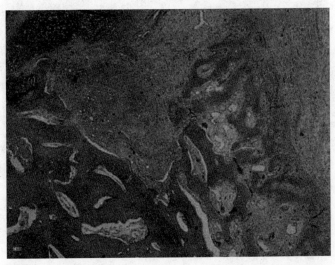

图 5-2-3　先前存在的骨小梁之间浸润的软骨肉瘤（HE 染色）

二、软骨母细胞瘤

软骨母细胞瘤占所有原发性骨肿瘤的比例不到1%。病变在骨骼发育成熟之前就可出现，常见于10~20岁，更多见于男性。这种良性肿瘤最常发生于长骨骺端。通常呈离心分布，影像学上可见硬化的外缘，骨膜反应很少见。组织学上，肿瘤细胞成分丰富，含有相对未分化组织，包括圆形和多边形的成软骨样细胞，可见多核巨细胞。经常存在少量较成熟的软骨样胞间质和局部细胞间钙化。肺部转移很罕见。骨骺部位肿瘤的鉴别诊断也包括骨巨细胞瘤、透明细胞软骨肉瘤和骨囊肿。

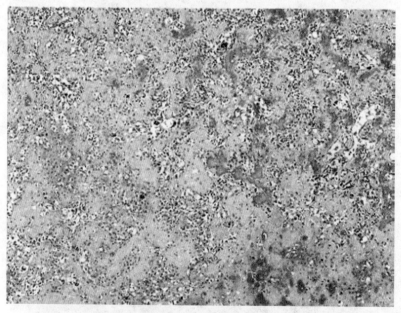

图 5-2-4 软骨母细胞瘤
核的多形性增加，并被适度深染（HE 染色）

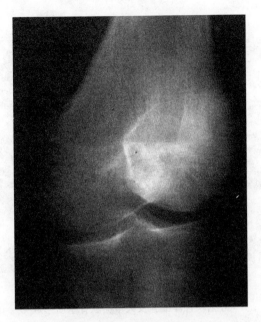

图 5-2-5　软骨母细胞瘤

股骨远端的骨骺图像有一透亮区域，边缘硬化

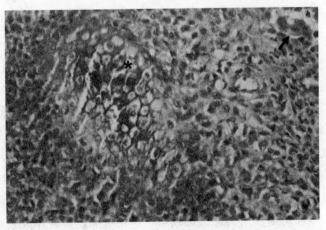

图 5-2-6　软骨母细胞瘤

成软骨细胞呈圆形或卵圆形的，偶尔可见多核巨细胞（箭头所指），星号所指区域可见细胞间网状钙化

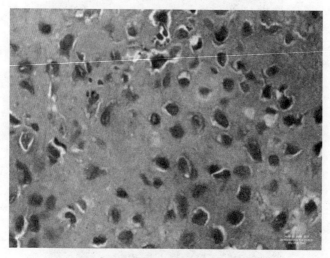

图 5-2-7　典型软骨母细胞瘤
可见软骨样细胞及大量类软骨基质形成

三、纤维结构不良和骨纤维结构不良

纤维结构不良经常发生于 40 岁以下人群，女性多于男性。可发生于单一部位或多个部位。临床表现可从无症状、单个静止病损到广泛骨骼受累。然而 70% 患者可有疼痛表现。患有纤维结构不良的人骨肉瘤发病风险轻度增高。长骨的病损通常位于骨干或者干骺端，表现为中心性或离心性，被描述为髓腔内可见模糊样特征、"毛玻璃"样表现等，可能出现间断的反应性硬化。组织学上可见纺锤状细胞，背景呈水肿性，由随机分布的缺乏成骨边缘的小梁构成。小梁排列很不规则，倾向于形成不规则的 C 或 S 形。纤维结构不良通常会削弱骨结构，导致继发性畸形。病灶有分化较差的成骨性区域，可见皮质破坏。如软组织包块毗邻皮质破坏区表示可能有恶性转化。GNAS1 基因的点突变激活同纤维结构不良有关，它编码一种异源三聚体 G 蛋白，调节 cAMP 通路。

骨纤维结构不良也称为骨化性纤维瘤。好发于 10 岁以下骨骼尚未发育成熟的儿童中，男孩发病较女孩多见。通常发生于下肢膝关节以下，最常见于胫骨骨干部位。影像学表现为髓腔内的"肥皂泡"样改变，有时可见到胫骨前弯曲。组织学上，病灶以出现纤维样间质为特点，有编织骨小梁和成骨样边缘。

纤维结构不良和骨纤维结构不良需要同低度中央型骨肉瘤相区分。后者发病非常罕见（占所有骨肉瘤的1%），生存率可达到

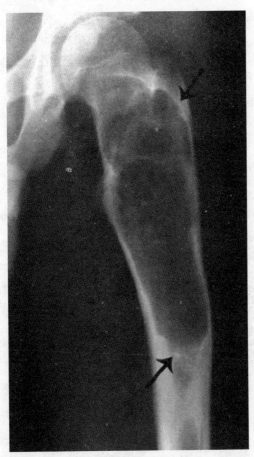

图 5-2-8　14 岁男性的股骨纤维结构不良

左股骨正位片显示骺端病变延伸到颈部（上箭头）。注意在"毛玻璃"的背景下的内部分隔，狭窄的过渡区域（下箭头）为长期良性病变的特点

80%, 通常发生在 20~50 岁, 它表现为大的、破坏性的并且是局限性的病灶。肿瘤大体观是灰白色的或者乳白色的, 质地坚硬, 病变局限。镜下可出现典型的成熟板层骨小梁。

纤维结构不良/骨纤维结构不良发病年龄非常年轻, 60% 以上的患者小于 5 岁, 95% 以上的患者小于 10 岁。通常累及胫骨, 特别是骨纤维结构不良。影像学结果可见明显差别, 纤维结构不良表现为毛玻璃样病损, 而骨纤维结构不良呈现肥皂泡样和胫骨前弯。相反, 骨肉瘤出现骨破坏, 可见软组织侵犯。组织学检测纤维结构不良/骨纤维结构不良可见无害的纺锤细胞间质, 并可见围绕血管中心的骨小梁。两者均存在编织骨, 边缘成骨在骨纤维结构不良中出现。并且 GNAS1 的突变同纤维结构不良相关。相反, 传统型骨肉瘤由大量间变的细胞构成, 并且随机分布着基质, 其中含有类骨质或软骨。

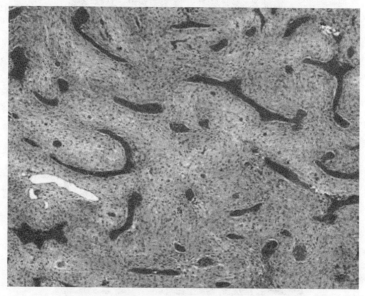

图 5-2-9 纤维结构不良

在水肿的背景中可见旋涡状的梭形细胞, 呈低度不典型和单一形态, 随机排列的骨小梁边沿缺乏成骨细胞 (HE 染色)

158

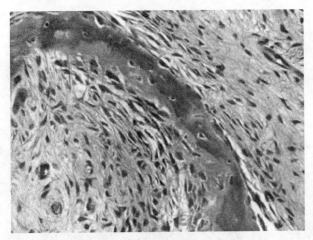

图 5-2-10 上图的高倍镜下观
突显梭形细胞和疏松的间质

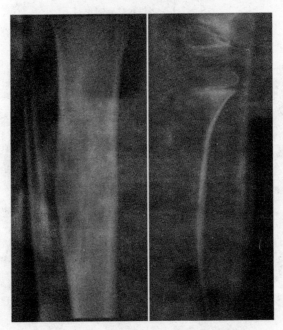

图 5-2-11 胫骨骨干的骨纤维结构不良
可见髓腔内的肥皂泡外观（L）与胫骨前曲（R）

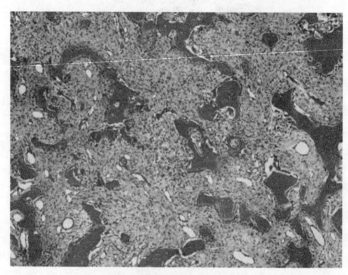

图 5-2-12　骨纤维结构不良
与纤维结构不良相反，不规则骨小梁的表面往往会显著地排列着成骨细胞

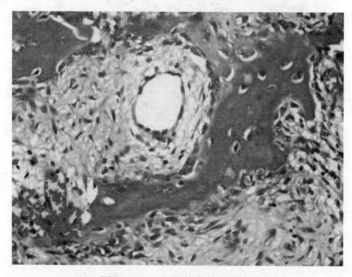

图 5-2-13　上图的高倍镜下观
显示与小梁相关的成骨细胞

四、动脉瘤性骨囊肿

动脉瘤性骨囊肿最初起源于骨，好发于 30 岁以下人群。女性好发，疼痛和肿胀是最常见的主述。影像学上可见一个透亮的空腔，呈离心性，位于长骨干骺端的髓腔内，边缘清晰，皮质薄，膨大。交界面非常容易辨别。CT 和 MRI 检测可见内部间隔，通常可见多个液液界面。从大体观看，囊肿呈现一个出血性海绵状肿块。病理学表现为囊肿壁缺乏正常血管，囊腔内很少看到内皮系细胞，间隔中均含有巨细胞，几乎所有的动脉瘤性骨囊肿有实性部位。

动脉瘤性骨囊肿需同毛细血管扩张性骨肉瘤、巨细胞肿瘤和低度恶性骨肉瘤相鉴别。本节只论述同毛细血管扩张性骨肉瘤的鉴别。毛细血管扩张性骨肉瘤占所有骨肉瘤的 3%，它好发于 20~30 岁。毛细血管扩张性骨肉瘤是一种快速扩张侵犯的疾病，由富含血液的腔隙构成，部分有恶性肿瘤细胞产生的稀疏类骨质排列而成。影像学上，它看起来像纯粹的溶骨性病损，很少或没有成骨性改

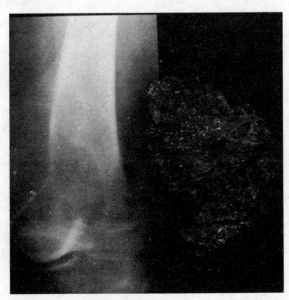

图 5-2-14　远端股骨的动脉瘤样骨囊肿的放射学图像和相应的解剖标本

变。组织学上可见出血性肿块，含有填充在囊肿中的血液、囊肿间隔膜、高度恶性的间变细胞以及稀疏排列的类骨质。根据定义，这是个高度恶性肿瘤。

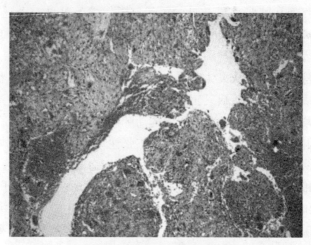

图 5-2-15　动脉瘤样骨囊肿

可见肿块被间隔分为多个小叶，其中含有松散排列的梭形细胞与积聚的血细胞，并分散着多核巨细胞

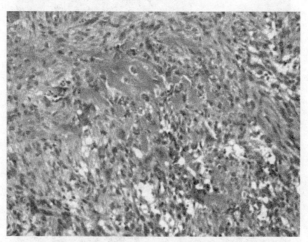

图 5-2-16　比较坚实的动脉瘤样骨囊肿

梭形细胞排列疏松，可见骨样基质存在

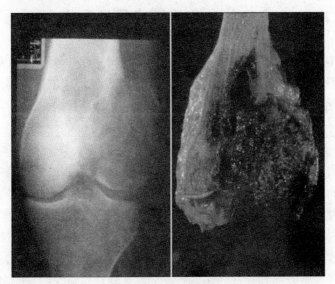

图 5-2-17　股骨远端毛细血管扩张性骨肉瘤

该图像显示了一个破坏性的，偏心的溶骨性病变，呈膨胀性，浸润性，边界不清（左）。大体标本显示了血液充盈的囊肿的出血性肿块（右）

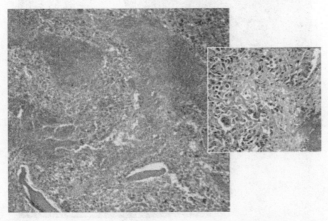

图 5-2-18　毛细血管扩张性骨肉瘤的组织学特征

该标本显示充血的囊肿（无上皮层），可见恶性细胞以及类骨质存在。插图为高倍视野，可见明显异型性细胞

163

第三节　非传统成骨性病变

本节将论述一些特殊情况，产生类骨质一直是骨肉瘤诊断的核心，但是有一部分肿瘤也有类骨质形成的表现。这包括滑膜肉瘤、去分化软骨肉瘤、透明细胞软骨肉瘤以及间质软骨肉瘤。

一、去分化软骨肉瘤

去分化软骨肉瘤在所有软骨肉瘤中是恶性程度最高的一种。男性发病较女性稍高。通常在老年发病，50~70 岁间。它的发病部位同软骨肉瘤是一致的，患者典型症状为长期疼痛后出现的突然的水肿和局部的触痛，影像学表现各异，但是关键点是在看似惰性的软骨肉瘤上发生的增殖性肉瘤。病灶可能和传统软骨肉瘤相似，表现为侵袭性骨破坏和局部钙化。病理学可见软骨和高度产骨的肉瘤成分间的明显分界，而没有过渡阶段。

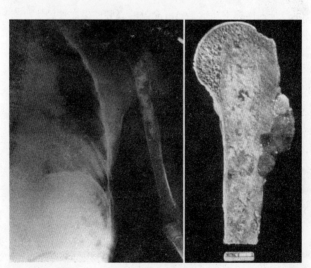

图 5-3-1　肱骨近端的去分化软骨肉瘤
左图显示一个溶骨性病变，界限不清，病灶内出现点状及环状钙化，右边是大体标本

164

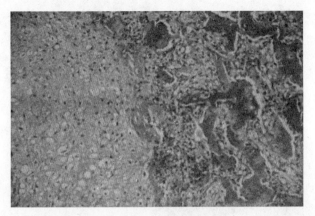

图 5-3-2　去分化软骨肉瘤

镜下见原有肿瘤及其去分化成分之间有清晰的界限

二、透明细胞软骨肉瘤

透明细胞软骨肉瘤好发于 20~70 岁间，男性多发。肿瘤好发于骨骺端，组织学表现可见透明细胞形成的板层样结构，伴有破骨样巨细胞。肿瘤和典型的具有成骨能力的软骨肉瘤很相似，一般认为透明细胞瘤恶性程度低，临床表现侵袭性较传统软骨肉瘤低。

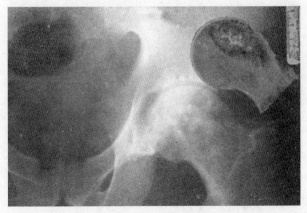

图 5-3-3　股骨头透明细胞软骨肉瘤

病灶边界清楚，并显示局部矿化。插图：大体标本

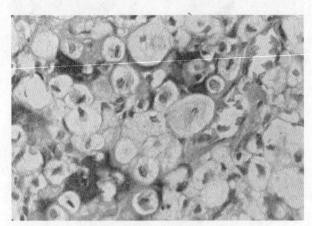

图 5-3-4　透明细胞软骨肉瘤

高倍镜下透明细胞软骨肉瘤呈现局灶骨化并混有肿瘤细胞。肿瘤细胞可见位于中心的圆形核和丰富清晰的细胞质

三、间质软骨肉瘤

间质软骨肉瘤好发于 20~30 岁间，性别间无差异，它只占骨

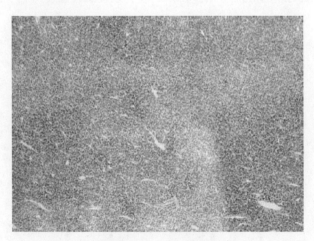

图 5-3-5　间质软骨肉瘤

血管由小的恶性细胞包围，被其压缩变形

肿瘤的不到1%，影像学表现通常很难和传统软骨肉瘤相区分。特征不典型，但是通常类似于软骨起源的恶性肿瘤，一些肿瘤可能呈现出和圆形细胞瘤相似的浸润性生长。组织学上，典型肿瘤可表现为分化的软骨区域内含有高度血管化的梭形或圆细胞间质组织。板层中的小细胞可能出现"血管外皮细胞瘤样"表现。软骨是单纯的或者过渡性的，可出现类骨质或骨。

四、滑膜肉瘤

这个特殊的软组织肉瘤发生于较大的儿童和年轻成人。它具有分化成两种不同组织类的倾向：纺锤状细胞和肉芽组织（含有上皮分化，呈双向性）。最常见的是单向分化，仅包含纺锤样细胞。上皮细胞膜抗原（EMA）和细胞角蛋白片状表达能够提示诊断。细胞遗传学异常可见 X 和 18 号染色体平衡异位，导致许多融合蛋白的产生（SYT/SSX1，SYT/SSX2 以及非常罕见的 SYT/SSX4）。细胞遗传学或者分子检测与诊断相关。

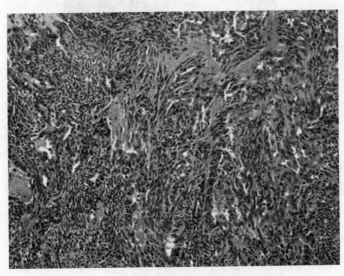

图5-3-6　双向滑膜肉瘤
可见狭窄的梭形细胞间散在的上皮样腺体结构

第四节　混杂肿瘤及其他情况

一、尤文氏肉瘤

尤文氏肉瘤是尤文氏瘤中的一部分，它占据骨恶性肿瘤的6%，最常见于骨盆和四肢，特别是下肢。不同于骨肉瘤，它好发于骨干而非干骺端。有时候整个长骨都被累及。影像学表现出多层骨膜下新骨的形成，称为"葱皮"样改变（也可见于骨化性肌炎），可同时存在溶骨性和成骨性区域。有时候，影像学表现可能

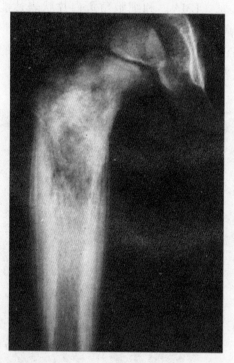

图 5-4-1　股骨尤文氏肉瘤

溶骨性和成骨性区域影响股骨上三分之一，骨膜下新骨形成而产生典型的"洋葱皮"改变

和骨肉瘤很相近，因为存在由骨皮质向周围放射的骨刺，肿瘤也可能位于骨表面，产生蝶形凹陷。影像学可同其他诸如骨肉瘤、骨化性肌炎，朗格汉斯细胞组织增生症（嗜酸性肉芽肿）以及骨的淋巴瘤等鉴别。

显微镜下，尤文氏肉瘤含有板层状的圆形细胞，核呈圆形。细胞数量很多，形态较一致。它们被基质带分割成多个小室，细胞间质很少。大部分尤文氏肉瘤表达 CD99，它是一种由 MIC2 编码的细胞膜蛋白，位于 X 和 Y 染色体的短臂末端，CD99 并非尤文氏肉瘤的特异性表达标志，它也可见于淋巴细胞增生性淋巴瘤、胚胎性横纹肌肉瘤以及其他软组织肉瘤，在尤文氏肉瘤中，CD99 通常呈膜分布。

大部分尤文氏肉瘤同基因转位有关，影响 EWSR1（22q12）区。最常见的转位是 11 号染色体（FLI1）和 22 号（EWSR1）间的转位，许多其他的变异类型主要是 FLI1 的替代，EWSR1 通常被累及。分子检测是诊断该疾病的最新进展。

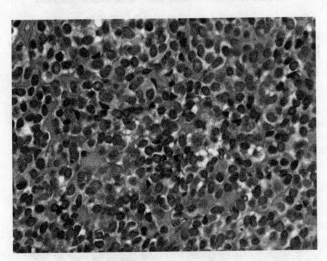

图 5-4-2　尤文氏肉瘤

高倍镜下显示尤文氏肉瘤是一种典型的小圆细胞肿瘤，有突出的胞核和相对少量的细胞质

二、骨巨细胞瘤

骨巨细胞瘤占骨骼系统肿瘤的5%，通常临床症状为疼痛和局部包块，时间可从几周到数月，通常累及长骨末端。影像学可见位

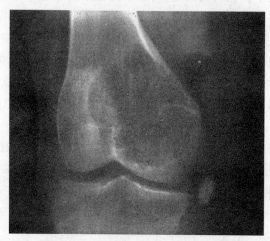

图 5-4-3　股骨远端骨巨细胞瘤
可见股骨骨骺处偏心性不规则的溶骨性病变，但有明确的边界

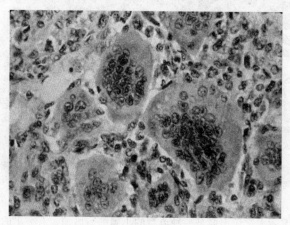

图 5-4-4　骨巨细胞瘤
可见多核巨细胞，间质细胞含有一个单一的大核并由边界不清细胞质包围

170

于骨端的溶骨性病损，但是可累及干骺端以及延伸至相邻关节的皮质。除了肿瘤外表面可出现一层薄的骨膜下新骨外，其余地方无骨膜反应。肿瘤有血管网似的圆形细胞、卵圆形或者纺锤状基质细胞和多核巨细胞构成。部分区域可见类骨质形成和钙化。

三、骨样骨瘤与骨母细胞瘤

骨样骨瘤与骨母细胞瘤典型发生于 30 岁以下人群，它们是良性骨形成肿瘤，病理学上很相似，但是临床表现却各不相同。骨母

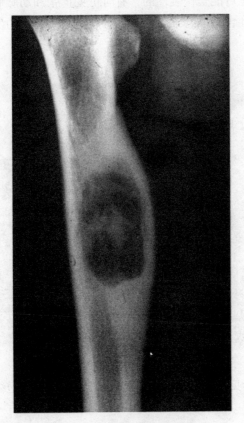

图 5-4-5　股骨干骨母细胞瘤

病变表现为透亮伴不规则硬化的溶骨区，向周围膨胀，溶骨性区域有骨化和钙化

171

细胞瘤好发于脊柱，而骨样骨瘤常见于肱骨和胫骨的骨干部。肿瘤大小对于评估病灶是骨样骨瘤还是骨母细胞瘤很重要，Schajowicz和 Lemos 定义骨样骨瘤为大小约 2cm 或更小，它们称其为"受限制的骨母细胞瘤"，这个观点只在肿瘤大小是连续性的，并且大小与肿瘤恶性倾向相关时才是合理的。骨母细胞瘤的恶性转化可以产生远处转移。

骨样骨瘤和骨母细胞瘤的影像学表现均呈现出一个界限清楚的病灶，然而有时候会发生骨皮质的破坏，特别是当肿瘤具侵袭性时，不破坏也可能是侵袭性的，有时可见扩张和动脉瘤性扩大。病理学上，病灶含有成骨细胞，可见骨小梁，其肿瘤的生物学行为难以预测。

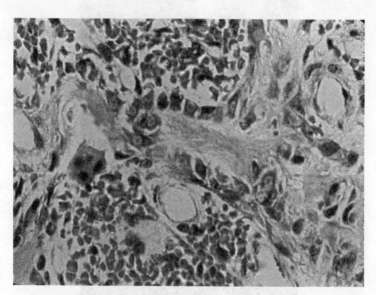

图 5-4-6　骨母细胞瘤
可见上皮样成骨细胞被骨质或略有钙化骨小梁包绕

四、骨折

骨折，包括应力性骨折，可能会被认为有骨肉瘤。在疾病早期，骨折可能出现丰富的细胞增殖活性。骨折可能也表现出过度生长的愈合组织，使鉴别诊断困难。应力性骨折常见于胫骨体，可能发生在长途跋涉或慢跑之后。病史和影像学可助于诊断。

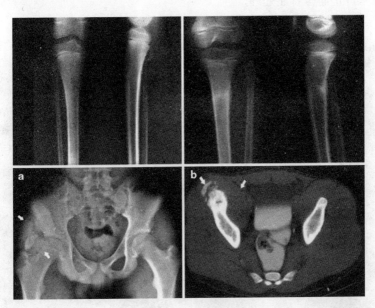

图 5-4-7 胫骨骨折

患者六个星期前慢跑后感到疼痛和压痛。上图：X 线片起初被认为"正常"，随着疼痛的持续和不断加重的局部压痛，X 线片显示疼痛部位横向急变区域，该患者诊断为应力性骨折。下图：有骨痂形成的骨折，可能误诊为骨肉瘤。骨盆正位片（a）显示右侧髂骨骨折并有一个钙化骨痂形成（箭头）。轴位CT 图像（b）显示右侧髂骨的撕脱骨折，钙化骨痂和髂腰肌肌肉大血肿（箭头）。

五、骨髓炎

骨髓炎包括溶骨性和成骨性反应。最初的体征是不规则的骨质疏松，急性期的时候，表现出一种浸润性恶性病灶，类似于尤文氏肉瘤。而慢性期，可见到破坏灶。

慢性活动性骨髓炎最常累及锁骨，之后是其他骨骼。影像学下可见硬化为主的表现，疾病本身具有自限性，不论治疗或不治疗骨最终会恢复正常。细菌培养或病毒学检测连续两次阴性不能排除。组织学可见到增厚的骨小梁伴随周围反应性成骨和结缔组织。该病只需行止痛等对症处理。

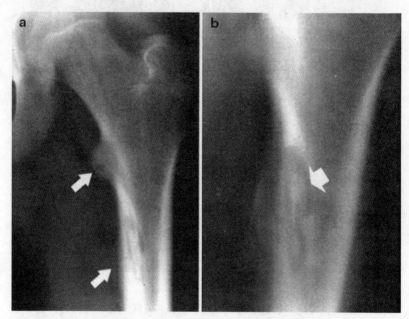

图 5-4-8　14 岁慢性活动性骨髓炎的男性患者
左股骨常规 X 线正位片（a）：可见一个硬化小转子（上箭头），骨膜反应和增厚皮层（下箭头）。左股骨正位常规 X 线断层图（b）：可见一死骨（箭头所示）位于死腔内

六、骨化性肌炎

在骨化性肌炎中，异位的钙化可能发生在肌肉或者软组织。纤维增生是主要特点。细胞倾向于散乱存在，而无组织性。成骨细胞形成反应性新骨，类骨质发生矿化，最后形成平行排列的大致相似的骨。影像学研究通常可见界限清楚的病灶，CT 可帮助识别这些特点。肿块与骨皮质无联系。

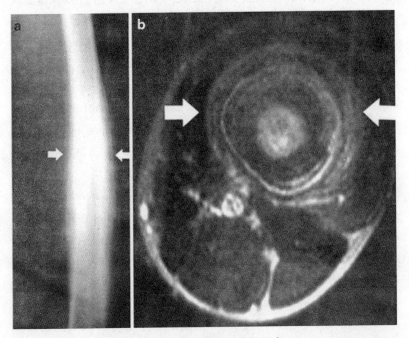

图 5-4-9　14 岁股骨骨化性肌炎

女性患者，患肢红肿热痛。股骨侧位片（a）显示坚实骨膜新骨形成和弥漫性皮质和髓质骨（箭头）的硬化反应。轴位 T2WI. MRI（b）表现出多层骨膜新骨形成（箭头）

七、骨囊肿

许多囊肿样的病损可发生在骨。单腔的骨囊肿是由于骨骺线处生长紊乱所致。通常发生于肱骨的上端骨干处。近端股骨及近端胫骨也可发生。

参 考 文 献

［1］Raymond AK，Jaffe N. Conditions that mimic osteosarcoma［J］. Cancer Treat Res. 2009；152；85-121.

［2］罗振东,陈卫国,贾铭等.低级别中心型骨肉瘤影像诊断及鉴别诊断［J］.实用放射学杂志,2011,27（10）:1551-1554.

［3］周四清,徐钐,徐健等.髓内高分化骨肉瘤的诊断和鉴别诊断［J］.实用放射学杂志,2008,24（12）:1651-1654.

［4］von Baer A,Ehrhardt A,Baumhoer D,et al. Immunohistochemical and FISH analysis of MDM2 and CDK4 in a dedifferentiated extraskeletal osteosarcoma arising in the vastus lateralis muscle:Differential diagnosis and diagnostic algorithm［J］. Pathol Res Pract. 2014;22. pii:S0344-0338（14）00165-4.

［5］Sathiyamoorthy S, Ali SZ. Osteoblastic osteosarcoma:cytomorphologic characteristics and differential diagnosis on fine-needle aspiration［J］. Acta Cytol. 2012;56（5）:481-486.

［6］Delling G, Amling M, Pösl M, et al. Periosteal osteosarcoma. Histologic characteristics,preparation technique,growth pattern and differential diagnosis［J］. Pathologe. 1996;17（1）:86-91.

［7］陈易华,蒋锐,汪盛贤等.低度恶性中心型骨肉瘤的诊断及鉴别诊断［J］.中国肿瘤临床,2006,33（16）:937-939,743.

［8］于鸿,李慧,王朝夫等.低度恶性中央性骨肉瘤的病理诊断与鉴别诊断［J］.中华病理学杂志,2010,39（11）:762-766.

［9］刘宝岳,孟淑琴.骨表面高恶性骨肉瘤（血管扩张型）的诊断及鉴别诊断--附1例报道及分析［J］.中国骨肿瘤骨病,2005,4（4）:211-213.

［10］刘小丽,魏荣,张小琴等.髓内高分化骨肉瘤的诊断及鉴别诊断［J］.实用骨科杂志,2006,12（5）:452-454.

第六章　骨肉瘤的影像学

骨肉瘤是儿童青少年最常见的原发性恶性骨肿瘤。它是来源于间质的侵袭性肿瘤，能够产生类骨质和不成熟骨、类软骨及成纤维成分。近四十年来，新辅助化疗的引入使得局部和全身控制率得到明显提高，保肢手术的开展也极大保留了患肢功能，改善了患者的生存质量。与之相应的是影像学技术的发展，这在了解患者肿瘤负担、检测早期治疗反应以及预后评估方面发挥了重要作用。影像学检查对于诊断、分期、分级、监测化疗反应性、检测肿瘤复发方面是必不可少的。另外，影像学检查也可用于指导病理活检，以便获取最具侵袭性部位的组织，该方法也可以用于指导动脉内化疗。这一章将探讨传统影像技术和最新影像技术的优缺点和可能出现误诊的情况。

骨肉瘤可被分为两大类：原发性肿瘤即在正常骨上发生的肿瘤；继发性肿瘤是指在原有病变基础上发展而来的肿瘤，包括骨原发性良性病变、暴露于辐射的骨、视网膜母细胞瘤或骨的 Paget病。原发性骨肉瘤主要发生在长骨干骺端髓腔内，只有30%位于其他部位骨骼。根据形态学可分为皮质内骨肉瘤、表面骨肉瘤、骨外骨肉瘤、巨细胞骨肉瘤和多中心骨肉瘤（又称骨肉瘤病）。

传统 X 线检查对于骨肿瘤的首诊而言是最重要也是首要的影像检查手段，影像学结果也可帮助确定是否考虑细针穿刺，随后使用的影像学手段依次包括：CT、MRI、ECT、PET/CT。

第一节　X　　线

一、原发性骨肉瘤

原发性传统骨肉瘤（又称为髓内或中央型骨肉瘤），其典型表

177

现为起始于正常骨，主要在发生于青少年，在小于 6 岁和大于 60 岁的年龄段非常罕见，大部分骨肉瘤发生在四肢管状骨，过半的肿瘤发生在膝关节周围。

骨肉瘤很少发生在颌骨、脊柱、骨盆和腓骨，极少发生在颅骨、肋骨、肩胛骨、锁骨、前臂骨、手和足部骨，但是影像学表现同管状骨是相似的。干骺端是最容易发生肿瘤的位置，其次是骨干部位，骨干部位的肿瘤出现症状的时间要比干骺端长。干骺端的病灶通常会扩展到骨干和骨骺部。但是原发在骨骺的肿瘤非常罕见。

影像学表现通常能够反映肿瘤的生长速率，骨质破坏程度，类骨质钙化程度。通常是混合表现，即表现为广泛的低密度区中存在散在的类骨质钙化灶。当骨破坏是主要的表现，或不能产生足够的类骨质/骨时，病灶呈现溶骨性的。相反，当骨形成是肿瘤的主要特征时，病灶表现为成骨性的。

肿瘤的外向性生长而骨容积未改变，经常导致早期骨皮质的破坏和骨膜的上抬。因此，原本难以察觉的骨膜形成了薄层新骨。不同类型的骨膜反应被称为"Codman 三角"、"日光样"等，所有这些都代表肿瘤的侵袭性。80%～90% 的患者可以看到骨外的软组织团块，超过 90% 的患者会出现云状类骨质钙化影。

有 15%～20% 的原发性骨肉瘤患者出现病理性骨折，可能就诊时就有，也有可能在化疗期间发生。但骨折同预后无明显相关。25% 的病例会出现不连续或者跳跃性转移的病灶，并且位于原发肿瘤的近端。传统影像学方法可能漏诊跳跃性转移灶，MRI 可以检测。也可以利用 18F-FDG PET。

表面骨肉瘤起源于管状骨近皮质区域，其中以骨膜外骨肉瘤为主（占 65%），骨膜骨肉瘤其次（25%）。骨膜外骨肉瘤倾向于累及 30～40 岁的女性患者，通常在远侧肱骨的后侧以及近端胫骨。而骨膜骨肉瘤倾向于累及 20～30 岁的人群，通常位于骨干及干骺-骨干交界区。去分化的骨膜外骨肉瘤是高度恶性的肿瘤，好发于老年患者。

骨外骨肉瘤占所有骨肉瘤的 1.2%。其特征性表现为集中的密度增高的钙化类骨质，而这不同于骨化性肌炎，表现为钙化开始于外周，向中心发展。颌骨骨肉瘤占所有骨肉瘤的 6～9%，是一类独

178

立的肿瘤类型，其好发于年龄较大的儿童。

骨肉瘤病（多中心性骨肉瘤）占 3%～4%。患者表现为多灶的同时发生的成骨性病灶，通常位于成熟骨骼，或表现为弥散状态（硬化性骨肉瘤病）。骨肉瘤病是一种多部位起源还是源于原发肿瘤的转移仍然有争议。绝大部分患者都能找到一个侵袭性较强的部位，大部分在就诊时就已发生肺部转移。骨损害可能同时出现，也可能在症状出现后几周，这时可出现影像学上可诊断的骨肉瘤。

二、继发性骨肉瘤

相对于原发性肿瘤，继发性骨肉瘤在异常骨中发生，例如在某些良性病变的部位，纤维性结构不良、受辐射的骨、Paget 骨病等，视网膜母细胞瘤相关骨肉瘤也属于继发性骨肉瘤，辐射相关性骨肉瘤的发病率为 0.02%～4%。潜伏期为 3~55 年不等。

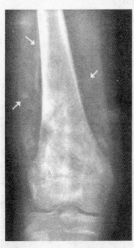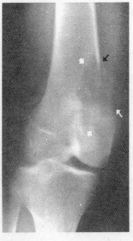

图 6-1-1 左：女性，14 岁，股骨远端骨肉瘤，病灶内混合出现溶骨性骨破坏和成骨性病变。干骺端骨肉瘤出现典型的弥漫性破坏：Codman 三角、骨内和骨外广泛钙化（如箭头所示）

右：女性，15 岁，股骨远端溶骨性骨肉瘤。典型影像学表现为肿瘤位于股骨干骺端并侵入骨骺（粗箭头所示），向外生长，无骨质膨胀，骨膜下成骨形成 Codman 三角（黑箭头所示），骨皮质破坏并周围软组织浸润（白箭头所示）

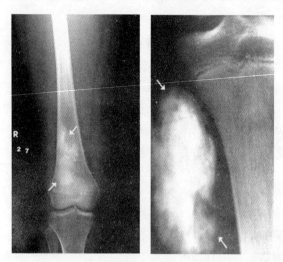

图 6-1-2　左：男性，15 岁，股骨远端成骨型骨肉瘤。肿瘤渗透性破坏干骺端，骨髓腔出现片状的钙化骨（箭头所示）

右：女性，12 岁，腓骨成骨型骨肉瘤，腓骨头处出现云雾状的钙化骨（箭头所示）

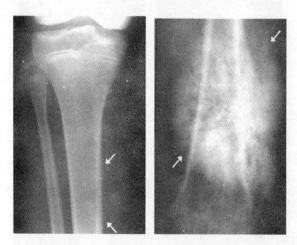

图 6-1-3　左：女性，11 岁，胫骨骨膜表面骨肉瘤。骨外膜下新骨形成特征性 Codman 三角，而该病例影像中无骨内膜和髓腔内钙化成骨。右：女性，75 岁，股骨下段无分化的骨旁骨肉瘤。骨膜下新骨呈浸润性生长，周围软组织中出现钙化骨（箭头所示）

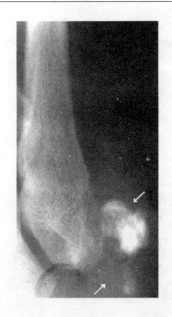

图 6-1-4　女性，11 岁，腓骨旁软组织内骨肉瘤。钙化骨中心区域呈高信号（箭头所示），与骨化性肌炎影像相比（图 6-1-5），后者表现为钙化开始于外周，向中心发展

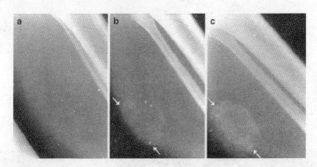

图 6-1-5　女性，17 岁，骨化性肌炎，伴随小腿处疼痛、肿胀。临床怀疑肉瘤可能，建议行超声引导下穿刺活检，超声图像提示弥漫性水肿的肌肉组织中心含有少量液体信号，无钙化。患者否认有外伤史，但是她承认有长距离慢跑史，基于患者既往病史、体格检查、超声结果，临床诊断考虑骨化性肌炎，未行针吸活检，但是该患者为明确诊断行活检术。放射检查提示小腿肿胀，未见钙化影像变化。10 天（图 b）和 3 周（图 c）后一系列影像学检查提示病灶中心出现钙化影像，证实了骨化性肌炎的诊断。影像学上骨化性肌炎与骨外骨肉瘤相似，但病灶周边和中心区在病程中的钙化可作为两者鉴别的线索。缺乏外伤史不能作为排除骨化性肌炎的依据，为避免误诊，最稳妥的方法是在病程中定期超声或拍片检查观察病情发展

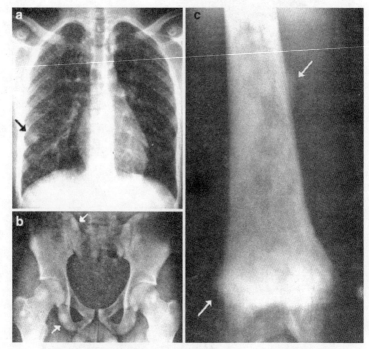

图 6-1-6　男性，16 岁，多中心骨肉瘤。影像学检查可见左锁骨、肋骨和骨盆等处出现成骨性病灶（图 a、b 箭头所示），右股骨出现浸润性病灶，考虑为骨肉瘤原发病灶

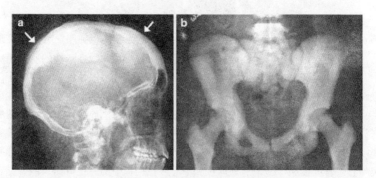

图 6-1-7　女性，19 岁，分化型骨肉瘤病（硬化型骨肉瘤病）。颅顶部（图 a 箭头）和骨盆（图 b）等部位出现骨质均匀硬化和增厚

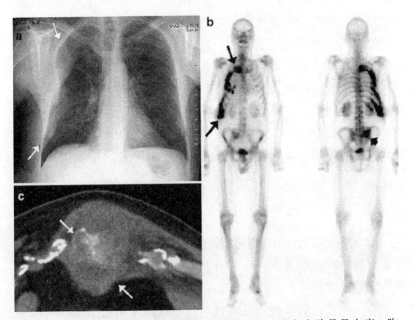

图 6-1-8　男性，73 岁，多发性骨纤维发育不良，继发右肋骨骨肉瘤。胸部正位片（图 a）提示多根膨胀的肋骨和底部的毛玻璃样改变为骨纤维发育不良影像改变（图 a 下部箭头），多根肋骨骨质破坏合并大量软组织异常增生为骨肿瘤影像（图 a 上部箭头）。核素扫描前后位片显示破坏的肋骨（图 b 细箭头）和右骶骨翼部（图 b 粗箭头）核素聚集。活检中 CT 扫面显示病灶内缺乏钙化类骨质（图 c 箭头所示）

第二节　MRI

一、标准 MRI

　　MRI 对于骨肉瘤的诊断无特殊作用，但是它对于评估局部分级是最特异的方法。由于它优良的组织对比和多平面立体成像功能，MRI 对于检测跳跃性病灶要优于 CT，对于侵犯邻近关节的病灶也是如此。未矿化的类骨质在 T1WI 上是等强到低强度信号，而

183

T2WI 上是高强度信号。当对比剂使用后，有活性的肿瘤组织的信号会加强。肿瘤中的血流成分通常是高信号。而坏死部分在 T1WI 上是低信号，使用对比剂后也不会增强。坏死肿瘤组织在 T2WI 上是强信号，矿化的类骨质在任何情况下都是低信号。使用对比剂对于检测肿瘤反应性是关键的，在反应性良好的肿瘤中，骨内成分可能不会发生改变，但是骨外成分可能会大大减少。使用对比剂可能帮助区分活性组织和非活性组织。肿瘤减小、肿瘤周围水肿以及信号强度的降低预示反应良好，但是这些变化只在 2/3 的病例中被观察到。

二、动态对比增强 MRI

动态对比增强 MRI（DCE-MRI）是一种功能性显影技术，拥有非常高的瞬间分辨率，可以用于评估肿瘤血供状态和血管参数，如血管通透性和血流。其他影像手段只能通过解剖信息间接推断化疗疗效，并且它们可能高估或低估疗效，DCE-MRI 就是为了克服这些缺点而设计的，DEC-MRI 可用于识别肿瘤中的活性组织，DCE-MRI 通过自动快速推注钆，速率在 3mL/s 或更高，同时以 1s/帧的速度获取图像信息，利用这些数据绘制时间-强度曲线。此技术能够在标准 MRI 仪器下实施，但是需要特殊的软件进行处理。

活性组织能够通过评估血管状态被识别出来，这种信息既有直接的（血管通透性），也有间接的（对比剂信号增强的速率和数量）。这些血管参数能够被时间-密度曲线定量化。数据对于评估局部肿瘤组织活性非常有用，并且能够用于评估疗效。Marcal 和 Choi 研究了 DCE-MRI 在监测肉瘤化疗反应性中的作用，他们采用肿瘤坏死率>90% 作为反应良好的标准，结果表明肿瘤大小等形态学改变对于治疗反应性的预测是很差的，他们也发现通过 DCE-MRI 得出的曲线下面积（AUC）和通过 18F-FDG PET 得出的最大标准摄取值（SUVmax）对于预测肿瘤反应性和预后均具有很高的特异性和敏感性。其他研究者发现 DCE-MRI 的定量结果对于指导手术方案和预测长期生存率具有重要作用。

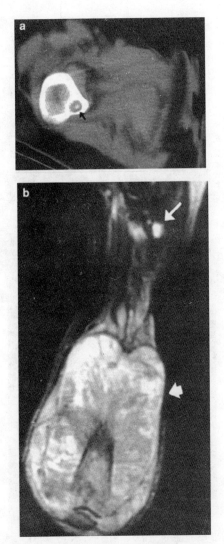

图 6-2-1 男性，14 岁，股骨远端骨肉瘤的跳跃转移。CT 上可见股骨小粗
隆钙化骨中心出现骨溶解区（a 图黑色箭头所示），在 MRI T2WI 相上呈高
信号结节（b 图细箭头所示），靠近骨肉瘤原发灶（b 图粗箭头所示）。截
肢术后证实，在筛查跳跃转移病灶方面，MRI 效果优于 CT 检查

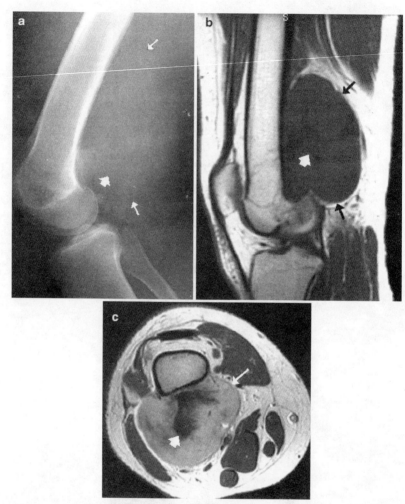

图6-2-2 女性，20岁，股骨下端骨膜表面骨肉瘤。肿瘤病灶界限不清，靠近股骨下段后方皮质生长（图 a 箭头所示），病灶内大量点状钙化骨（图 a 粗箭头所示）。核磁 T1 WI 影像可见低密度组织（图 b 箭头）包裹中心低密度钙化骨质（图 b 粗箭头所示），在 T1 WI 增强影像中可见肿瘤组织信号增强（图 c 箭头所示），而中心区域钙化骨无信号增强（图 c 粗箭头所示）

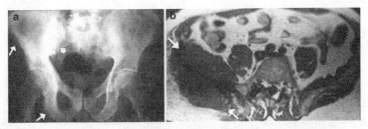

图 6-2-3 男性, 74 岁, 右半骨盆 Paget 病合并骨肉瘤。平片检查显示骨皮质增厚, 右耻骨、坐骨、髂骨骨质毛糙 (图 a 箭头处), Paget 病典型改变。同时可见右髂骨骨质蓬松, 混合成骨性和溶骨性病变 (图 a 粗箭头), MRI TI-WI 相显示髂骨处为溶骨性肿瘤, 合并侵入周围髂肌和臀肌

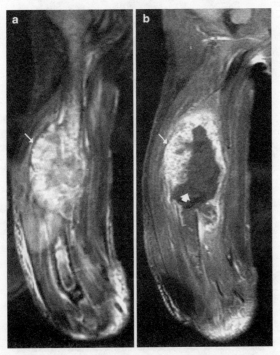

图 6-2-4 女性, 16 岁, 肱骨毛细血管扩张性骨肉瘤的 MRI 影像图片。在 T2WI 抑脂相冠状位影像中肱骨干显示大量高信号的肿瘤组织侵入软组织中 (图 a 箭头处), 在 MRI TIWI 增强抑脂相中存活肿瘤细胞呈高信号 (图 b 箭头), 而坏死组织呈低信号 (图 b 粗箭头)

第三节　CT

CT 是对传统平片的良好补充，可用于诊断来自于各种骨的（包括管状骨和其他复杂骨：如骨盆、肩胛骨、颅面部骨）骨肉瘤以及股膜周围的小病灶。它在检测微量矿化类骨质方面优于传统 X 片。CT 也能描绘残留骨皮质的外壳，可以帮助鉴别一些良性侵袭性病变，例如动脉瘤性骨囊肿。然而，CT 的主要目的是用于检测肺部转移。

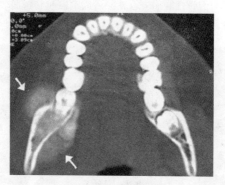

图 6-3-1　女性，16 岁，下颌骨骨肉瘤。影像学可见下颌骨成骨型骨肉瘤病灶处呈云雾状钙化成骨（箭头所示）

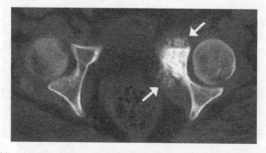

图 6-3-2　女性，17 岁，左耻骨放射性诱导高级别软骨母细胞骨肉瘤。患者既往因神经节母细胞瘤行肿瘤局部切除+椎管内/外放疗术，13 年后发现该病灶，左耻骨处出现骨膜下新骨增生并逐渐侵入软组织内（箭头处）。该患者遂行术前化疗、手术切除及保肢手术等综合治疗，术后直至 2008 年 2 月未发现复发

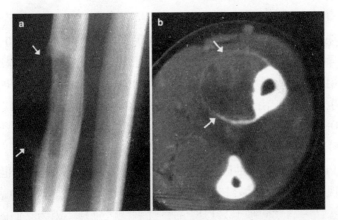

图 6-3-3　女性，12 岁，胫骨动脉瘤性骨囊肿。影像资料可见胫骨中段有一偏心膨胀性肿块，无钙化成骨。病灶外壁（图 a 箭头）两端类似 Codman 三角，CT 扫描可见膨胀骨皮质形成的外壳（图 b 箭头处），而平片上未见该外壳影像

第四节　其他影像学检查

一、放射性核素骨扫描

99m 锝（99mTc）是理想的放射性示踪剂，半衰期比较短，能够被原发部位和转移病灶矿化的类骨质吸收。但是只有中度敏感性，摄取也不是特异性的，可能被其他良性侵袭性病变吸收，例如动脉瘤样骨囊肿、复杂骨囊肿，以及其他一些修复性骨病变，如骨化性肌炎。经过有效的化疗，摄取量会减少。

二、18F-FDG PET

由于大部分肿瘤的糖降解及糖转运率增高，使得 FDG 被作为一种肿瘤代谢活性的标记物。18F-FDG 是最为广泛应用的 PET 示踪剂，包括骨肉瘤。然而，关于它作为骨肉瘤预后的预测方法和益处尚缺乏足够的证据。将 18F-FDG PET 和 18F-FDG PET/CT 用于评

估骨肉瘤的研究得到了快速发展，这些方法对于初诊和局部分期并无特殊作用，但它们具有全身影像的优点。18F-FDG PET/CT 能用于指导介入放疗专家来获取最具生物学活性的组织作为样本送检，也可用于跳跃性转移灶的活检。18F-FDG PET/CT 也能用于对肿瘤进行生物分级，由于它们的高摄取值，代谢活性越高，分级就越高。18F-FDG PET/CT 对于监测反应性也具有良好的应用前景，其描述肿瘤体积改变和记录 SUV。在化疗和手术治疗完成后，18F-FDG PET/CT 能够帮助区分良性术后改变或是残留肿瘤。它也能帮助发现局部复发和远处转移。18F-FDG PET/CT 不能够将低度甚是高度恶性肿瘤灶同嗜 18F-FDG 的良性病变区分开。因为它们的 SU-Vs 重叠了，因此，它仍然不能取代活检。

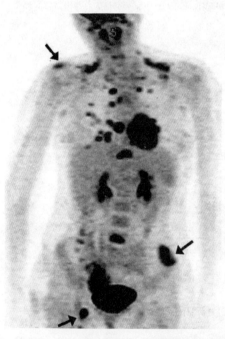

图 6-4-1　女性，15 岁，右股骨小细胞骨肉瘤伴全身多处转移。18F-FDG PET 冠状位扫描显示肺部、纵隔淋巴结、右锁骨、脊柱和左髂骨（箭头处）等部位转移病灶

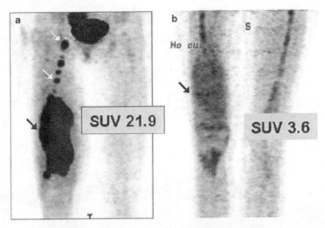

图 6-4-2　女性，15 岁，股骨下段小细胞骨肉瘤伴淋巴结、骨、肺部转移，对化疗反应敏感。行 FDG PET 监测化疗反应，化疗前 FDG PET 扫描提示肿瘤呈高代谢（图 a 黑箭头），并流入股淋巴结（图 a 白箭头）。化疗后扫描发现肿瘤的体积和 SUV 下降明显，由 21.9 降至 3.6

三、血管造影

19 世纪 80 年代血管造影技术被广泛应用，不仅用于指导动脉

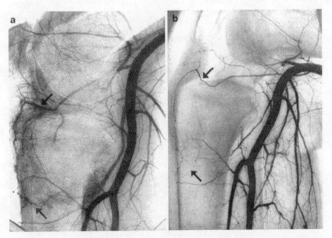

图 6-4-3　胫骨近端动脉选择性造影检查，化疗前因肿瘤增生血管致"肿瘤显影"（图 a 箭头处），而在化疗结束后该显影消失（图 b 箭头处）

内化疗，也用于分级、分期及监测肿瘤对化疗的反应。目前血管造影的作用是用来指导动脉内化疗以及辅助监测肿瘤化疗反应性。

四、超声

由于固有的物理限制，灰度超声对于骨肉瘤的诊断和分级无任何作用。因为其血管动力特性，彩色多普勒超声可以帮助监测肿瘤对于治疗的反应。

第五节　监测化疗反应性

对于传统 X 线检查，良好的化疗反应性表现为软组织肿块消退，骨膜反应固化，溶骨性成分重新矿化，形成松散的成骨性成分。明显的类骨质矿化增加不能被误认为是疾病进展。

对于标准 MRI，一个好的化疗反应性表现为肿瘤体积减小，肿瘤信号减低，或者几乎完全坏死。对于反应性肿瘤，骨内成分可能无明显改变，但是骨外成分会明显减少。使用对比剂可能会帮助区分活性组织和非活性组织。肿瘤体积减小、肿瘤周围水肿消退、增强信号减低均是反应良好的指针。但是这些表现只出现在三分之二的病例中，另有三分之一的病人肿瘤体积并无明显改变，这时采用DCE-MRI 能够帮助确定反应情况。

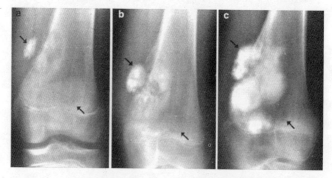

图 6-5-1　男性，13 岁，股骨骨肉瘤，行拍片检查监测肿瘤对化疗反应。影像学图片提示股骨病灶随病程进展而逐渐产生钙化类骨质沉积

对于 18F-FDG PET/CT，反应性良好表现为可见的代谢活性下降，以及 SUV 的迅速下降，而反应差则表现为上述指标无变化或增高。

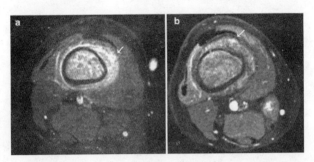

图 6-5-2 女性，11 岁，股骨下段骨肉瘤，对化疗敏感。行 MRI 监测化疗反应，在 MRI TIWI 相上肿瘤组织信号增强（图 a 箭头处），化疗后显示肿瘤体积和信号都发生下降（图 b 箭头处），切除标本证实超过 99% 的肿瘤组织发生坏死

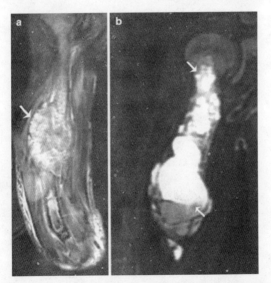

图 6-5-3 女性，16 岁，肱骨毛细血管扩张性骨肉瘤，对化疗敏感。行 MRI 监测化疗反应，MRI 扫描 T2WI 抑脂相冠状位影响现实肿瘤范围（图 a 箭头处），化疗后行 MRI 检查提示大量肿瘤细胞坏死（图 b 箭头处），切除标本证实超过 95% 肿瘤细胞发生坏死

193

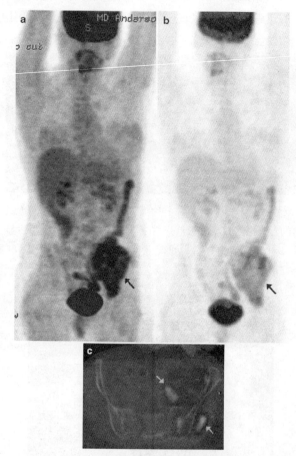

图6-5-4　女性，41岁，左髂骨粘液/软骨样骨肉瘤，对化疗反应不敏感。行 FDG PET 监测化疗反应，化疗前 FDG PET 扫描显示肿瘤对 SUV 呈高代谢状态 （图 a 箭头处），化疗后 SUV 由化疗前的 8.6 降至化疗后的 6.3 （图 b 箭头处），在切除的标本中仅有 79% 的发生坏死，残余大量的活性肿瘤

第六节　治疗后并发症

动脉内或全身化疗期间或之后，营养学改变会在干骺端软骨板

处出现。这些同其他影响未成熟骨骼的应激情况相似。这些营养性改变表现为生长停滞线和恢复增长线。用药侧和对侧的这些改变可能是由于顺铂局部或系统的作用。这些改变随着时间的推移会修复，但是偶然可能会导致干骺端广泛的非骨化缺陷。

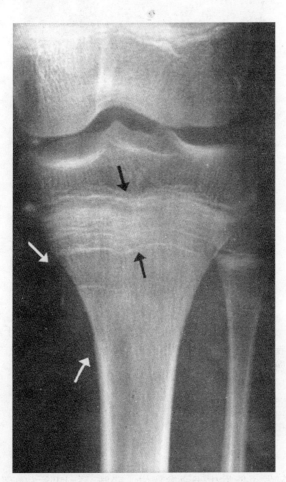

图 6-6-1　男性，14 岁，右股骨骨肉瘤前期行动脉内灌注化疗后，并发对侧膝关节营养变化。胫骨上段出现平行的生长停滞线和生长恢复线（黑箭头所示），2 年后出现左胫骨上段（白箭头处）及肺部肿瘤转移

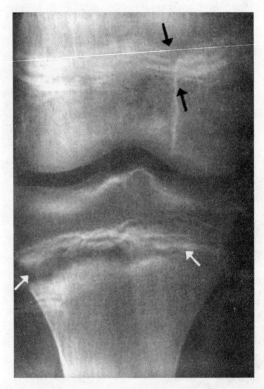

图 6-6-2　女性，11 岁，股骨下段骨肉瘤行动脉灌注化疗术后干骺端的营养变化。股骨干骺端出现平行的生长停滞线和生长恢复线（黑箭头所示），胫骨干骺端出现一条宽的缺损带（白箭头所示）

第七节　局 部 复 发

局部复发可能发生于原发部位、残肢、行切除术的部位，或者假体周围。当复发肿瘤均是软组织，而没有足够的矿化骨基质时，传统的影像学检测可能会漏诊，甚至骨扫描也可能会发生遗漏，但是可利用 MRI 或 18F-FDG PET/CT 来检测。

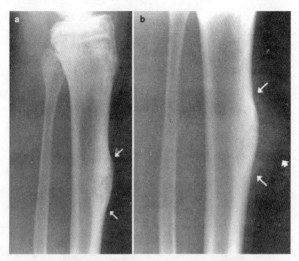

图 6-7-1 男性，14 岁，胫骨复发性骨膜骨肉瘤。原发肿瘤（图 a 箭头所示）治疗 7 月后，该部位出现大量异常软组织增生（图 b 粗箭头所示）和 Codman 三角（图 b 箭头所示）

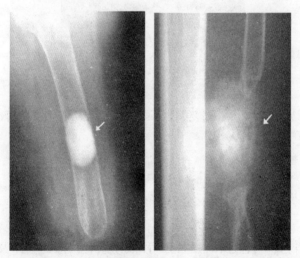

图 6-7-2 左：男性，14 岁，股骨残端复发性骨肉瘤。股骨残端复发病灶内出现均匀钙化骨（箭头所示），而复发肿瘤靠近骨残端，周围组织中无钙化类骨质或骨组织生成。右：男性，14 岁，腓骨截骨处复发性骨肉瘤。截骨部出现云雾状钙化类骨质（箭头所示）

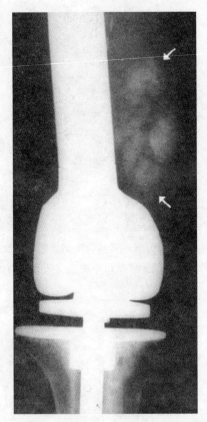

图6-7-3 男性，19岁，股骨复发性骨肉瘤。假体旁出现云雾状钙化类骨质（箭头所示）

参 考 文 献

[1]付立平,包迎伟,巫智强等.成年人骨肉瘤的临床及影像学特点(附33例分析)[J].放射学实践,2007,22(3):282-285.

[2]Eftekhari F. Imaging assessment of osteosarcoma in childhood and adolescence:diagnosis,staging,and evaluating response to chemo-therapy[J].Cancer Treat Res.2009;152:33-62.

[3]Campanile C, Arlt MJ, Krämer SD, et al. Characterization of different osteosarcoma phenotypes by PET imaging in preclinical animal models[J]. J Nucl Med. 2013;54(8):1362-1368.

[4]姜铃霞,姚伟武,杨世埙等. 髓内高分化骨肉瘤的影像学诊断[J]. 中国医学计算机成像杂志,2012,18(2):157-160.

[5]郭小明.原发性骨肉瘤亚型的影像学特点[J]. 实用医学杂志,2009,25(20):3447-3448.

[6]顾翔,屈辉,程晓光等.骨旁骨肉瘤的影像学特点[J]. 中国临床医学影像杂志,2005,16(8):453-455. Wang CS, Du LJ, Si MJ, et al. Noninvasive assessment of response to neoadjuvant chemotherapy in osteosarcoma of long bones with diffusion-weighted imaging:an initial in vivo study[J]. PLoS One. 2013;8(8):e72679.

[7]Fox MG, Trotta BM. Osteosarcoma:review of the various types with emphasis on recent advancements in imaging[J]. Semin Musculoskelet Radiol. 2013;17(2):123-36.

第七章 骨肉瘤的病理学

骨肉瘤是骨的原发性肿瘤，其特征性表现为肿瘤细胞可产生类骨质或不成熟骨。类骨质是细胞外基质，需要同 I 型胶原鉴别，其区别主要是区分骨性胶原和非骨性胶原。从形态学的角度上来看，类骨质是粉红色的无定形基质（嗜酸性），均质，可折射，有时候呈曲线形，表现出不同程度的钙化。类骨质与恶性肿瘤细胞紧密联系构成骨肉瘤的特征性表现。

第一节 骨肉瘤分类

骨肉瘤可能影响任何骨，但是它主要发生在四肢骨的干骺端。M. D. Anderson 肿瘤中心统计了 962 例骨肉瘤患者的年龄、性别和累及部位。疼痛和肿胀是最主要的临床症状，通常伴有活动受限。诊断和分类需结合影像学检查，最终取决于病理学检查。肿瘤既可是溶骨性也可以是成骨性，经常是同时含有两种成分。同影像学的结合是诊断的关键。

从一个病理医生的角度，骨肉瘤最简单可分为传统型骨肉瘤和其他型骨肉瘤，骨样基质的形成是诊断的前提。分类系统多样，Dahlin 在美国外科病理杂志发表的分类方法见表 7-1-1。

表 7-1-1 **Dahlin 在美国外科病理杂志发表的骨肉瘤分类方法**

序号	骨 肉 瘤
1	传统型骨肉瘤
2	其他类型骨肉瘤

续表

序号	骨 肉 瘤
3	颌骨骨肉瘤
4	Paget 病相关骨肉瘤
5	放疗后骨肉瘤
6	良性病变继发骨肉瘤
7	毛细血管扩张型骨肉瘤
8	骨膜骨肉瘤
9	高度分化表面骨肉瘤
10	低度恶性骨肉瘤
11	多中心骨肉瘤
12	骨膜旁骨肉瘤
13	去分化骨肉瘤

一、传统型骨肉瘤

一种类似公式的算法可帮助获得诊断。首先，确定是否存在类骨质，如果类骨质存在，则诊断为骨肉瘤中的一种。如果类骨质不存在，则应考虑其他诊断。这里强调同影像学特征的吻合，因为细针穿刺活检获得的组织可能不能代表整个病灶。有时候重复活检是必要的，特别是当影像学结果高度怀疑骨肉瘤时。但是活检结果可能不能证实影像学诊断。第二，需确定占主要地位的基质，这可能包括类骨质/骨、软骨或纤维组织。如果类骨质/骨为主要基质成分，则可诊断为成骨性骨肉瘤。影像学检查可帮助识别成骨性肿瘤，通常表现为侵袭性的骨膜反应，如 Codman 三角、骨膜上抬、连接处出现稀疏的钙化肿瘤基质。快速生长的钙化骨基质也可在骨膜或皮质处产生日光放射状表现。如果主要的骨基质是软骨，则应诊断为成软骨性骨肉瘤，在影像学上，表现为软骨样表现，伴随侵袭性损害特征。如果基质很少或缺乏基质，则诊断为纤维性骨肉瘤。在大体肿瘤学检查上，它表现为肉瘤样，质地柔软，呈现肉色外观，缺乏骨和软骨。不论软骨和纤维组织存在与否，典型的类骨质或者骨生成是诊断骨肉瘤的关键。成骨性、成软骨性和成纤维性骨肉瘤占据了传统型骨肉瘤的70%。

二、其他类型骨肉瘤

这些骨肉瘤是根据其特殊临床表现或典型形态进行分类的。了解这些诊断能够帮助选择治疗，并有利于数据分析。

临床特殊型（9%，总体）：包括颌骨骨肉瘤（6%）、Paget 骨肉瘤（1%）、放疗后骨肉瘤（1%）、多灶骨肉瘤（<1%）和其他类型骨肉瘤（1%）。

形态特殊型（总体占 7%）：包括低度恶性骨内骨肉瘤（1%）、毛细血管扩张性骨肉瘤（3%）、小细胞骨肉瘤（2%）和恶性纤维组织瘤（MFH）（2%）。

皮质周围型（7%）：其中包括骨旁骨肉瘤（4%）、去分化骨旁骨肉瘤（1%）、骨膜骨肉瘤（1%），以及高度分化表面骨肉瘤（1%）。以下进行简单介绍。

（1）毛细血管扩张性骨肉瘤占比例少于5%，其病损扩张非常快，具侵袭性，它与动脉瘤性骨囊肿相似，由被血液充斥的小间隔构成，部分被肿瘤细胞排列，产生的稀疏的基质骨。

（2）小细胞骨肉瘤是不典型的类型，病理表现类似于 Ewing 肉瘤。大部分肿瘤由小圆细胞构成，被胶原样带分离，表现为嗜酸性基质。不同的是，其细胞有卵圆形的核，倾向于纺锤形。现代分子生物学技术使我们能够区分尤文氏肉瘤和小细胞骨肉瘤，但是其特异性和两者的关系仍被质疑。

（3）恶性纤维组织瘤倾向于累积于长骨末端，很少有骨膜反应，病理上可见到多形纺锤样细胞，也可以看到多核巨细胞，通常看不到炎性细胞浸润。可以看到特征性的席纹或螺旋星云分布。

（4）低度恶性中央骨肉瘤好发于老年患者，膝关节多见。影像学上，病灶看起来是良性的，或者有硬化但无明显破坏，就如传统型骨肉瘤中所见。组织学上，可见纺锤状细胞周围出现不同数量的骨和胶原，它可能同成纤维细胞性纤维瘤和纤维结构不良相似。

（5）Paget 基础上发生的骨肉瘤和放射处理的骨通常是多形性的，其生物学表现同传统性骨肉瘤相似。

（6）骨表面骨肉瘤通常比从中央开始的骨肉瘤侵袭性弱。可分成四大亚类：骨旁骨肉瘤、骨膜骨肉瘤、高度恶性表面骨肉瘤和去分化骨旁骨肉瘤。骨旁骨肉瘤通常在 30~40 岁时发生，大部分肿瘤位于远端股骨的后部表面。骨肉瘤通常表现为与骨皮质毗邻的一大块密度影。组织学上，会出现大量骨，并处于不同成熟阶段，纤维间质在骨片间存在。CT 可辅助决定是否出现髓腔侵袭，这对于区分良性骨化性肌炎是很重要的。去分化骨旁骨肉瘤起始于低度骨旁骨肉瘤，随后发展成出高度恶性的间质成分，肿瘤在影像学上和骨旁骨肉瘤是一样的，但是组织上可见高度和低度恶性肉瘤并存，去分化在低度骨肉瘤中的发生率大概在 20%。骨膜骨肉瘤主要在青少年发病，通常位于长骨体的表面，组织学特点是恶性软骨样组织，需同软骨肉瘤相鉴别，存在类骨质，虽然很少，但是它的出现可以帮助做出诊断和鉴别。高度恶性表面骨肉瘤是骨的高度恶性表面肿瘤，影像学结果可能同骨旁骨肉瘤和骨膜骨肉瘤是相似的，它起源于骨表面，沿着骨干中部生长，通常不侵犯髓腔，组织特点同高度恶性传统骨肉瘤是一样的，同去分化骨旁骨肉瘤相比，其间质分化不良。

（7）颌骨和颅骨的骨肉瘤多见于老年人。许多颌骨骨肉瘤出现软骨分化，它们通常不发生转移。颅骨骨肉瘤非常罕见，通常无软骨分化表现，恶性程度高。

（8）放射诱导的骨肉瘤在接受过照射的骨上发生，通常呈高度恶性，同传统骨肉瘤相似。多灶硬化骨肉瘤是高度恶性的并同时影响多个骨。

上述分类是"依赖治疗的骨肉瘤"。标准的初始化疗会给予那些成骨性、成软骨性和成纤维性以及毛细血管扩张性骨肉瘤。对于放射后骨肉瘤、Paget 病、多灶骨肉瘤、小细胞骨肉瘤、去分化骨旁骨肉瘤和高度恶性表面骨肉瘤推荐采用强化化疗方案。相反，单纯手术切除可能对于低度中央型骨肉瘤、骨旁骨肉瘤、骨膜骨肉瘤和下颌骨骨肉瘤是可行的。因为没有证据表明它们具有高度分裂活性。

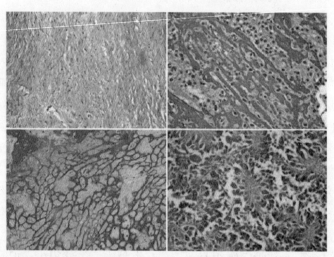

图 7-1-1　类骨质的各种标本。在苏木精伊红染色时呈红色（嗜酸性）、无定形态的、均质的、折光性的部分，有时也会弯曲并随机分布

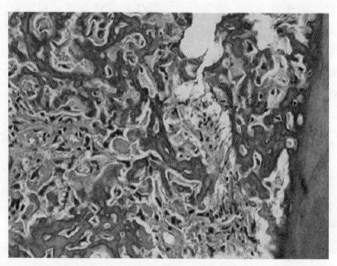

图 7-1-2　钙化而成的类骨质构架（苏木精伊红染色）

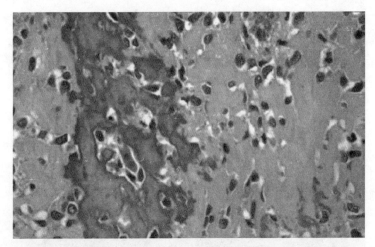

图 7-1-3　与恶性肿瘤细胞有关的主要骨基质，骨肉瘤独有的特征（苏木精伊红染色）

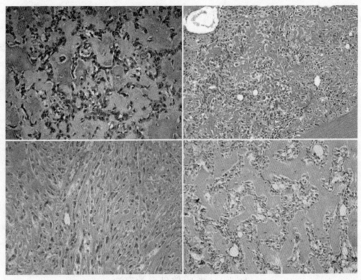

图 7-1-4　成骨型骨肉瘤

多形梭状细胞间可见微骨小梁和不成熟的类骨样骨小梁（苏木精伊红染色）

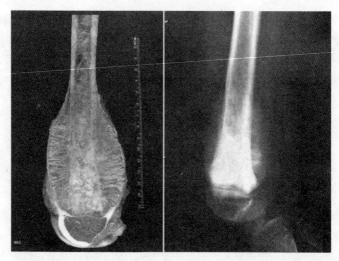

图 7-1-5　股骨远侧干骺端成骨型骨肉瘤典型的大体外观（左）。相应的 X 线片显示骨膜破坏并侵犯周围软组织（右）

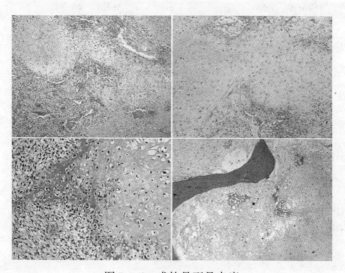

图 7-1-6　成软骨型骨肉瘤

软骨成分由向恶性细胞区域迁移的多形细胞组成，软骨在多个区域出现（苏木精伊红染色）

第二节 诊断活检

活检可通过两种方式获得：开放或者闭合。开放活检是一个在常规麻醉下的手术过程，可能包括切开和切除肿瘤。它通常提供丰富的组织用于诊断和研究。开放活检应当由可以行截肢术的外科医生操作。因为活检部位和路径必须在后续的手术中完全切除掉。闭合活检是通过一根细针获得的，它提供细胞和组织，必须多点进行穿刺，以提供足够的材料用于诊断。细针穿刺活检需由放射介入专业人员实施，通常在门诊局麻下或意识清醒的镇静下实施，有效的治疗可以在确定诊断后立即开始。

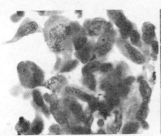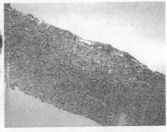

图 7-2-1 通过活体组织切片获取的细胞提取物（左）和核心组织（右）揭示了其各自的恶性细胞学和架构特征

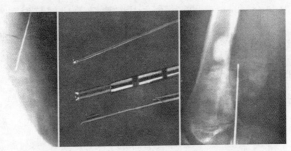

图 7-2-2 取活检的针头

左边的嵌板显示的是一个用于骨骼切割的套筒，右边的是一个可插入软组织的针头。在撤回时，针柄周围的核心组织也将一并被拉出开放活检可能出现许多并发症，包括组织污染，可能会危害到患者后期的保肢手术。细针穿刺活检的感染率要低很多，在MDAnderson 肿瘤中心的穿刺活检的成功率是89%（265 例患者）。

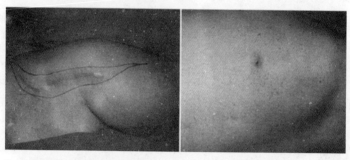

图 7-2-3 骨肉瘤疑似病例的穿刺活检后留下的单纯穿刺针孔（右），与之对比的是股骨远端骨肉瘤患者切开取活检标本时留下的较宽的疤痕（左），这个过程常会伴随肿瘤污染

第三节 制备大体标本

手术切除范围可从简单的囊内刮除到广泛清除，切除下来的标本必须送检。病理学医生在准备和检查标本之前应当审查临床和影像学结果，需要大致看一下标本表面的皮肤，应该注意活检涉及的范围以及合并疾病，通过重要引流静脉和局部静脉的横切来评估病灶处存在的血管侵犯。标本被分割仅保留肿瘤和骨。在软组织被去除后，肿瘤扭曲的骨被分成不同区域，这样可以方便评估残留活性肿瘤区，应当对标本进行照相，以便于永久储存。

接受动脉内化疗的患者会有术前血管造影的结果，其结果可能帮助上述操作。大于95% 的骨肉瘤是血管丰富的。新生血管染色的减少对于预测反应性是很敏感的，但是特异性不高。经过三个周期的化疗但是仍然存在血管新生活动将预示局部残留活性肿瘤非常多，预后不良。反应性也可能通过进展性钙化和瘤体减少来反应。

标本经过从头到尾的分割，并做上标记，然后进行脱钙、加工和组织学分析。在标本块脱钙前，应当将它们按照解剖特点进行归类，每部分给予一个编码同影像记录对应，影像记录也应标上相应编码，这样可以提供了一个永久的记录。

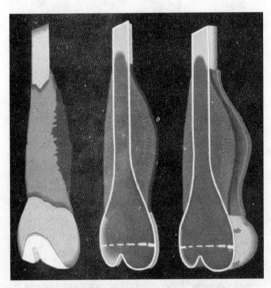

图7-3-1 从一个能够最大化暴露和显示可疑区域的平面切开骨骼，便可形成一个矩面（中）和两个相对的半球

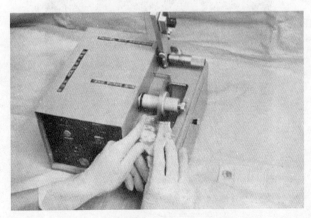

图7-3-2 带有金刚石的圆形刀片和水浴槽

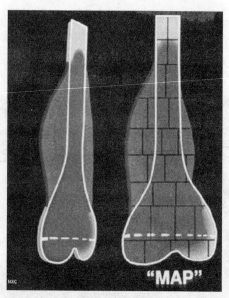

图 7-3-3 铸坯断面全部被切片并将全部用来进行组织学分析，在脱钙和编码
之前，骨片被重组并作为拍摄 X 线片的标本

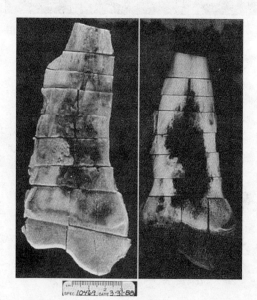

图 7-3-4 骨片被重排为最初的组织学结构（左），并最终获得标本 X 线片

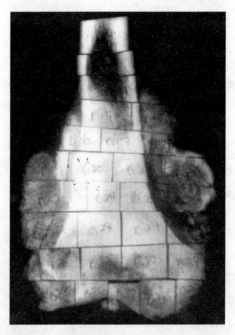

图 7-3-5　骨肉瘤图谱——编有代码的标本 X 线片，标本经过剪切、重组、编码，并在脱钙之前拍摄标本 X 线片

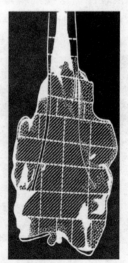

图 7-3-6　通过标本 X 线片获得的"图谱"，白色区域代表有活性的肿瘤

第四节　组织学分析

为进行详细的组织学分析，需要考虑大量的形态学参数：这包括分型及亚型、是否存在肿瘤及解剖部位等。如果肿瘤存在，应当定性和定量地描述活性肿瘤和坏死肿瘤。组织学分析需要同临床和影像结果相对应，并考虑任何有关的参数。

评估化疗反应不仅需要明确送检组织中肿瘤坏死的情况，还需要评估该组织是否有足够的代表性，这可能是非常艰苦和耗时的。最简单的良好预后指标是术前化疗的肿瘤坏死率超过90%，术后化疗应当根据肿瘤对术前化疗的反应性进行优化和修正。然而，这种方式并非一成不变，因为新辅助化疗后切除原发和转移肿瘤的反应与预后是不等的。化疗的效果通过肿瘤坏死率来分析，骨肉瘤坏死的标志是肿瘤细胞的消失，无细胞肿瘤基质在原来有活肿瘤细胞的位置仍然存在，残留基质通常伴有细胞碎片和新生肉芽组织的长入，有时可见含铁血黄素的沉积以及不同密度的纤维化。重要的标准是肿瘤细胞确定消失，有时可见镜下散在的细胞伴有明显的稀奇古怪的细胞核和胞浆，很难评估这些细胞是治疗诱导的细胞，还是恶性细胞，或者是非典型的间质细胞。

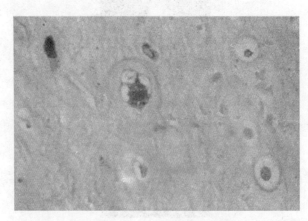

图7-4-1　镜下可见广泛的治疗效果，但可见部分活性不明的异形细胞

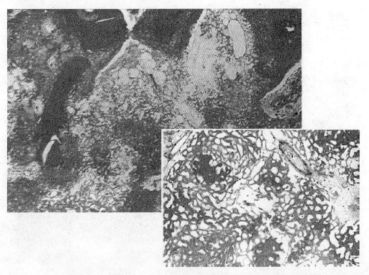

图7-4-2　成骨细胞型骨肉瘤的术前化疗有显著疗效，剩余的非细胞骨基质仍存在。低倍镜可见肿瘤细胞的减少甚至消失（苏木精伊红染色）

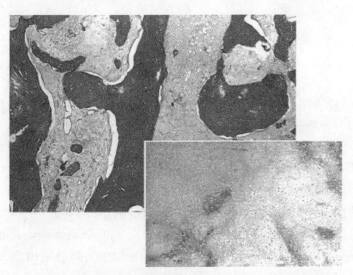

图7-4-3　经术前化疗后的成软骨细胞型骨肉瘤，骨基质集中区域的软骨小叶因细胞缺失而成为空白（苏木精伊红染色）

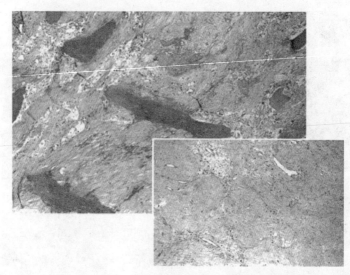

图 7-4-4 经术前化疗的成纤维细胞型骨肉瘤表现为癌细胞减少，反应性基质成分有显著的内向生长，并呈现出水肿颗粒样组织外观（苏木精伊红染色）

参 考 文 献

［1］刘洪洪,黄啸原.毛细血管扩张型骨肉瘤 14 例临床病理分析［J］.中华病理学杂志,2002,31(3):213-216.

［2］陈应明,孟悛非,江波等.骨肉瘤骨膜异常的影像表现与病理研究［J］.中华放射学杂志,2008,(3):247-252.

［3］陈韵,周永红,潘恒等.骨膜骨肉瘤的影像学表现及相关病理改变［J］.中国医学影像技术,2011,27(7):1477-1480.

［4］Grundmann E,Roessner A,Ueda Y,et al. Current aspects of the pathology of osteosarcoma［J］. Anticancer Res. 1995;15(3):1023-32.

［5］Huvos AG. Osteosarcoma in adolescents and young adults:new developments and controversies［J］. Commentary on pathology. Cancer Treat Res. 1993;62:375-7.

[6]李明,孙鼎元.骨肉瘤的影像病理对照表现[J].临床放射学杂志,2001,20(10):785-787.

[7]黄文涛,张惠箴,蒋智铭等.小细胞性骨肉瘤14例临床病理分析[J].临床与实验病理学杂志,2012,28(6):643-646.

[8]罗振东,叶琼玉,陈卫国等.股骨干骨肉瘤的临床、X线、MRI及病理表现综合分析[J].中国医学影像技术,2012,28(1):156-159.

[9]张庆喜,郭栋.骨肉瘤磁共振成像反应区病理学基础的临床应用[J].中国骨与关节杂志,2013,(9):499-502.

[10] Raymond AK, Jaffe N. Osteosarcoma multidisciplinary approach to the management from the pathologist's perspective[J]. Cancer Treat Res. 2009;152:63-84.

第八章 骨肉瘤的化疗

第一节 化疗概述

不同的肿瘤应选择不同的化疗。主要依据肿瘤的生物学特性及对抗肿瘤药物的敏感性来选择。如骨肉瘤是以大剂量甲氨蝶呤、顺铂、阿霉素、异环磷酰胺为主的化疗。而尤文肉瘤则是以长春新碱、阿霉素、放线菌素D、环磷酰胺和Vp-16为主的联合化疗。

一、基本概念

（1）细胞周期：指细胞从前一次分裂结束起到下一次分裂结束为止的活动过程，可分为G_1期（主要进行细胞体积的增大，并为DNA合成作准备。不分裂细胞则停留在G_1期，也称为G_0期）、S期（DNA合成期）、G_2期（细胞分裂准备期，继续RNA和蛋白质的合成）、M期（细胞分裂期）。

（2）增殖细胞群：指处于细胞周期中按指数不断分裂的细胞，这部分细胞占肿瘤全群的比例称生长比率。GF值越大，肿瘤生长越迅速，对药物越敏感。反之亦然。

（3）静止细胞群：即G_0期细胞。指暂不增殖的后备细胞。当增殖细胞群的细胞被大量杀灭后，这类细胞即可补充。G_0期细胞是肿瘤复发的根源。

（4）无增殖能力细胞群：细胞不具备增殖能力，最终老化死亡。

二、作用机制

在恶性骨肿瘤的化学治疗中，化疗药物通过抑制 DNA 合成、破坏 DNA 的结构与功能、抑制蛋白质的合成及改变机体激素平衡等多方面的作用，起到杀死肿瘤细胞的作用，从而达到临床治疗的作用。化疗药物通常杀伤增殖细胞群，GF 值越大即细胞增殖周期愈短的肿瘤，对化疗愈敏感。化疗药物按作用原理可分为以下几类。

1. 抑制 DNA 合成

（1）二氢叶酸还原酶抑制剂：使二氢叶酸不能还原为四氢叶酸，脱氧胞苷酸合成受阻而抑制肿瘤细胞 DNA 的合成。如甲氨蝶呤等。

（2）胸苷酸合成酶抑制剂：阻止脱氧尿苷酸甲基化，使其不能转变为脱氧胸苷酸而抑制肿瘤细胞 DNA 的合成，如氟尿嘧啶等。

（3）嘌呤核苷酸合成酶抑制剂：阻止肌苷酸转变为腺苷酸和鸟苷酸，干扰嘌呤代谢，从而抑制肿瘤细胞 DNA 的合成，如巯嘌呤等。

（4）核苷酸还原酶抑制剂：阻止胞苷酸转变为脱氧胞苷酸，抑制肿瘤细胞 DNA 的合成，如羟基脲等。

（5）DNA 多聚酶抑制剂：影响 DNA 的合成，干扰 DNA 的复制，从而抑制肿瘤细胞 DNA 的合成，如阿糖胞苷等。

2. 抑制蛋白质合成

（1）影响微管蛋白装配药：干扰肿瘤细胞有丝分裂时纺锤体的形成，如长春新碱等。

（2）干扰核蛋白体功能药：抑制肿瘤细胞蛋白合成的起步阶段，如三尖杉酯碱等。

（3）阻止氨基酸供应药：能降解血液中的门冬酰胺，使肿瘤细胞缺乏门冬酰胺酸的供应，如门冬酰胺酶。

3. 破坏 DNA 的结构与功能

（1）烷化剂：烷化基团与瘤细胞的亲核基团反应，与 DNA 发生交连而破坏 DNA，如环磷酰胺。

（2）金属化合反应剂：顺铂产生的二价铂可与 DNA 上的碱基交联而破坏 DNA。

（3）嵌入 DNA 干扰核酸合成剂：药物通过嵌入 DNA 的碱基对之间，干扰转录。如放线菌素 D 等。

（4）拓扑异构抑制酶：使受损伤的 DNA 得不到修复，如羟基喜树碱。

4. 改变机体激素平衡

起源于激素依赖性组织的肿瘤，可通过改变机体激素的平衡状态而得到治疗。

（1）直接或反馈作用剂：如应用地塞米松及甲羟孕酮酯治疗淋巴瘤及乳腺癌的骨转移。

（2）阻断性激素受体作用剂：如他莫昔芬（三苯氧胺）阻断雌激素受体治疗乳腺癌、卵巢癌的骨转移。

另外，按化疗药针对的细胞增殖周期可分周期非特异性药物（cell cycle non-specific agents，CCNSA）和周期特异性药物（cell cycle specific agents，CCSA）。CCNSA 可杀灭增殖细胞群中各期细胞，如烷化剂和抗癌抗生素。而 CCSA 仅对增殖周期中某一期有效。作用于 S 期的药物有羟基脲、氟氧嘧啶、阿糖胞苷、甲氨蝶呤等抗代谢药。作用于 M 期的药物有长春新碱、长春碱。作用于 G_2 期和 M 期的有紫杉醇。

三、常见化疗药物

1. 抗代谢药

该类药物在化学结构上与核酸代谢必需物质如叶酸、嘌呤、嘧啶等类似，通过竞争作用而干扰核苷酸的代谢，阻止肿瘤细胞的增殖，属细胞周期特异性药物，主要对 S 期敏感。临床上用于骨肿瘤的主要有甲氨蝶呤和氟尿嘧啶。

（1）甲氨蝶呤（MTX）：目前临床上多以大剂量甲氨蝶呤与甲酰四氢叶酸钙（HD-MTX-CF）解救的模式来应用此药。它是 1972 年由 Norman Jaffe 首先报道应用的，被认为是骨肉瘤治疗的转折点，这种化疗方法目前已成为骨肉瘤治疗的基本步骤。HD-MTX-CF 的单药有效率在 20%～30%。所谓大剂量 MTX 是指每次使用比常规剂量大 100 倍以上的 MTX 静滴，一般点滴 4～6 小时，从而达到克服肿瘤的耐药性，提高肿瘤组织的坏死率的目的。在滴注完后，必须采取解救措施，以免出现生命危险。甲酰四氢叶酸钙是四氢叶酸的类似物，进入体内，转变为亚甲基四氢叶酸和 N10-甲烯四氢叶酸，可参与脱氧胞苷酸的合成，可以超越 MTX 的阻断部位，起到解救作用。在骨肉瘤治疗中，用量为 $200mg/kg$ 或 $8～12g/m^2$。

（2）氟脲嘧啶（5-Fu）：该药在联合化疗中用于骨转移癌，特别是原发于消化道的肿瘤和乳腺癌效果较好。一般用法是每次 $300mg/m^2$，连用 5 天，4 周后重复。

2. 烷化剂类

烷化剂是最早应用于肿瘤化疗的药物，该类药物均具有活泼的烷化基团，通过烷化反应，取代 DNA 相应基团中氢原子，而产生细胞毒作用。一般被列为细胞周期非特异性药物。临床上用于骨肿瘤的主要有环磷酰胺、异环磷酰胺和丙氨酸氮芥。

（1）环磷酰胺（CTX）：它没有直接的抗肿瘤作用，必须经肝细胞色素 P450 氧化酶活化成醛磷酰胺，后者在肿瘤细胞内再分解出磷酰胺氮芥而发生作用。适用于骨肉瘤、尤文肉瘤、横纹肌肉瘤、恶性淋巴瘤、多发性骨髓瘤、乳癌等。用法是单药按 $1g/m^2$ 静推，定期重复，联合化疗和酌减。

（2）异环磷酰胺（IFO）：它是环磷酰胺的同分异构体，作用机制与 CTX 相同，但抗肿瘤活性强于 CTX。适用于软组织肉瘤和骨肉瘤及骨转移癌。用法是按 $2g/m^2$ 静滴，连用 3～5 天。

（3）丙氨酸氮芥（MEL）：又称左旋溶肉瘤素，作用机制与氮

芥一样，适用于尤文肉瘤、多发性骨髓瘤、乳癌等。用法：口服
0.25（mg/kg/d），共4天，3周重复。静脉滴注，每次20~40mg，
定期重复。

3. 抗生素

该类药物一般由放线菌或者霉菌产生，它们在化学结构上具有
醌式的芳香结构，通过嵌合于DNA改变DNA模板而干扰mRNA的
合成，属于细胞周期非特异性药物。

（1）阿霉素（ADM）：它是从链霉菌株发酵液中提取的一种氨
基糖苷类抗生素，抗瘤谱广，对S期细胞最敏感。适用于软组织肉
瘤、骨肉瘤、尤文肉瘤、横纹肌肉瘤等。用法为60mg/m²，分2天
给药。对血液系统和心脏的毒性作用需引起注意。

（2）吡喃阿霉素（THO-ADM）：该药作用机制与适应证与阿
霉素类似，对阿霉素耐药的肿瘤细胞也有效。用法60mg/m²，分2
天给药，主要的毒副作用在血液系统，心脏毒性较阿霉素小。

（3）表阿霉素（EADM）：与阿霉素的区别只是在氨基糖部分
的4位羟基由顺式变为反式，疗效与阿霉素差别不大，其对心脏和
骨髓的毒性明显降低。作用机制和适应证与阿霉素相似。用量是
60~90mg/m²单次给药或40~50mg/m²，分2天滴注。

（4）米托蒽醌（MIT）：其化学结构与阿霉素相近，具有较强
的抗肿瘤活性，与很多抗癌药有协同作用，不会产生交叉耐药。适
用于恶性淋巴瘤、乳腺癌、各种急性白血病等。用法：8~14mg/m²，
3周重复，限制剂量在160mg/m²。该药也有血液系统和心脏的毒
性作用。

（5）更生霉素（ACTD）：又名放线菌素D，是从一种放线菌
发酵液中提取的。适用于尤文肉瘤、横纹肌肉瘤。用法：10~
15μg/kg，连用5天为1疗程。可有血液及消化系统副作用。

（6）博来霉素（BLM）：它与铁的复合物嵌入DNA，引起
DNA单链和双链断裂。该药进入体内后，迅速广泛分布，尤以皮
肤和肺部较多，因为该处细胞中酰胺酶活性低，博来霉素水解失活
少。主要适用于食管癌、肺鳞癌、皮肤癌，恶性淋巴瘤等。用法是

220

$15mg/m^2$，2次/周，4~6周为1个疗程。该药可引起肺纤维化和高热等副作用。

4. 植物药

植物药是一类从植物中提取出的含有生物碱等抗肿瘤成分的药物，是细胞周期特异性药物，大部分作用于微管，阻止纺锤体的形成，将有丝分裂停止于中期，另有小部分作用于DNA拓扑异构酶，使细胞分裂停止于晚S期或早G_2期。

（1）长春新碱（VCR）：它是从夹竹桃科植物长春花中提取出的生物碱，通过抑制微管蛋白的聚合而发挥作用，它还可使细胞增殖同步化，在其后数小时使用的其他化疗药物可以提高疗效。适用于尤文肉瘤、软组织肉瘤、淋巴瘤、骨髓瘤。用法是0.03mg/kg/次，静脉给药。该药有神经系统毒性。

（2）依托泊苷（VP-16）：又叫鬼臼乙叉甙。通过作用于DNA拓扑异构酶Ⅱ，使DNA断裂后不能重新连接，从而发挥细胞毒作用。可用于治疗尤文肉瘤、骨肉瘤、横纹肌肉瘤、恶性瘤巴瘤、乳腺癌等。用量是60~100 mg/m^2，连用3~5天。

（3）替尼泊苷（VM-26）：又叫鬼臼甲叉甙、威猛。一方面可以抑制胸腺嘧啶核苷合成，另一方面作用于DNA拓扑异构酶Ⅱ，从而抑制DNA合成和有丝分裂。主要用于治疗恶性淋巴瘤、颅内恶性肿瘤、小细胞肺癌、神经母细胞瘤、急性白血病等。用量是100 mg/m^2，连用3天。可有消化系统、血液系统、过敏反应等毒副作用。

（4）紫杉醇（PTX）：又称泰素，是一种新型的抗微管药物，可促进微管双聚体装配成微管，然后通过防止去多聚化过程而使微管稳定化，而此种重组对于细胞生命周期和分裂功能是必要的。主要用于卵巢癌、乳腺癌、肺癌、消化道肿瘤等，用法是135~200 mg/m^2静滴3小时，3周重复。该药可有过敏反应发生，化疗前应注意预防。

（5）泰索帝（TAT）：是从欧洲紫杉的针叶中提取并加以半合成而获得抗癌药。它的作用机制、适应证与泰素相似，但效果略强。用法是 $75mg/m^2$，静滴 1 小时，3 周重复。

5. 激素类

激素类药临床上多用于血液系统的肿瘤、骨转移癌，也可用于控制化疗的毒副反应。

（1）肾上腺皮质激素在肿瘤治疗的方面主要有：①治疗乳腺癌、淋巴细胞白血病、恶性淋巴瘤、多发性骨髓瘤。②恶性肿瘤并发症，如高钙血症、颅内压增高、上腔静脉压迫综合征、脊髓压迫综合征和癌性高热。③化疗中保护骨髓造血功能，控制呕吐等不适。

（2）雄性激素：可以对抗雌激素的作用，主要用于控制晚期乳腺癌、卵巢癌和多发性骨髓瘤。用法是丙酸睾丸素 50mg，深部肌肉注射，2 次/周，连用 3 个月。

（3）雌性激素：抑制体内雄激素水平，改变体内激素平衡，破坏肿瘤的生长条件。可用于治疗前列腺癌。用法是溴醋己烷雌酚，10mg/次，口服，3 次/天。

（4）抗雄性激素：通过竞争性结合雄激素受体，阻止肿瘤对雄性激素的摄取。如氟他胺，适用于前列腺癌。

（5）抗雌性激素：三苯氧胺，又称他莫昔芬，为非甾体的抗雌激素药物。通过与雌激素竞争受体而达到抑制肿瘤细胞增殖的目的。用于乳腺癌的治疗。用量是 20mg/天。

6. 其他

（1）顺铂（CDP）：又叫顺氯氨铂。顺铂分子中的铂原子在抗肿瘤作用中有重要意义，它与 DNA 链形成交联而抑制癌细胞的增殖，属于细胞周期非特异性药物。只有顺式有作用，反式无效。顺铂在水溶液中会逐渐转化为反式和水解。适用于骨肉瘤、软组织肉瘤、恶性淋巴瘤、卵巢癌、乳腺癌和肺癌。用法是 $80\sim120\ mg/m^2$，静脉或动脉滴注，定期重复，要注意水化利尿。顺铂可有泌尿系统和神经系统及过敏反应等毒副作用。

（2）氮烯咪胺（DTIC）：在肝微粒体混合功能氧化酶作用下转

化为具有烷化活性的产物，抑制 DNA 和 RNA 的合成，而发挥作用。适用于软组织肉瘤、恶性淋巴瘤。用法是：400mg/m²，连用 5天。可有消化系统、血液系统、肝肾功能损伤等毒副作用，但较轻。局部刺激比较明显，应注意不要外漏。

四、剂量强度

Hryniuk 等学者在 20 世纪 80 年代提出了剂量强度的概念，他们所指的"剂量强度"是不论给药途径、用药方案如何，疗程中单位时间、单位体表面积所给药物的剂量，用 mg/m²/周来表示。"相对剂量强度"（relative dose intensity RDI）则指实际给药剂量强度与人为的标准剂量强度之比。如为联合化疗，则可计算出几种药物的剂量强度及平均相对剂量强度。剂量强度是整个疗程中平均每周所接受的剂量，因此在临床化疗中，不论减低每次给药剂量，还是延长给药间隔时间，剂量强度均有所降低。动物实验治疗中可见，减低治疗药物的剂量强度，常明显降低完全缓解率及治愈率。Atsumasa 等在 1996 年对两组骨肉瘤患者进行了回顾性研究，他们在性别、年龄、肿瘤部位、组织学分型上无明显差异。均采用 HD-MTX、DDP、ADM 化疗方案（OOS-B），只是剂量强度不同。结果发现剂量强度与 5 年生存率正相关。MTX 的血浆浓度水平在不同病人有所不同，即使是同一病人，在不同疗程也不一样。这可能与年龄、肾脏对 MTX 的排泄能力等因素有关，同时也受到一些治疗因素的影响，如 MTX 的给药时间、水化程度等。通过对 MTX 血浆浓度水平的研究，若干组数据表明 MTX 的血浆浓度同肿瘤反应率及生存率呈显著的正性关系。ADM 的剂量强度与肿瘤反应率和生存率也有显著联系。

在人类肿瘤的临床化疗中，也已有很多资料证明化疗剂量强度与治疗效果明显相关。在临床治疗中，对有治愈可能的患者，应尽可能使用可耐受的最大剂量强度的化疗以保证疗效。当然也不能盲目追求疗效而不顾大剂量化疗带来的副作用。为获得最大限度的剂量强度，常采取以下措施：①预先评估患者的承受能力，包括身体条件和经济条件。②减少联合用药的品种，保证主药的强度。③可

223

适当应用粒细胞集落刺激因子（G-CSF）、自身骨髓移植（ABMT）及外周血造血干细胞移植（PBSCT）等办法，来降低药物对血液系统的影响。

第二节　骨肉瘤化疗方案

自从 1972 年采用大剂量甲氨蝶呤（MTX）治疗骨肉瘤的方案以来。已有众多化疗药物和化疗方案用于年轻人骨肉瘤的辅助化疗和新辅助化疗，并取得良好效果，5 年无瘤生存率显著提高，并能控制转移病灶的发展。但对于成年人骨肉瘤尤其是老年人群施行化疗的合理性仍有争议。

Campanacci 等发现接受辅助化疗的老年患者，其预后要好于对照组，后来许多研究也得出同样结论。但也有人提出质疑，认为对以老年人为主的成年人患者群体施行化疗并无明显预后改善，分析原因可能是由于研究者考虑到成年人患者尤其老年患者无法耐受化疗药物的毒性，而未给予足够的化疗剂量。Rizzoli 中心的 BacciG 等总结多年临床研究和疗效比较后认为 40 岁以上患者尤其是 41～60 岁者能够耐受长期大剂量的静脉化疗，但需交替运用毒性相对较小的异环磷酰胺（IFO）、阿霉素（ADM）和顺铂（CDP），避免使用大剂量 MTX，或仅选择性用于复发后或上述药物不敏感时，对于无转移的四肢高度恶性骨肉瘤来说，新辅助化疗能够改善预后，而 BacciG 等也提醒预防和治疗化疗毒副反应的同时，需酌情变更药物剂量和用药间隔。对于 60 岁以上老年患者化疗的合理性仍有待继续研究。

一、骨肉瘤化疗的原则

在提高骨肉瘤生存率方面，西方国家已取得巨大的成功。国外许多肿瘤中心对骨肉瘤化疗有各自的方案，但都获得很好的疗效。他们都使用 3 种主要化疗药：甲氨蝶呤（MTX）、阿霉素（ADM）和顺铂（CDP）。骨肉瘤化疗有两大原则即新辅助化疗原则和剂量强度原则。

1. 新辅助化疗原则

新辅助化疗是指术前即开始应用化疗，并根据肿瘤原发灶对化疗药物的反应程度指导术后化疗方案的修正。它的优点有：①术前化疗可在第一时间对微小转移灶发挥杀灭作用。②尽最大可能杀灭肿瘤原发灶，使其缩小，有利保肢手术进行。③根据化疗中原发灶反应调整化疗方案。④筛选高危病例在肿瘤复发或转移前进行强化治疗。⑤判断预后，术前化疗效果好，肿瘤细胞坏死率高者，术后继续接受化疗，无瘤生存的机会相对较高。

临床骨肉瘤化疗时应强调术前化疗的重要性。增加术前化疗的次数，一般为 6 次或更多，术前化疗时间都在 8 周以上。这是治疗观念上的一个重大转变和革新。术前化疗对原发灶的控制，提高保肢率和保肢安全性的作用不容置疑。切除的肿瘤做坏死率检查，肿瘤坏死率在 90% 以上者为优，90% 以下者为差。这项检查是判断术前化疗效果的最可靠的依据，对指导术后化疗和预后有重要意义。可根据肿瘤坏死率的高低决定术后化疗方案。坏死率 90% 以上则继续术前方案。坏死率 90% 以下则需更改术前化疗方案，增加药物种类或加大药物剂量或更改给药途径，并且增加化疗次数以提高疗效。

2. 剂量强度原则

100% 的剂量强度是指患者接受某一化疗方案时，在规定时间内准确地获得预定剂量的药物治疗，任何因素造成的剂量减少或给药延迟均会影响最终化疗效果。3 种药物单次化疗剂量已经标准化。MTX 为 $8 \sim 12g$，ADM 为 $60mg/m^2$，CDP $120mg/m^2$（偶有 $160mg/m^2$ 者）。上述剂量是以大量病例为基础，公认是高效的、药物毒性是可耐受的、严重化疗合并症的发生率是最低的。应按要求化疗按日排表，准确、规律地进行。骨肉瘤化疗的主要途径是静脉给药全身化疗。近年来也开始静脉化疗配合对原发瘤的动脉化疗，提高了肿瘤坏死率。

二、有效的抗骨肉瘤药物

1. 甲氨蝶呤（MTX）

MTX 是最早公认对骨肉瘤化疗有效的药物。自 1972 年 Jafe 等将 HD-MTX 用于骨肉瘤治疗以来，MTX 一直是最常用的药物。单药有效率通常在 20% ~ 30%，其疗效与剂量有密切关系，大剂量优于中等剂量，大剂量为 MTX>8g（成人），>12g（儿童）。HD-MTX 是目前为止单药有效率最高的抗肿瘤药物。其使用特点为：①每周使用一次，不留后遗症；②有效率 50% 左右；③水化不足或过度增加毒性或降低疗效；④停用后不影响其他化疗药物使用。使用过程中需要监测血浆 MTX 浓度，<0.1μmol/L 一般是安全的。

2. 阿霉素（ADM）

ADM 是另一种对骨肉瘤有较好疗效的化疗药物，单药有效率通常也在 20% ~ 30%，常规剂量是 $30mg/m^2$，连用 3 天，许多临床研究表明，缺少 ADM 的方案或减少 ADM 的用量会影响骨肉瘤患者生存率，但 ADM 对心脏有较大毒性。ADM 毒性与总量和血浆峰值正相关，ADM 效果与血浆浓度时间曲线相关与峰值关联不大，累计量不宜超过 $550mg/m^2$。因此改变给药方法、延长 ADM 灌注时间可以保持疗效和减轻毒性。目前 ADM 主要用于与 CDP 联合用于对 HD-MTX 缺乏敏感性的患者。

3. 顺铂（CDP）

CDP 单药有效率通常在 30% 左右。应用于其他药物无效的患者，对骨肉瘤总有效率 20% 左右。CDP 有明显的肾毒性，静脉用药效果不稳定，但与 ADM 或 VP16 联合应用能降低本身用量增加疗效。CDP 是目前骨肉瘤滋养动脉内给药的首选药物。

4. 异环磷酰胺（IFO）

IFO 被认为是第 4 种关键药物，目前主要用于常规方案效果不佳的补充化疗。使用剂量决定其疗效，有 20~33% 反应率。IFO 可导致出血性膀胱炎，需要与黏膜保护剂合用，由于发现 MESNA 的尿路保护功能，大剂量 IFO 的作用被重新确认。

5. 足叶乙贰（VP16）

VP16 是目前争论最多的骨肉瘤化疗药物。Rosen 认为 VP16 对骨肉瘤几乎无效。但 Kung 等发现 VP16 对实体瘤包括骨肉瘤有一定效果。

6. 烷化类药物

该类药物包括苯丙氨酸氮芥和环磷酰胺，单药有效率不超过 15%，骨肉瘤经典方案 BCD 常用的组合药物。近期 CDP+ADM+HD –IFO 有可能替代 BCD 方案。

7. 其他

卡铂、表阿霉素和咖啡因的作用仍未得到广泛确认，需要进一步研究。

三、经典的化疗方案

目前，在几种公认的有效化疗药物在剂量的认识和理解上已达成共识。国际上著名的有代表性的化疗方案有 Rosen 的 T 系列方案，德奥联合小组的 COSS 系列方案，意大利 Rizzoli 研究所及 Jaffe 等系列方案。

1. 美国的 Rosen 方案

T7 方案是术前用 HDMTX、ADM 化疗，术后均采用 HDMTX、ADM、BCD 进行化疗。T10 方案中术前化疗与 T7 方案相同，术后肿瘤坏死率小于 90% 术后用 CDP 替代 HDMTX。T12 方案中，术前

227

不用毒性大的 ADM、CDP 而用 HDMTX、BCD，如肿瘤坏死率大于90%，术后化疗继续应用这二种药物化疗 3 次共 15 周；如肿瘤坏死率小于90%，术后化疗改用 ADM、CDP 并延长化疗时间 6 次共27 周。T12 的用药剂量是：①甲氨蝶呤 MTX：$8\sim12g/m^2$，静脉，4小时输入。6 小时后甲酰四氢叶酸钙 CF 解毒。②BCD：博来霉素$20mg/m^2$，环磷酰胺 $600mg/m^2$，放线菌素 D $0.6mg/m^2$，静脉，连用 2 天。③阿霉素 ADM $30mg/m^2$，静脉，连用 2 天。顺铂 CDP $20mg/m^2$，静脉。④长春新碱 VCR $30mg/m^2$，均随访 5 年，T12 和T10 两个方案治疗效果相同。

2. Rizzoli 研究所的方案

术前静脉应用 HD-MTX，动脉 72h 持续灌注 CDP，如果肿瘤坏死率大于90%，则术后加用 ADM，如肿瘤坏死率小于90%，后加用 ADM、BCD。Ⅱ期研究中，术前加用 ADM，如果肿瘤坏死率大于90%，则术后继续上述化疗方案 3 个疗程，共 21 周。如肿瘤坏死率小于90%，术后加用 IFO 和 VP16，化疗 3 个疗程，共 30 周，疗效与 T10 相似。化疗药物的用药剂量是：①甲氨蝶呤 MTX $8g/m^2$，静脉。$4\sim6$ 小时输入，8 小时后 CF 解毒。②顺铂 CDP $120mg/m^2$，动脉，72 小时连续灌注。术后化疗改为静脉。③阿霉素 ADM $60mg/m^2$，顺铂开始 48 小时后给药，静脉，8 小时输入。术后化疗改为每天 $45mg/m^2$，静脉，4 小时输入，连用 2 天。④异环鳞酸胺IFO 每天 $2g/m^2$，静脉，连用 5 天，90 分钟后给膀胱保护剂美司那。⑤VP16 每天 $120mg/m^2$，静脉，1 小时输入，连用 3 天。

第三节　骨肉瘤化疗的毒副作用及处理措施

按照化疗毒副作用出现的时间顺序，可以将其分为急性期、早期、延迟期及晚期毒副作用。急性期毒反应是指给药后 24 小时内出现的反应，例如：恶心、呕吐、过敏等。早期毒副作用是指那些发生在给药后数日至数周的反应，如白细胞减少、血小板减少、脱发等。延迟期毒副反应指的是那些发生在给药后数周乃至数月的反应，如贫血、无精、肝细胞损伤等。晚期毒副作用则指那些发生在给药后数月乃至数年的反应，如不孕、性腺机能渐退、继发性淋巴瘤等。根据 WHO 化疗药物急性/亚急性毒副作用分类、分级标准，这些化疗药的毒副作用按系统和部位分类有血液系统、胃肠道、肝脏、心脏、泌尿系统、神经系统及皮肤等。

一、骨髓造血系统

造血的骨髓细胞，由于其分裂周期短，易受化疗药物的损害，造成骨髓抑制，严重者危及生命，这是化疗过程中最常遇到的问题，也是造成化疗延期、减少药量、甚至停止化疗的主要原因之一。由于各种血细胞的半衰期不同，粒细胞半衰期短仅为 6~8 小时，血小板为 5~7 天，红细胞为 120 天，因此化疗后最先出现粒细胞减少，之后是血小板，直到化疗后期才会引起贫血。一般情况下，甲氨蝶呤多在给药后 7~14 天产生严重的骨髓抑制，14~21 天恢复。顺铂多在给药后 14 天左右产生轻、中度骨髓抑制，21 天左右恢复。阿霉素可予给药后 6~13 天产生较严重的骨髓抑制，21~24 天恢复。异环磷酰胺可于给药后 10~21 天出现中度骨髓抑制，18~40 天恢复。化疗所致骨髓抑制以粒细胞减少为多，且严重。白细胞减少（尤其<1000/mm^3）的直接后果是合并感染的机会明显增加。当白细胞<1000/mm^{3}并伴发热时，需应用广谱抗生素治疗，同时，必要的血培养和药敏试验是指导临床用药的良好方法。对有严重骨髓抑制的患者应进行隔离。临床实验已经显示通过促进造血功能的提高可以明显减少感染并发症的发生率与严重程度。化疗诱发血小板减少而导致严重出血的并发症并不常见，当血小板低于 $50\times10^9/$L 时，有自发出血的危险，需要输血小板控制病情。从我们观察统计的结果来看，不论是粒细胞减少，还是血小板减少所代表的骨髓抑制，最严重的大多发生在 CDP/ADM 输注后（分别为 19/21，10/12）14 天左右。这可能是由于顺铂和阿霉素给药时间相近，两种药物协同作用的结果。即使是应用了粒细胞集落刺激因子，仍然影响了化疗的如期序惯进行。鉴于红细胞的半衰期较长，在紧凑的化疗过程中，难以辨明究竟是哪种药物导致严重的血红蛋白减少。

229

在白细胞<3×10^9/L 时应常规使用 G-CSF，并及时应用抗生素防治感染。在国内外，粒细胞集落刺激因子已成为化疗所致白细胞减少的常规治疗药物，在很大程度上保证了化疗的按时进行。但是，G-CSF 的使用对预后可能存在风险。多项研究已经证明 G-CSF 对于损伤的神经细胞和心肌细胞等具有抗凋亡作用。许多病例报告报道了具有自分泌 G-CSF 的功能的肿瘤细胞。Tanaka 研究报道某些头颈部肿瘤能够分泌 G-CSF 和甲状旁腺素相关蛋白，患者血清 G-CSF 水平高，则预后差。Chakraborty 等的研究表明粒细胞集落刺激因子/粒细胞集落刺激因子受体（G-CSFR）自分泌或旁分泌信号转导通路促进了膀胱癌细胞的存活和生长。Uemura 等认为粒细胞集落刺激因子可能不依赖自分泌机制，而直接通过调节还氧化酶 2（COX-2）的表达来加速肿瘤的进展。当前的观点认为大多数化疗药物通过诱导肿瘤细胞凋亡而发挥作用，而粒细胞集落刺激因子的抗凋亡、促进肿瘤细胞生长的作用，使人们对 G-CSF 的应用是否会影响化疗的治疗效果产生疑问。目前，未见骨肉瘤分泌 G-CSF 的报道，也没有对照研究 G-CSF 对预后影响的报道，对这个问题的探讨需要进一步的研究结果。

二、胃肠道反应

由化疗引起的恶心、呕吐等一系列胃肠道反应，可以导致患者厌食、营养不良，并拒绝进行化疗合作。化疗药物引起病人呕吐的机制是由于化疗药物直接刺激呕吐中枢或刺激肠道的嗜铬细胞释放 5-羟色胺，5-HT 作用于小肠的 5-HT3 受体，通过迷走神经传至第四脑室血清池中的化学感受器而产生呕吐。化疗药物也可通过抑制胃肠道黏膜上皮细胞的增殖，或刺激胃黏膜引起胃炎而致呕吐，一般出现在化疗后 2~3 天。顺铂具有剧烈的催吐作用，其所致恶心、呕吐与剂量无关，多于给药后 1~6 小时发生，持续数天，几乎所有接受顺铂化疗者均可发生。而 MTX 所致的恶心、呕吐与剂量相关，用于骨肉瘤化疗剂量的 MTX 可致 75% 患者有此症状。异环磷酰胺和阿霉素均可导致恶心、呕吐。尽管常规使用 5-HT 受体阻滞剂如康泉及胃复安等止吐剂，仍有部分患者难以耐受，持续恶心、呕吐。这常成为 MTX 药物减量或更换 IFO 治疗的一个原因。对于胃肠道反应严重的患者，可采用小剂量糖皮质激素（地塞米松或强的松龙）进行治疗。糖皮质激素抑制恶心、呕吐的机制目前还不完全明确。Tanihata 等的研究表明，地塞米松对顺铂引起的早期和延迟呕吐反应均有止吐作用，部分是通过中枢作用位点起效。地塞米松止吐作用机理除抑制前列腺素合成，以及减少顺铂进入延髓的膜稳定作用外，还与细胞因子相关，地塞米松还可通过激活延髓双侧孤束核上的糖皮质激素受体产生中枢性止吐作用。

三、肝功能损害

化疗药引起的肝功能损害是延迟化疗的重要原因之一。在我们的统计中，IV 级肝功能损害全部是在 MTX 化疗之后出现的。MTX 肝损害可使谷草转氨酶、乳酸脱氢酶增高至正常值的 10~100 倍，一般与给药次数、24 或 48 小时药物浓度无关，多于停药后 1 个月内或对症治疗后恢复。因酸性药物影响 MTX 的排泄，增加其毒副作用，而保肝药多为酸性药物，化疗期间应避免使用。顺铂、异环磷酰胺亦可引起肝功能损害。MTX 的严重肝功能损害也常成为更换药物的一个原因。

四、心脏毒性

阿霉素是最常见的可引起心脏毒副作用的化疗药物之一，其可以引起急性的心电图异常改变，亦可引起药物剂量依赖的（蓄积的）心肌病损。阿霉素所致心电图改变的发生率在众多文献中报道不一，约41%。通常心电图的改变为非特异性 ST-T 改变、窦性心动过速、房性或室性早搏、QRS 低电压及多种心律失常。由于我们在阿霉素化疗后并非常规复查心电图，仅在患者有胸闷、心悸等症状时检查，因此这一毒副作用的发现较少，且发现者均为窦性心动过速。但心电图的改变多不影响阿霉素的继续使用，仅需临床密切观察。阿霉素导致的急性心律失常及传导异常在病例中未发现，慢性蓄积性心脏损害也未发现。Hoff 等报道 4000 例病人阿霉素总剂量为 $400mg/m^2$ 时，心力衰竭的发生率为 3%；总剂量为

$700mg/m^2$ 时，发生率为 18%。从统计学上来看，心力衰竭发生曲线斜率在剂量大于 $550mg/m^2$ 时呈明显增加，因此阿霉素总剂量最好不超过 $550mg/m^2$。对于年龄大的儿童及有心脏病的病人更应限制其用药总量。而我们的化疗方案，由于阿霉素单药剂量较小，化疗次数较少，一般难以达到慢性蓄积毒性剂量。此方面的毒副作用，可能对于接受更多化疗的 III 期骨肉瘤患者和复发、转移的患者更有意义。对阿霉素蓄积性心脏损害的患者，前列地尔（前列腺素 E_1）的应用有较好的临床效果。另外，大量的临床试验已证实，对于阿霉素（蒽环类药物）引起的心肌损害，右雷佐生能提供有效的预防作用，不仅不影响化疗药物的抗癌活性，而且允许化疗药物给予较高的累积剂量，该药有望成为蒽环类抗肿瘤药物的标准配伍用药。

五、肾及膀胱毒性

很多化疗药物经肾排出体外，存在肾脏毒性。大剂量顺铂可能造成严重的肾小管坏死，实验室检查可见 BUN 升高、肌酐清除率下降。另外，顺铂也可引起低镁血症、低钙血症、低钠血症。顺铂与阿霉素合用可致肾毒性发生率上升。水化、甘露醇、利尿等是减低顺铂毒性的有效方法。甲氨蝶呤在酸性环境下易结晶沉积于肾小管和集合管而产生肾毒性，出现 BUN 升高、肌酐清除率下降和肾功能衰竭。非甾体类抗炎药、酸性饮料可使 MTX 沉积增加，从而导致毒副作用增加。治疗应碱化尿液、利尿并加用甲酰四氢叶酸。虽有甲酰四氢叶酸的解救，大剂量的甲氨蝶呤仍可产生严重的肾毒性，甚至致死。用药后 12 小时至一周左右出现腰痛，应警惕肾毒性的发生。一般甲氨蝶呤所致的一过性肾功能衰竭多可在停药后 2~3 周恢复正常。异环磷酰胺因代谢产物丙烯醛能引起泌尿系统上皮细胞的损害，可导致出血性膀胱炎。充分的补液可减轻出血性膀胱炎。美司那与丙烯醛在体内形成无活性的产物，可有效防止出血性膀胱炎的发生。

六、神经系统毒性

MTX 可致脑白质病，一般为伴有语言障碍的偏瘫，有时伴惊

232

厥、癫痫状态，需抗惊厥治疗。实验室检查及头颅 CT 扫描正常，脑电图正常，一般无永久性神经损害，这可能是由于甲氨蝶呤蓄积和初次甲酰四氢叶酸解救延迟造成的。顺铂可引起剂量依赖的耳鸣、听力丧失、听力图的异常。其引起的外周神经病，多为对称的、明显的四肢末端呈手套或袜套样分布的感觉异常或感觉迟钝，有时有书写困难或步态障碍，可能是由于本体感受器异常所致。顺铂导致的耳鸣、听力丧失、听力图的异常，前两者可能因程度轻微通常未能发现，而听力图在未发现听力丧失的情况下一般并不检查，因此并不清楚究竟有多少患者存在听神经的损害。Knight 等人提出，顺铂的耳毒性的发生率和严重程度，实际上是报道不全的。经过系列听力检查，在 67 例年龄从 8 个月到 23 岁不等的患者中，61% 的患者双侧听力受损。此外，他们还发现毒性研究向来对耳毒性报道不全，且极大地低估了儿童听力受损的重要性。作者认为，频率在 2000 赫兹以上的听力丧失对儿童是非常重要的，在这些频率甚至极少的损失，也会大大增加孩子学习困难及社会和情绪问题上的风险。

七、黏膜损伤

化疗药物引起的黏膜损伤包括口腔炎、舌炎、食道炎、唇炎、口腔溃疡、胃肠道黏膜损伤。多种化疗药物均可引起口咽黏膜炎、口腔溃疡等口腔毒副反应。症状多发生在用药后 1~2 周内，表现多种多样。按发展进程可将黏膜溃疡分 4 级，I 级：口腔黏膜红斑；II 级：孤立性小溃疡；III 级：融合性溃疡；IV 级：出血性溃疡。按溃疡的面积可分 3 度，I 度：溃疡 ≤8mm² 的单个溃疡；II 度：8mm²<溃疡≤15mm² 的单个或 2 个以上的 I 度溃疡；III 度：溃疡>15mm² 的单个溃疡或 2 个以上的 II 度溃疡。另外，化疗药也可引起胃肠道黏膜广泛损伤，导致胃肠道黏膜弥漫性溃疡、出血，临床上应特别引起重视。MTX 引起的口腔炎、口腔溃疡、胃炎等在临床上比较常见。MTX 引起胃炎的严重程度与频率呈剂量依赖性，并与计划日程安排有关，主要见于 MTX 化疗后。通过水化、碱化尿液、监测 MTX 血液浓度、四氢叶酸解救、口腔黏膜局部治疗等防治措施，大多数病例可以得到良好的控制和治疗效果。

　　骨肉瘤化疗的治疗强度（包括单药剂量和给药间隔）被认为是预后相关重要因素之一。虽然 Ferris 等所进行的数个试图通过进一步提高治疗强度来提高生存率的临床试验均未能取得成功，但这并不意味着治疗强度对骨肉瘤的化疗不重要了，只能说明目前的标准治疗强度可能已经达到了通过增加强度而提高疗效的顶点。而这些毒副作用，正是限制化疗药物足量、按时使用的最主要因素。其中甲氨蝶呤的骨髓抑制、肝功能损害、黏膜损害在各个化疗药物中均较严重，但其损伤都为可逆性，这也是 MTX 虽然单药有效率偏低，但仍被广泛使用的原因之一。与国外的一些骨肉瘤治疗中心相比，我们的骨肉瘤化疗的急性/亚急性毒副作用发生率要低，程度要轻。但同时由于经济技术水平等的限制，化疗强度相比较要低，多数患者难以按照预定方案达到标准剂量强度。另外，随着长期存活病人的增多，化疗所致的远期毒副作用如继发肿瘤等也成为一个值得关注的问题。

第四节　化疗疗效评价

一、病理组织学

　　1976 年 Rosen 提出肿瘤坏死率的概念，用肿瘤坏死率来判断化疗的疗效，经过多年的实践，肿瘤坏死率被认为是目前判断化疗疗效最准确的指标。也是指导术后化疗的依据。Provisor 等报道用新辅助化疗治疗 206 例骨肉瘤的长期随诊结果，肿瘤坏死率大于95% 者，8 年生存率为 87%；肿瘤坏死率小于 95% 时，则为 52%。目前将肿瘤坏死率分为反应好和反应差两级，肿瘤坏死率大于90% 为反应好，肿瘤坏死率小于 90% 为反应差。根据国外报道，患者的肿瘤坏死率大于 90%，其 5 年或 10 年生存率明显高于那些肿瘤坏死率小于 90% 的患者，两者之间差异有显著性意义。在术后的化疗方案制定中，肿瘤坏死率起指导作用。当坏死率大于90% 时，可继续应用术前化疗方案，如肿瘤坏死率小于 90% 时，

234

需要更改化疗方案，增加新的药物或提高剂量。近二十年来骨肉瘤的治疗取得很大进展，尤其是新辅助化疗应用和保肢手术的开展，骨肉瘤的生存率大幅提高，但仍有许多问题需要解决，如术前化疗是否优于术后，化疗方案的选择，手术的时机等。相信随着研究的进一步深入，骨肉瘤患者的预后会有更大的改善。

Bacci 等回顾性分析了 1058 例骨肉瘤患者，观察不同亚型骨肉瘤化疗后的组织学反应，结果发现成骨型占 70%、软骨型占 13%、纤维型占 9%、毛细血管扩张型占 6%，其他占 2%，总体化疗反应良好者为 59%、不良者为 41%。纤维型和毛细血管扩张型骨肉瘤化疗反应良好者比例较高，分别为 83% 和 80%，而软骨型化疗效果最低，为 43%。化疗反应良好者的 5 年生存率为 68%，高于化疗反应不良者的 52%。临床研究证明，肿瘤坏死率是反映骨肉瘤对化疗的敏感程度及预测肿瘤转归及指导术后化疗最为有效的指标。但这种评估只能在肿瘤切除后才能进行，且操作繁琐，成本高，费时费力，大规模开展起来有一定难度，因此并非首要推荐的评价方法，于是寻找一种既比较准确又适合临床操作的评价方法成为当前的研究方向之一。

二、影像学检查

在早期的研究中，X 线平片、CT、MRI、血管造影等都曾用于术前化疗前后肿瘤反应的评价，有的试验取得了较好的结果。但由于样本量小或理论研究的相对滞后，这些研究结果还没有一项能获得广泛认可。

1. X 线平片

X 线平片作为最基本的检查方法，临床上主要用于骨肿瘤的诊断和鉴别诊断，并非化疗反应评价的敏感、可靠指标。有效化疗后，X 线平片上显示骨的破坏范围不再扩大，肿瘤边界清楚，肿瘤内钙化或骨化增加，破坏区周围出现增高密度的新生骨，软组织肿块边缘出现薄层骨壳，甚至多层骨包壳，水肿消退。

2. CT 检查

CT 可准确显示骨肉瘤病灶的大小及软组织肿块的范围，特别是在显示骨皮质破坏、轻度骨膜反应和肿瘤内微小钙化方面有明显优势。在 X 线平片基础上，CT 主要观察骨髓内的破坏与瘤骨、软组织改变。有效化疗后软组织肿块缩小，环状包壳明显增厚、致密而连续，呈环状骨化。通过 CT 值，还可确定瘤体及软组织肿块内的液化坏死及出血。与 X 线平片一样，CT 检查不能确认肿块内肿瘤组织的存活情况。

3. MRI 平扫

普通的 X 线片、CT 和常规的 MRI 很难对肿瘤的体积进行准确测量，而三维 MRI 则能。目前，大多数研究单位仍采用常规 MRI 进行肿瘤体积测量，即在显示肿瘤的系列 T 加权图像的每一层面上手动勾画肿瘤的边界，进而计算肿瘤的体积。通过比较化疗前、后肿瘤平均体积的变化（R = 化疗后体积/化疗前体积）来预测化疗反应效果，R≤0.65 提示为部分反应，0.65<R<1.35 提示肿瘤无变化，R≥1.35 则提示化疗反应不良。然而，体积测量结果与组织病理学之间的一致性仅有 60%。MRI 在一定程度上可反映骨肉瘤化疗后出现的一些继发性改变，但这些继发改变与存活肿瘤组织的信号特点在 T2 加权像上有很大重叠，SE 序列的 T2 加权像常不能确切区分肿瘤组织与坏死组织，受肿瘤出血和瘤周水肿的影响，T2 加权像也难以准确界定肿瘤的边界。T2 加权像评价化疗反应的准确性和特异性仅为 71% 和 45.5%。尽管 T2 加权像上肿瘤区信号强度的变化与化疗反应之间无确定关系，但当肿瘤邻近组织在 T2WI 上信号强度增加并呈羽毛状外观时，常提示化疗反应不良。当肿瘤周边出现低信号带时，则常提示化疗反应良好，这一低信号是由周围成熟的胶原组织构成的假膜所致。在成熟的假膜形成后进行广泛切除，只有很少患者因有卫星病灶而复发。若假膜形成不佳，肿瘤有较多的穿破区域，外科切除缘接近肿瘤，则将有较高的局部复发率。仔细观察假膜形成及其完整性，有助于评价

预后。

4. 动态增强 MRI 扫描

以往影像学检查评价化疗反应的缺陷是不能判断有无存活肿瘤的存在，动态增强 MRI 扫描则可实现这一目的。随着多中心联合研究的开展，学术界已基本达成共识，即动态增强 MRI 对骨肉瘤化疗反应的评价具有相当大的临床价值。主要表现在 3 个方面：①可鉴别瘤内坏死及肿瘤存活区域（坏死区、肌肉、血管和存活肿瘤的时间-信号强度曲线完全不同）。②可区分瘤体及瘤周水肿，准确界定肿瘤边界，有助于确定手术安全的切除缘。③可通过参数成像判断肿瘤坏死率。动态增强 MRI 扫描时常规获取矢状位、冠状位及横断位 T1 加权和 T2 加权像。动态增强扫描采用快速多平面扰相梯度回波序列，获得包括整个肿瘤的矢状面 T1WI 图像（尽量清晰显示肿瘤供血动脉），开始检查前于患者肘静脉放置 1 个 18G 的静脉插管。在数据采集开始后 5s，使用高压注射器，经静脉插管快速推注 Gd-DTPA，剂量 0.1mmol/kg，注药速度为 2mL/s，然后立即推注 20mL 左右生理盐水，注射速度也为 2mL/s。具体扫描参数为：TR/TE = 9/2ms，30°反转角，230～视野，10～12 层厚，256×128 采集矩阵和 1 次激励。动态扫描大约持续 5min。这些图像用于肿瘤血流灌注分析。在注射造影剂 10min 后行常规矢状面和横断面 T1WI 增强扫描。Dyke 等采用动态强化 MRI 观察骨肉瘤化疗前、后的组织图像，发现初斜率（initial slope）与肿瘤坏死率有明显关系（r=0.60）。

5. 减影图像

在经过减影技术处理的 MRI 图像上，不仅可按照病灶的形状、轮廓对骨肿瘤病变加以识别，而且可借助病灶与正常组织的信号差异来区分。增强前后 T1WI 图像减影后，可清晰显示富含血管的肿瘤组织，并能与脂肪及出血区相区别。化疗反应良好的骨肉瘤增强后无明显强化，仅伴有小于 3mm² 的结节状强化，或细线样强化。这些小结节状或细线样强化，常出现在增强早期，相当于组织病理

237

学上小的残存肿瘤灶。化疗反应不良者肿块早期强化，并持续增强，增强区域主要位于肿瘤的周边，动脉显影后 6s 内所显示的小增强灶即相当于组织病理学上的存活肿瘤组织。

6. 磁共振波谱技术

磁共振波谱技术（MRS）是一种可用来研究肿瘤代谢的无创性技术，目前已成为骨肉瘤术前化疗评价的研究热点之一。该技术可用来监测骨肉瘤治疗中或治疗后频谱的变化。与正常组织比较，肿瘤组织的磷酸肌酸水平降低，磷酸肌酸（三磷酸酰配）亦降低，磷酸单醋、无机磷酸盐和磷酸二醋酶水平增高，这是由于肿瘤生长过快，血流供应不足，出现无氧代谢的缘故。肿瘤化疗后 ^{31}P 谱线会出现相应变化。当磷酸肌酸水平增加，磷酸单醋和磷酸二醋酶降低时提示肿瘤消退，若 ^{31}P 谱再次出现异常则可能提示肿瘤复发。MRS 实施中尚存在一定缺陷，如所选肿瘤敏感区域容易受邻近正常组织（特别是肌肉组织）内含磷物质成分的干扰，MRS 对肿瘤的异质性不敏感，该技术目前尚难在临床普及应用。

7. 彩色多普勒血流成像检查

Bollini 等使用彩色多普勒血流成像分析了 60 例骨肉瘤在术前化疗前、中、后 3 个阶段的肿瘤血供情况，并与肿瘤坏死率进行比较后得出结论，肿瘤供血动脉的阻力指数在术前化疗 2 个周期后无变化或数值减小，预示肿瘤对化疗的反应不佳，阻力指数增大，则提示反应良好。此研究可以看出，多普勒血流成像可在化疗 2 个周期后即行骨肉瘤疗效评价，是一种能在较早期评价化疗反应的手段。

8. 其他预测方法

（1）人类表皮生长因子受体 2（HER2）：目前的研究证实，在骨肉瘤患者中，由人类 HER2 编码的蛋白 HER2/erbB-2 的过表达与术前化疗后肿瘤坏死率低下显著相关，因而可以预示术前化疗的疗效。其高水平的表达则出现在临床早期发生转移和复发的病例

238

中。而 Thomas 等报道，用免疫组化法检测 33 例骨肉瘤患者治疗前、后或转移的组织标本 66 份，未发现细胞膜 HER2 免疫活性，并通过逆转录 PCR 在 mRNA 水平证明了这一点。近几年对于 HER2 的研究增多，大部分学者经过研究认为，HER2 与骨肉瘤的预后有相关性，但有一些学者认为两者之间没有直接相关性。目前，HER2 可作为观察临床骨肉瘤预后的重要指标，能为临床选择骨肉瘤化疗药物提供依据。

（2）碱性磷酸酶：Bacci 等对 61 只患骨肉瘤的犬在截肢术后以顺铂与阿霉素进行化疗，测其治疗前后的总碱性磷酸酶（TALP）及其同功酶：骨来源（BALP）、肝来源（LALP）和皮质类固醇诱导的碱性磷酸酶（CALP）的活性值，并分析其与生存率之间的关系，结果发现 TALP、BALP 和 LALP 值在化疗后明显降低。TALP，LALP 在治疗前的活性值与生存率显著相关，BALP 在治疗前的活性值和生存率之间的相关性接近有统计学意义而在治疗前 TALP 和 BALP 活性值增加的犬，其生存时间较正常者明显缩短。

（3）端粒酶：端粒酶是一种核糖核蛋白酶，在恶性骨肿瘤有端粒酶活性的表达。它与化疗后的骨肉瘤患者发生肺转移及脂肪、软骨性肿瘤的恶性程度呈正相关，因而可以作为骨和软组织肿瘤侵袭性的标志。

（4）癌基因与抑癌基因：近年来的研究发现，原癌基因突变、重排、易位和扩增激活成癌基因，具有转化致瘤潜能。抑癌基因阻遏转化致瘤，在其经过突变、重排、插入和缺失后丧失原有功能，亦会导致肿瘤发生。p53 基因在骨肉瘤发病机制中发挥了重要作用。p53 基因分野生型与突变型两类，前者是肿瘤抑制基因，后者是致癌基因。p53 抑制基因突变失活与骨肉瘤的发生有关，而 p53 基因在对顺铂耐药的骨肉瘤细胞中往往是缺失的。现在已经开展了在化疗药物产生耐药的骨肉瘤细胞中导入野生型 p53 进行治疗的研究。

参 考 文 献

［1］Jaffe N. Historical perspective on the introduction and use of chemotherapy for the treatment of osteosarcoma［J］. Adv Exp Med Biol. 2014；804：1-30.

［2］牛晓辉,徐海荣.骨肉瘤的化疗[J].中国癌症杂志,2010,20(2)：81-85.

［3］罗仁峰,何安兵,陈春洲等.新辅助化疗联合保肢治疗骨肉瘤合并病理性骨折[J].中华创伤杂志,2013,29(4)：334-337.

［4］Wang W,Wang ZC,Shen H,et al. Dose-intensive versus dose-control chemotherapy for high-grade osteosarcoma：a meta-analysis［J］. Eur Rev Med Pharmacol Sci. 2014；18(9)：1383-90.

［5］Kushnir I,Kolander Y,Bickels J,et al. Is it important to maintain high-dose intensity chemotherapy in the treatment of adults with osteosarcoma? ［J］. Med Oncol. 2014；31(5)：936.

［6］Sun L,Li Y,Li H,et al. Analysis of chemotherapy dosage and dosage intensity and survival outcomes of high-grade osteosarcoma patients younger than 40 years［J］. Clin Ther. 2014；36(4)：567-578.

［7］祝晓忠,梅炯,毕刚等.常规化疗联合节律性化疗对荷骨肉瘤 SD 大鼠的治疗效应[J].肿瘤,2010,30(9)：758-762.

［8］冯瑾,彭京京,刘洪洪等.18F-FDG 显像对骨肉瘤化疗效果评价的初步研究[J].中国临床医学影像杂志,2010,21(9)：638-641.

［9］牛晓辉,蔡槚伯,张清等.ⅡB 期肢体骨肉瘤 189 例综合治疗临床分析[J].中华外科杂志,2005,43(24)：1576-1579.

第九章 骨肉瘤的手术治疗

第一节 原发性骨肉瘤的手术治疗

原发性骨肉瘤的治疗沿革反映了对化疗和手术联合效应理解的进展，患者的生存率得到显著提升。治疗方案的转变，即从单纯截肢，到截肢加辅助化疗，到目前的诱导化疗+保肢手术+辅助化疗。长期随访资料已经证实上述方案的有效性。患者获得了良好的局部肿瘤控制和肢体功能并且提高了生存率。

由于借助 MRI 可以精确划定原发肿瘤的边界，人们对肿瘤生物学行为以及确定手术范围的理解已经得到明显提高，这些进展使得保肢手术成为可能，医生需要尽量保留正常软组织，以便外科医生能够使用假体关节置换、同种异体移植、微血管骨及软组织转移等重建技术。骨肉瘤的诊断、术前计划、手术以及治疗后的监护需要一个团队的努力，在这个单一疾病的多学科诊疗中心中，容纳了肿瘤外科医生、儿童肿瘤学家、肌肉骨骼放射学专家以及骨病理学家，这才能保证患者能够获得精确和个体化的治疗，从而获得患者的良好预后，这种合作需要维持功能而不损害局部肿瘤控制和患者预后。

一、术前评估

1. 影像学表现

尽管诊断影像学已经取得了长足进步，但是双平面影像仍然是骨肉瘤影像诊断、评估骨折风险、预测肿瘤反应的基础。典型的骨肉瘤可以通过影像学平片来诊断。CT、MRI 以及更新进的 PET 扫描，它们对于决定肿瘤的治疗方案是不可磨灭的，但是它们主要的功能是描述局部肿瘤侵犯、评估局部肿瘤分级和确定最佳活检部位。

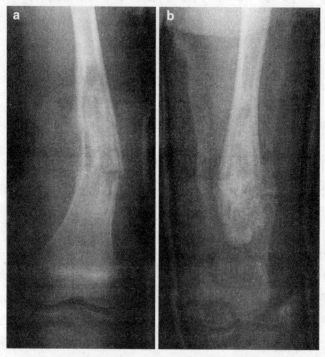

图 9-1-1　左：X 线前后位显示左股骨远端成骨骨肉瘤合并病理性骨折。右：诱导化疗后可见病理骨折的愈合及周围软组织骨化，反映了良好的化疗效果

2. 活检

活检可以用来证实怀疑的骨肉瘤，在治疗前必须明确诊断。手术活检仍然被许多骨科肿瘤学家用于获取组织，以便诊断。手术活检的原则是必须减少污染无关组织的风险。沿着最为直接的路径，并瞄准骨肉瘤的软组织部分而做的小的、纵向的切口是最为理想的

可避免并发症的方式。虽然不规范的活检将带来明显的风险，但是非肿瘤外科的医生先于骨肿瘤学家进行活检并评估还是屡见不鲜。这可能会造成确定性手术被更改，以处理未被正确定位的活检部位，这可能会影响具体手术方案。

皮下活检技术已经在大部分中心被采用，是一种诊断骨肉瘤和其他骨肿瘤的重要方法。影像学指导下的微创技术仍然很难评估其准确性，但是由于其并发症少、组织创伤小、无需二次手术，临床应用较多。但是多通道针穿刺及手术活检并没有因此被取消。另外，核心针和细针穿刺活检已经成为一项有效的获取足量病理样本的方法，可用于许多基因芯片分析和分子学研究。肌肉骨骼系统的放射学家、内科介入放射学家、细胞病理学家和肌肉骨骼病理学家

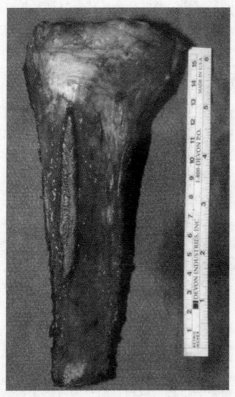

图 9-1-2　胫骨近端骨肉瘤完全切除活检显示肿瘤组织

243

的协同诊断可以大大提高做出可靠诊断的可能性。及时的起始化疗应当在细针穿刺后开始，但是活检创面的愈合是开始治疗的必备条件。

骨外科肿瘤学家首诊时的主要任务是确定肿瘤负荷骨的结构完整性，这个甚至应当放在诊断之前。通过使用矫形器来提供外部支持，固定使之制动，调整活动以便减少肢体负重，这些在诱导化疗时应当考虑。在存在骨折时，外固定或者有限内固定应当用来减少骨折端活动、出血、软组织污染和疼痛。如果骨折固定方法不正确或者早于明确诊断时，将对确定性保肢手术带来影响，给预后带来不良影响。原发病灶的骨和软组织的界限的诱导化疗后的评估需要通过平片或者 MRI 来确定。骨膜反应增强，肿瘤内/外成分成骨以及病理性骨折的愈合预示着肿瘤对于化疗反应性良好。

二、外科手术计划

1. 术前评估

重新评估分级应当早于诱导化疗结束，足够的时间对于外科医生计划手术方案是必要的。评估关节受累情况、骨内肿瘤近端和远端范围、病理性骨折治愈情况和骺板的接近程度，这些对于肿瘤学家最后确定治疗方案是必需的。如果有必要，骨骼的重塑和软组织覆盖应当列入计划当中，并且应当在手术之前，以便允许足够的时间获得内植入物。原发肿瘤的手术是两步的过程，包括肿瘤的清除和骨骼的重建。许多因素影响手术方式。例如患者年龄、解剖位置、文化因素、外科医生偏好、患者和家属期望、早期和晚期手术风险以及重建的固有限制，这些都必须考虑。影像学上的进展可以辅助计划手术方式。数字影像作为一种有用的评估手段在更精确地评估拟切除的骨关节和组织重建的维度中发挥重要作用，这能够帮助精确确定肿瘤切除的边缘和计划生物内植入物或者金属假体。模块肿瘤假体系统提供了几乎是实时可得的系统，而这在 20 年前是难以实现的。包含大块自体移植骨的骨库也越来越满足了外科医生对于生物重构的需求。用于处理骨折和关节成形术的复杂的矫形外科技术被用来增加手术成功率。当广泛软组织转移对于避免截肢是必需的时候，微血管手术技术增加了保肢的机会。

手术计划必须考虑到患者化疗的方案和最后一次化疗后骨髓恢复情况。虽然手术的适应证标准不一，但大体上中性白细胞绝对计数恢复到正常或有恢复的趋势是必需的。经过细致的术前考虑，患者的全身状况可能得到提升，手术的优化可以最大限度地降低手术期间和术后的风险。为了实现适当的同步化，化疗的间隔应当短，下次治疗的开始应当在术后 2~3 周之内。

2. 保肢与截肢的选择

在骨肉瘤手术治疗时，选择保肢还是截肢，是骨肉瘤治疗中面临的一个实际问题。但需要明确的是，保全生命是治疗骨肉瘤的主要目的、基本原则和治疗的根本问题，也是治疗的最低要求。保命是绝对的，保肢与截肢是相对的。保留肢体和截除肢体只是在保全生命基础上的两种手术方式的选择问题。保肢手术和截肢手术都分为囊内、边缘、广泛和根治切除。

骨肉瘤治疗应依据 Ennekmg 等提出的肌肉骨骼系统肿瘤外科分期方法选择手术。保肢手术的指征一般认为是：① IA、IB、IIA 期的肿瘤或对化疗敏感的 IIb 肿瘤；②血管神经未受累，肿瘤能完全切除；③无转移灶或转移灶可以治愈；④保肢术后肢体功能优于义肢；⑤术后局部复发率和转移率不高于截肢；⑥成人或髓闭合后不易发生肢体不等长；⑦患者有强烈的保肢愿望，经济上能承受高强度的治疗。但是，随着化疗、显微外科、生物材料和外科技术的发展，保肢手术指征也有所扩大并取得了较好的效果。保肢手术的主要禁忌证是：发病年龄太小、肿瘤巨大、软组织条件很差、化疗后肿瘤继续增大、局部有感染或保肢失败的病人。

3. 辅助化疗提高保肢手术成功率

化疗可使肿瘤缩小，有利于肿瘤的广泛切除。在化疗应用前，对无转移骨肉瘤治疗的存活率仅 15%~20%。近年因新辅助化疗的发展和应用，患者 5 年生存率已超过 60%，有的报道达 80% 以上。

因此选择外科分期偏低，有条件保肢的病例，术前应选择合适的化疗。综合各家新辅助化疗方法，主要强调以 HD-MTX 为主的多种药物联合化疗、手术前后的辅助化疗及据化疗后肿瘤的组织学反应制定新化疗方案。但对发病时已有肺转移的患者，术前、术后化疗的预后意义不大。目前，用于骨肉瘤化疗的药物主要是甲氨蝶呤（MTX）、阿霉素（DOX）、顺铂（CDDP）和异环磷酰胺（IFO），还有长春新碱（VCR）、争光霉素、更新霉素和环磷酰胺。对化疗良好效果的指标是：①疼痛减轻或消失；②肿块明显缩小；③化验上 AKP 下降或正常；④X 线平片和 CT 显示瘤体密度增加；⑤血管造影见血管分布减少；⑥组织学检查见肿瘤坏死率达 95% 以上。

4. 肿瘤的切除边缘

手术切除技术在肿瘤复发中起着至关重要的作用。研究表明有三个主要因素与肿瘤复发有关系，即手术切除边缘、术前化疗后肿瘤组织坏死的程度和肿瘤与神经血管束及关节内外结构的关系。保肢手术最基本的要求是肿瘤整块切除，在瘤体四周均保留一层正常组织，即达到广泛性切除。肿瘤瘤段骨截断平面一般距骨肉瘤两端 5~7cm，截骨平面可根据术前化疗后患者 X 线片、CT、MRI 及术中组织病理检查确定，尤其是 MRI 对确定髓腔病变范围，决定截骨平面很有帮助。有些学者认为没有必要在瘤外 5cm 处截骨，在瘤外 2~3cm 截骨也较安全。

5. 保肢手术中骨缺损的重建

保肢手术的主要问题之一是如何有效重建肿瘤切除后的骨缺损。目前常用的肿瘤性骨缺损重建方法为四种：人工假体置换、自体异体骨移植、同种异体骨移植、肿瘤瘤段骨灭活与再利用。骨重建方法的选择依赖于肿瘤的部位、并发症、预期的结果与患者所要求达到的功能程度。人工假体置换可以达到较好的早期临床效果，能即刻恢复患肢的功能，早期并发症少，适用于股骨近端及膝关节周围的肿瘤。但进口假体价格昂贵，在国内难以普及。肿瘤骨灭活再利用经济简便较适合我国国情，尤其适用于年轻、生存时间长的患者，同时灭活的肿瘤细胞可以发挥免疫作用，但易发生病理性骨折是其最大不足。异体骨重建可取得类似瘤段截除灭活再植的效果，但由于价格、来源、匹配和免疫等问题，在临床推广受到一定的限制。

第二节　保肢手术

骨肉瘤是一种最常见的恶性骨肿瘤，恶性程度高，且容易复发和转移，死亡率高，致残率高，1970 年以前骨肉瘤的标准治疗方法是截肢术，但 80% 的患者在确诊时已有微小转移灶，从外科治疗到出现肺转移的平均时间为 8 个月，5 年生存率低于 25%。20世纪 70 年代以来，随着辅助化疗、手术技术、骨重建等治疗方法的发展，患者的保肢率和生存率都大幅度提高，20 世纪 80 年代，磁共振技术的发展为骨肉瘤提供了精确的扫描，为降低局部复发和肢体重建外科奠定了基础。骨肿瘤切除后最初的肢体重建基于成熟的外科关节置换技术，使用由厂商制造的金属以及聚乙烯材料假体，有一部分使用同种异体骨来替代肿瘤切除后的骨缺损，神经移植和血管重建促进了保肢手术的开展。20 世纪 90 年代模具技术的发展使几乎所有的位于长骨的骨肉瘤及临近关节置换成为可能，而同种异体骨组织库的建立为骨移植提供了更多类型的移植材料。文献报道目前 5 年生存率最高能达到 79%。使得 80%~85% 的患者得以保留肢体。达到肿瘤周围正常组织的阴性边界是十分重要的手术原则，但是外科医生并不能确切知道所需正常组织的厚度，而下肢截肢术后的肢体功能往往很好，尤其儿童。在保肢手术中往往不能保证足够的局部控制，局部复发常是致命的，故当能达到广泛的手术切除边界时，行截肢术和保肢术的无病生存率和总生存率是相同的。国内外很多关于远端股骨骨肉瘤的回顾性研究中已得到证明。

大体上来讲，保肢手术必须满足下列三种情况才能获得满意的结果：①临床或者影像学上可见原发肿瘤对化疗有反应性（对于高度恶性肿瘤）；②能够获得满意的手术切缘；③能够重建肢体，可以保存有意义的肢体功能，而伴随最小的致残率，使得术后化疗得以早期开展。

局部广泛切除，无论是截肢或保肢，都是值得推荐的手术方式。广泛切除是指去除全部原发瘤体，包括周围反应区，确保在所有层面上都留下正常组织界面。概念上来讲，这个策略适用于所有高度恶性肿瘤。最简单而且最有效的预测局部肿瘤控制程度的指标是获得理想的手术切缘，超过 95% 的患者通过这种类型的切除成功获得了局部控制。目前认为，存在病理性骨折并不影响获得理想切缘，如果实施了适当的手术来去除潜在的骨折周围软组织污染，骨折就不会成为肿瘤复发的主要危险因素。

最具争议的问题是骨骼尚未发育成熟的骨肉瘤患者的保肢手术方案。许多外科医生坚持认为保肢对于年轻患者（<8 岁）是相对的禁忌证。内固定的存活率、适应骨骼生长的能力、儿童理解活动限制的能力以及物理治疗的配合都可能影响预后，因此必须纳入考虑范围。下肢的重构与许多并发症相关，较上肢多。每种重构方式的部位特异性危险和固有的缺陷都某种程度上依赖切除手术的类型。

骨切除依据解剖部位和骨累及范围不同而分成三种类型。由于大部分骨肉瘤发生于长骨靠近关节的干骺端（>90%），这些手术大部分都包括切除肿瘤累及骨和相邻节段的关节（骨关节切除）。组织学上，早期截肢标本的观察发现肿瘤可扩散至临近关节的关节囊和韧带，因此，这些切除都会将整个关节包括在内。早期 MRI 的主要优势在于精确确定关节和相邻韧带的受累情况。目前，这些骨关节切除主要是在临近的关节（关节内）。如果肿瘤确实沿着关节囊或韧带延伸或者侵犯了关节，那么整个关节都应该切除掉（关节外），以避免残留。较少见的临床情况是骨肉瘤发生于长骨骨干（<10%）。由于局限于长骨骨干区域，肿瘤累及段被切除，但是保留了相邻近端和远端关节。MRI 检测骨和软组织内的变化的敏感性使得我们能够获得一个精确的手术边缘（误差在几毫米），这对于保留关节、生长板或者跟腱都是非常必需的。如果这些结构被不恰当地切除，将对于肢体功能和预后产生不良影响。更少见的情况是，整段骨均被累及使得难以在不牺牲整段骨的前提下获得足

够的切除和功能重构。这种情况下，需要将整段骨连同相邻关节一同切除掉。对于接近或者已经骨发育成熟的患者，骨缺损可以采用整段内植入物来重建结构。而不需要考虑由于切除导致的肢体长度缺损或骨板的损伤。对于仍然有骨骼生长能力的患者，用于重构的假体或者生物选择都有所限制。

骨肉瘤保肢术主要分为瘤段骨切除、骨关节重建、软组织覆盖三部分。对 IA、IB 期患者应选择广泛性切除，而对 ⅡA 期和部分化疗敏感的 ⅡB 期患者则应选择根治性切除。目前重建技术主要有：骨移植术、肿瘤瘤段骨灭活与再利用术、假体置换术、复合式保肢术及旋转成形术。

一、骨移植术

虽然假体可能是很方便的并且可在短期内提供许多优点，生物材料可能对于长期使用是非常有利的。所有的生物学方式的缺点都是由于患者匹配植入物的可获得性较差所致。同种异体移植物是理想的宿主来源的内植入物，但是只有腓骨可能成为来源。血管化的腓骨移植体有很多用处，例如当长骨或骨盆缺损需要桥接时。在所有生物材料中，它的可预测的成功率最高。具有复杂解剖结构的节段性缺损不能用这个方法处理。血管化的腓骨移植体经常单独用于非承重的上肢，用于重建肱骨或者桡尺骨。血管化腓骨对于软组织床有损伤（如先前感染或多次翻修）的患者是非常适用的，它可显著加快愈合速度。因为这种重构用于患者自身关节保留者，经常可伴有长期良好功能的保留。对于部分少见情况，例如很年轻的近端肱骨切除患者，转移腓骨近端骨骺（以及生长板）可用于治疗因为肱骨生长板切除后带来的肢体长度生长缺损，这可以作为延长性假体的替代方式。

骨移植术分为自体骨移植和同种异体骨移植两种。

1. 自体骨移植

自体骨移植包括带血管或不带血管的自体腓骨、锁骨移植。具有无排斥反应、愈合快、生物重建等优点。临床上常用的自体骨移植材料为腓骨，过去认为带血管腓骨移植术存在手术较复杂、切口暴露时间较长、血管栓塞等问题。随着显微外科技术的发展，带血管腓骨移植术已逐渐成熟。由于带血管移植骨具有良好的血运，骨细胞保持成活，从而使传统骨移植的"爬行替代"愈合过程转化为一般骨折愈合过程，可缩短愈合时间，移植后代偿性增粗较快。带血管腓骨移植尤其适用于长度超过 6cm 的骨缺损。腓骨移植的并发症主要有循环障碍、移植骨骨折、延迟愈合或不愈合、神经麻痹、供侧踝关节不稳定及外翻畸形等。应用腓骨移植术须注意：①严格掌握手术适应证，对 Enneking 分期在 IB 以上，预计肿瘤不能彻底切除者，或肿瘤体积过大、单纯两节腓骨和髂骨不能支持关节面者，不宜选择该方法；②腓骨移植后的软组织重建对关节功能的影响至关重要；③只有确保吻合血管的通畅，才能有效避免术后感染和骨不愈合；④对移植腓骨不够稳定者可加用外固定支架或内固定，术后下地时间不能早于 6 周，完全负重所需时间则应更长。

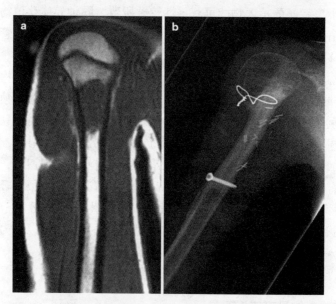

图 9-2-1　左：肱骨近端冠状 MRI 检查显示右肱骨近端与肱骨近端骨骺未受累区域与骨肉瘤区域。右：吻合血管的腓骨移植重建，保存肱骨头，且有利于骨性愈合

目前锁骨移植分为完全游离和带骨膜血管蒂移植两种，由于锁骨较细小，且移植后有一个骨改建过程，故极易发生骨折。因此，患肢需避免负重，患者不能过早进行剧烈活动，即使骨性愈合后3年内还要预防暴力冲击，锁骨移植在临床上的应用较少。

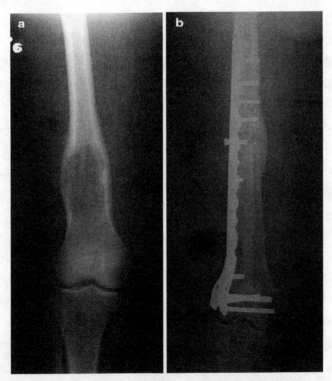

图 9-2-2 左：X 线前后位片示骨肉瘤累及右股骨下端及远端骨干，但未累及骨骺。右：X 线前后位片示血管化腓骨移植并加入了钢板螺钉固定促进移植节段的愈合

2. 同种异体骨移植

由于骨组织本身的抗原性较低，故同种异体骨越来越多地用于骨缺损的重建，其主要优点有：①同种异体骨来源较广，有理想的形状，容易匹配；②具有生物活性，可与受体部位发生生物结合，

同时保留肌肉、韧带及关节囊附着点，为重建关节和肢体功能提供方便，故远期功能较好；③深低温冷冻与干燥冷冻技术的应用，不仅可使异体骨长期保存，而且可进一步降低其抗原性，从而减轻术后的免疫排斥反应。同种异体骨移植的并发症较为常见，如感染、免疫反应、异体骨不愈合、骨折、内固定断裂松动、疾病传播、肿瘤复发转移等。术后 3 年左右植入骨与新骨形成的复合物接近于正常骨的机械强度，此时发生异体骨骨折的机会则相应减少。再血管化速度决定异体骨吸收速度，也决定异体骨愈合速度。研究发现化疗会降低再血管化率，常导致骨不愈合却很少发生骨折，此即所谓异体骨的矛盾行为。鉴于异体骨的愈合机制，为促进移植骨段的血管化和爬行替代，尽快完成其活化进程，因此设计手术时要考虑：①坚强的内固定。Gerrand 等研究证实髓内骨水泥的合理应用可明显降低骨折发生率。Ozaki 等研究认为，牢固的髓内钉固定可显著减少异体骨愈合过程中的并发症；②术中可通过阶梯截骨防止移植骨旋转；③可将肌腱韧带软组织以适当张力牢固连接到植入骨上，以保持关节稳定性；④必须有良好的软组织覆盖，否则可能造成皮肤坏死和植骨外露。Mastorakos 等建议在施行同种异体骨移植时尽量使用自体皮瓣覆盖，以减少术后感染的机会，这在小腿上段肿瘤切除中更有意义，建议临床常规采用小腿腓肠肌瓣或肌皮瓣转移覆盖异体骨。

同种异体移植提供了强大的活动性和实用性，可用于重建几乎任何骨骼或骨关节缺损。世界范围内组织库的成熟已经使解剖学上匹配的低免疫原性的材料的可获得性大大提高。同种异体材料使得适于行保肢手术的患者数量显著增加，并可提供一个长期的稳定重建。同种异体移植的风险是相应的，包括移植物骨折、感染和骨不连等。儿童人群中使用同种异体材料的报道非常少，特别是对于发育不成熟的患者。因为很难获得匹配的小规格的移植体。近来针对一些小于 10 岁骨肉瘤人群的研究表明，其疗效和并发症同成人患者相似。

因为生物学方法保留了骨量和相邻关节面，骨关节同种异体移植对于重建具有特别优点。另外，这些同种异体移植物提供了一个供宿主软组织附着的位点，这样可优化局部解剖区域受累关节的活动。这些功能同关键肌-肌腱群的保留密切相关，如：臀外展通过臀肌肌腱和股四头肌通过髌韧带。这些移植物在骨银行中可获得，目前深低温保藏技术可维持活的关节软骨。因此提供了长期生物重构的可能性。这对于膝关节相当实用，特别是当假体移植失败后。因此，骨关节同种异体移植对于膝关节的重构是最常用的。但是，大块的同种异体移植有许多明显的缺点，移植物必须固定于宿主骨并且能够愈合，以获得理想的预后。长期肢体制动和避免负重需要维持数月至一年，更重要的是，这将会导致重构的并发症率大大提高。骨不连、骨折和早期感染的发生率在15%～20%。血管化腓骨体移植可同大段同种异体骨移植一起进行，以便加速移植物的融合和减少骨不连和骨折的发生率。

骨关节同种异体移植是青少年进行初次重建的理想方法，但是只限于骨骼未发育成熟者。必须考虑到是否有生长可能，如果还希望增高，切下来的骨和关节可被较长的替代物所替代。如果生长潜能很低，则无需进行调整。如果不考虑患者年龄和解剖吻合程度，晚期并发症包括退行性关节炎和关节不稳。联合大块同种异体移植和假体移植能够结合两者的优点。假体能固定于同种异体移植物中，而移植骨必须固定于宿主骨中以获得融合。移植骨保存了骨量，提供宿主软组织的附着点，减少了假体的应力。假体则提供了稳定的关节。这对于可变假体是非常有用的，额外的长度意味着局部骨量的减少，因此长期并发症的发生率增加了。植入的同种异体物可降低无菌性松动的可能性，这是年轻患者使用机械内固定物的主要限制。

其他使用大段植骨的地方包括获得关节融合。虽然很难轻易接受这种结果，但是为了保持关节功能的非重构可能解决一生的问题。相比于不活动关节，人们更倾向于活动关节，但是，在某些特定情况下，它可能会提供最好的重构模式。关节融合可以使用大段同种异体骨、自体骨或者两者兼而有之。固定和髓内钉固定都可用于支撑结构直至宿主移植物连接完成。一旦移植骨融入到宿主中，融合就可以维持患者终身。这种方法是腕关节（桡骨远端）和踝关节（远端胫骨）的治疗方法，肩关节膝关节也可采用该法。髋关节的关节融合术通常不适宜在年轻人中实施。对于任何同种异体移植，疾病传播的风险，虽然很低，仍然是其固有缺陷。

二、瘤段骨灭活与再利用术

瘤段骨灭活再重建术费用低廉、手术操作简便、无需考虑骨匹配，较适合我国国情，且灭活的肿瘤细胞可发挥免疫作用。国内在此方面的研究较多，大体可分为体外灭活再植术和体内原位灭活术两种。体外灭活再植术是将瘤段骨截断，在体外将瘤段骨内肿瘤细胞灭活后，再将其植回原处。瘤段骨体外灭活方法主要有：①瘤段骨骨壳酒精灭活再植，即将离体瘤段骨置于 95% 乙醇溶液中浸泡 30 分钟后植回原位；②煮沸法，即将离体瘤段骨煮沸 30 分钟后植回原位；③^{60}Co 照射法，即采用^{60}Co 外照射直至蛋白凝固；④巴氏消毒法，是一种相对低温的灭活方法，它与传统的煮沸法相比，具有操作方便，局部感染率和免疫反应性低，骨再植后重塑性好的特点；⑤液氮灭活法，是目前国外使用的一种方法，即将离体瘤段骨放在液氮中浸泡 20 分钟，取出后在室温中放置 15 分钟，再在蒸馏水中浸泡 10 分钟后使用。瘤段骨体外灭活再植术患者因肿瘤侵袭造成骨质由骨肉瘤组织代替，因此术后病理性骨折的发生率远远高于普通骨折、异体骨移植术后骨折的发生率。肿瘤灶的骨水泥填充和交锁髓内钉的应用可降低瘤段骨骨折的发生率。灭活瘤段骨植入早期几乎无血供，且周围灭活软组织坏死产生的渗出液在瘤段骨周围形成死腔，加之患者全身免疫力低下，种种不利因素的叠加使感染极易发生，而其结果则多为灾难性的。因此，瘤段骨体外灭活再植术应注意：①良好的软组织修复重建；②术后持续负压吸引，以及围手术期的抗生素使用尤为重要。体内原位灭活术是将瘤段骨显露后，在不截断、保持原位的情况下将瘤段骨内的肿瘤细胞灭活，目前灭活方法主要有微波法和高强度聚焦超声法。Fan 等于 1992 年首创插入式微波天线阵列诱导高温原位灭活术，将常用的"截除加重建"的保肢模式改为"原位分离加灭活"的保肢模式。术中将瘤段骨周围正常组织原位分离后，均匀地在瘤段骨及肿块内插

254

入微波天线，微波辐射后可使瘤段骨的表面温度升至 50℃ 以上，中心温度可高达 108℃ 以上，从而确保所有肿瘤细胞均被杀灭，而周围正常组织，尤其是血管神经则因局部隔热降温等保护性措施而免受高温损伤。术中还应用异体骨粒复合骨水泥有效修复微波灭活后的骨组织缺损，并提供坚固的生物力学支持。目前该技术已广泛应用于四肢、脊柱，甚至骨盆肿瘤等方面。瘤段切除灭活再植必须有有效的化疗和可靠的手术切除为保证，否则灭活再植是不可能的。如何最大程度地保存灭活骨的再愈合能力和诱导活性，如何最简单有效杀灭瘤细胞的活性，防止复发以及如何保护软骨及关节功能，都是亟待解决的问题。

三、假体置换术

与其他重建方法相比，假体置换术具有早期稳定性、可早期活动和早期承重、并发症少、能即刻恢复患肢功能等优点，对髋和膝关节的功能恢复尤为明显，且假体置换术后早期无需担心骨折和不愈合。目前常用的有组合式假体和可延长假体。

1. 组合式假体

Salzes 于 1974 年首先应用旋转铰链型组合式假体治疗恶性骨肿瘤，该假体标准化设计为由若干组件组合而成。其后为解决儿童发育中出现的肢体不等长问题，将这种组合式假体改进成能经多次手术调换更长组件的假体，每次调换可使肢体延长 0.5~2cm 不等。目前较为常见的组合式假体组件包括股骨头假体、股骨干假体、股骨远端带铰链膝关节假体、胫骨近端假体等。1980 年 Katznelson 等采用全股骨假体，该假体的形状是一个带平台的长柄，长柄直接固定在胫骨骨髓腔内，平台直接顶住胫骨平台防止假体下沉，导致膝关节无法活动。Bickels 等在此基础上成功进行了全股骨假体加异体骨移植加膝关节假体置换术，获得较好的髋、膝关节功能，其关键部分采用了带铰链膝关节假体。

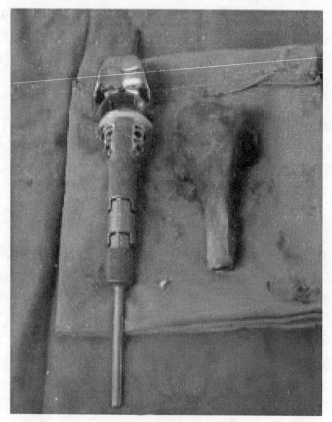

图 9-2-3　显示手术取出瘤体与植入组配式关节假体

2. 可延长假体

由于老式的组合式假体延长时需经多次手术，造成的创伤较大，因此微创可延长假体便诞生了。最早应用的微创可延长假体是由 Stanmore 公司于 1976 年制作的，现已发展到第四代，按发展历程依次为螺纹驱动式（螺纹螺钉调节）、球轴承式（在延长活塞内填入碳钨球）、C 形环管式、微创型。Unwin 等的长期回顾性研究显示，该假体平均可延长 30.7mm，但其并发症发生率高达 22.6%。

256

　　无创可延长假体是 20 世纪 70 年代末 80 年代初制造出的新型可延长假体。其最大特点是植入假体后的肢体延长无需切开手术。Repiphysis 假体现已成为美国临床最常用的无创可延长假体。该假体主要用外部电磁力来延长，假体植入后当患侧肢体的长度短于对侧 0.5~1.0cm 时，即可将患肢置于预先调好的电磁场中，使弹簧扩张，从而使假体延长。Fitbone 假体由德国慕尼黑大学于 1989 年设计完成，现已得到广泛应用及肯定。该假体是一个带微型传动髓内钉的关节假体，微型传动髓内钉一旦感应到微波就会自动延长（每天控制延长 lmm），延长后产生的强大拉力能使骨皮质产生截骨效果。有临床研究报道 Fitbone 假体植入的并发症相对较少，术后肢体功能好，肢体延长可达 27~60mm（平均 40mm）。目前假体

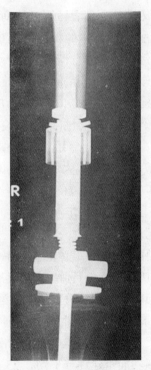

图 9-2-4　X 线前后位片示：骨骺未闭合的患者右膝切除远端股骨骨肉瘤后膝关节可延长假体修复重建

置换术的主要缺点有假体松动、下沉等。骨肉瘤患者以年轻患者居多，如患者长期生存，就有多次行翻修术的可能。研究表明假体无菌性松动是导致假体置换术失败而行再次手术的主要原因，发生率约为52%。

3. 肿瘤型人工关节的临床应用

肿瘤型假体根据病人骨肿瘤的大小、部位，结合病人术前影像学资料，个体化设计制造，它能够满足不同病人的需求。20世纪40年代初，Moore等首次采用钴铬钼合金假体对股骨近端的骨巨细胞瘤进行切除重建。1949年，Seddon等开展了一系列定制假体的骨肿瘤切除重建。1961年Lipscomb及Barr等亦相继开展了定制假体的肿瘤切除置换术。20世纪70年代以来，肿瘤型假体已经被普遍应用于骨肿瘤的临床治疗，随着计算机辅助设计及假体材料和制作工艺的不断提高，肿瘤型假体的功能和预期使用寿命也不断提高。李国艳等对356例恶性肿瘤行保肢治疗，其中185例采用人工关节治疗，认为最能改善患者生存质量的保肢方法是假体置换。膝关节周围是恶性骨肿瘤的好发部位，20世纪70年代以前大多数病人同样采用截肢治疗。目前国内外肿瘤型膝关节假体在膝关节周围恶性骨肿瘤保肢治疗中已被广泛应用，并取得了满意的临床结果。Plotz等对50例膝关节原发肿瘤病人假体置换的20年随访显示5年生存率为72%，10年生存率为69%。Bickels等研究了110例用各种人工假体（定制节段型假体、定制型假体、可延长型假体）膝关节保肢的病例，优良85.4%，一般8.2%，差6.4%，保肢率96%，认为与传统全膝关节置换假体的生存率比较，没有显著性差异。郭卫等对获得随访的100例行肿瘤型人工假体重建术的下肢骨肉瘤病人进行分析，其中95例膝关节周围肿瘤病人，结果57例股骨远端肿瘤型人工关节3年、5年生存率分别为80.3%和69.1%。38例胫骨上段人工假体3年、5年生存率分别为79%和57.1%。100例病人术后MSTS功能重建评分平均在23分以上，局部复发率控制在7%以下，认为与其他保肢重建方法相比较肿瘤型人工关节能保留最好的关节功能，该手术方法是合理的。张兴林等对9例膝

258

关节周围骨肿瘤病人应用旋转铰链式肿瘤型膝关节假体置换重建肢体功能，短期内取得了满意的疗效。李振峰等对35例原发于胫骨近段的骨肉瘤病人行肿瘤切除人工假体置换术，应用国产特制旋转铰链式肿瘤型膝关节21例，进口假体12例，可延长假体2例，平均功能恢复率为75%，临床效果满意。

4. 肿瘤型膝关节假体的分类

目前国内外较常使用的肿瘤型膝关节假体有：铰链式肿瘤型膝关节假体、旋转铰链式肿瘤型膝关节假体、组配式铰链型膝关节假体、半关节假体以及可延长膝关节假体等。铰链式肿瘤型膝关节假体其特点是高限制性，只允许屈伸活动，假体-骨水泥-骨界面所受应力较大，易导致假体松动。另外，多为金属。金属关节面易出现磨损、疲劳和断裂。铰链式肿瘤型膝关节假体虽然存在着相对较多的并发症，但其结构简单，伸屈活动范围大，膝关节周围骨肿瘤切除术后膝关节功能的重建中的近期效果满意，远期效果较差，更适于膝关节预期寿命较短的原发性恶性骨肿瘤或膝关节周围骨转移癌的治疗。旋转铰链型假体属于半限制型假体，相对于单纯铰链式肿瘤型膝关节假体增加了轴向旋转功能，更符合膝关节生物力学特点。胫骨平台增加高分子聚乙烯衬垫，可通过铰链和聚乙烯胫骨平台减少骨-骨水泥-假体界面应力，减少磨损微粒的产生，降低假体无菌性松动的发生率。铰链式肿瘤型膝关节假体和旋转铰链式肿瘤型膝关节假体失败的主要原因为感染和无菌性松动，组配式肿瘤型膝关节假体在设计上对前两者有了进一步的改良，使假体在负重应力分配和髌股关节运动学方面都有了很大的改善，而且可以组配不同长短的假体柄和不同厚度的超高分子聚乙烯衬垫，更加符合骨肿瘤切除术后大段骨缺损的和膝关节功能的重建，临床效果令人鼓舞。半关节假体和可延长膝关节假体主要应用于骨尚未发育成熟的病人，膝关节半关节置换保留了病人的正常的骨骺，能够减少肢体的短缩程度，可延长假体能够更有效地延长肢体。但是半关节假体置换后关节不稳定，需外用支具固定，限制了关节活动范围，负重后部分病人会出现关节疼痛等不适。可延长假体大致可分为组合型假体、微创可延长假体和无创可延长假体 3 种类型。

5. 肿瘤型膝关节假体的并发症

肿瘤型膝关节假体应用于膝关节周围恶性骨肿瘤的保守治疗，近期可获得一个良好的功能结果和预后，但它是在恶性骨肿瘤切除术后大段的骨与广泛的软组织缺损的基础上进行的，随着肿瘤型膝关节假体的广泛应用，远期还存在着相对较多的假体相关并发症，其中最常见的是假体感染、无菌性松动和假体的断裂。感染是肿瘤型膝关节假体常见的和最严重的并发症，尤其是胫骨近端肿瘤型膝关节假体。报道在所有肿瘤型关节置换中，胫骨近端肿瘤型膝关节假体感染所致的截肢风险最高。对于肿瘤型人工关节置换术后感染病人进行二期翻修手术，局部放疗及缺乏软组织覆盖是引起假体感染危险因素。假体周围感染的治疗是一个既耗时耗力，又充满挑战性的工作，其处理措施除了应用大剂量敏感抗生素治疗外，假体翻修、关节融合和截肢往往是病人要面临的选择。预防是对付假体感染的关键。由于切除范围广泛，所以不可避免产生软组织缺损，容易因遗留死腔、积血、积液导致感染，影响切口愈合，造成保肢手术失败，所以必须十分重视软组织的修复重建，可选用局部转移皮瓣、肌皮瓣，带血管蒂的或吻合血管的皮瓣、肌皮瓣等来消除死腔，覆盖创面，可以减少术后感染的发生。目前，肿瘤型膝关节假体的无菌性松动已经取代了假体周围感染，成为了肿瘤型膝关节假体置换失败和翻修的主要原因。导致肿瘤型膝关节假体无菌性松动的原因很多，可以概括为生物因素和机械因素两大类，具体来说包括金属、聚乙烯和骨水泥磨损碎屑诱导的骨质吸收、感染、截骨后假体柄与骨髓腔的匹配关系、是否使用骨水泥、截骨的长短、病人的骨质情况、体重以及活动量等诸方面的因素。无论设计多么合理的假体，在其使用过程中，都不可避免地会产生磨损碎屑，这些磨损碎屑将诱发局部慢性炎症，激活由微动或异物反应所形成的界膜上的巨噬细胞，诱导产生各种破骨细胞激活因子，使假体周围发生骨溶解，最终导致假体松动。为避免假体松动的发生，可应用自体骨或异体骨在骨与假体接合部位制成皮质外骨桥，以转移骨与假体接触的应力，并保护骨水泥，使之与关节磨损所产生的碎屑相隔离，皮质骨外骨桥可以增加人工膝关节的稳定性，皮质外骨桥辅助固定是一种有效的辅助固定手段，对肿瘤假体的稳定有重要意义，值得推广应用。使用一些生物或非生物料覆盖的假体可以促进骨的长入，增加假体的稳定性，减少假体的无菌性松动。应用抑制骨破坏或促进骨生成的药物，也是预防肿瘤型膝关节假体松动的一种积极的措施。目前研究较多并效果肯定的是二磷酸盐类药物，Bhan-bar 等对 6 项全膝和全髋关节置换术后假体周围出现骨溶解的实验研究进行了随机对照的 meta 分析，认为假体置换后短期内二磷酸盐能够减少矿物质密度的降低。二磷酸盐是人工合成的内源性焦磷酸盐的结构类似物，它能稳定结合于骨小梁表面，使破骨细胞的骨溶解作用难以实现，还能抑制破骨细胞的移动和成熟过程，减少骨细胞和成骨细胞的凋亡。文献报道膝关节周围肿瘤型假体的折断率为 3%~10%，假体断裂的常见部位在假体柄部和股骨假体的髁部。

6. 肿瘤型膝关节假体柄的固定问题

肿瘤型膝关节假体柄按固定方式分为骨水泥柄与生物柄，采用何种方式固定，目前虽存在争议，但大多倾向于采用骨水泥柄。生物柄要求有良好的骨骼-假体界面，而骨肿瘤切除后因大段的骨缺损很难达到上述要求，另外生物柄尚需进一步研究，以便解决骨的长入足以产生长期的固定的问题。Jazrawi 等比较生物柄和骨水泥柄两者产生的微动，认为后者产生的微动较同等长度的生物柄产生的微动小。在用骨水泥型假体时，可采用新的骨水泥技术如使用真空搅拌器以减少骨水泥之间的空隙，使用中置器以保持假体柄中心位固定，采用骨水泥枪加压灌洗髓腔等，以使骨水泥和骨、骨水泥和假体柄之间有最佳的接触和固定强度。

7. 肿瘤型人工关节病人适应证的选择

对于骨肿瘤病人行人工关节置换适应证的选择，随着人工关节假体材料、手术技术和影像学的进步以及人们对伦理学的认识，其应用范围逐渐扩大。对于骨转移瘤及合并病理性骨折的 III 期恶性骨肿瘤病人，行肿瘤切除人工关节置换逐渐被人们认可。Bramer 等对 484 例骨肉瘤、130 例软骨肉瘤和 156 例尤文肉瘤病人进行研究，合并病例性骨折的病人的局部复发率为 79%，无病理性骨折的病人局部复发率为 84%，并无明显不同（P = 0.17），认为合并病理性骨折的病人，只要能够将肿瘤广泛边界切除，行人工关节置换是安全的。Mayil 等对 18 例合并病理性骨折的骨肉瘤病人进行肿瘤型人工关节置换，其中 1 例 III 期骨肉瘤病人同时伴有肺转移，末次随访 13 例无瘤生存，功能评分优 22%，良 50%，中 22%，差 6%。认为广泛的外科边界切除，仍能使合并病例性骨折的病人获得良好的预后和功能结果。王建炜等对 5 例骨转移瘤病人行肿瘤型人工关节置换，认为对一些晚期转移肿瘤，肿瘤型人工关节是提高生存期内病人生活质量的有意义的治疗。

8. 软组织处理

足够的软组织包裹对于任何保肢手术的成功都是必需的，多种手术因素可影响创伤愈合，包括手术抬高过度的软组织瓣，切除大块骨和周围软组织。放入大量假体或植骨，以及手术时间过长。这些因素结合化疗的影响，使得患者很容易发生创伤相关并发症和深部感染。新辅助化疗时骨髓抑制使得问题更为复杂。这些并发症可能使手术失败，并最终导致截肢可能。局部肌瓣转移和游离组织转移可能对于提供一个健康的、血管丰富的软组织床来覆盖重构区域是非常有用的。这些方法的使用降低了保肢手术感染的发生率，特别是近端胫骨切除再建后。

9. 肿瘤型膝关节假体的翻修

随着恶性骨肿瘤病人生存期的不断延长和肿瘤型人工膝关节置换在恶性骨肿瘤病人治疗中的广泛应用，与普通人工膝关节置换一样，越来越多的肿瘤型膝关节假体置换的病人要面临假体的翻修问题。假体翻修的主要原因是假体的无菌性松动和感染。假体一旦松动应及时手术，即使再次翻修，仍然可以获得较理想的治疗效果。感染是肿瘤型膝假体翻修的另一重要因素，一般对肿瘤型人工膝关节感染的翻修要分期分步进行，一期手术取出假体，彻底清除病灶，插入含抗菌素骨水泥的占位器，长疗程的抗生素应用和细菌培养。假体再次植入要求连续三次关节穿刺细菌培养无细菌生长。翻修手术首先要考虑的是局部的软组织重建问题，Rao 等对 7 例膝关节周围假体术后感染病人分期翻修手术，一期采用局部肌瓣、肌皮瓣转移或带蒂肌皮瓣移植覆盖含抗菌素骨水泥的占位器，其中 5 例感染得到了很好的控制，认为翻修术中采用肌瓣或肌皮瓣进行软组织重建，不仅可以帮助控制感染，而且可以提供局部柔软的软组织，有利于提高翻修手术的成功率。

10. 骨肿瘤的复发问题

膝关节周围骨肿瘤切除术后采用肿瘤型人工假体置换同其他保肢措施一样，同样面临肿瘤的局部复发问题。Simonl 等对多个治疗机构的 227 例股骨远端骨肉瘤病人进行回顾性分析，对保肢病人、膝上截肢病人和髋关节离断病人的生存率、远处转移及局部复发情况进行对比，结果显示保肢措施并未降低病人的无瘤生存率和长期生存率。Rougroff 等对来自 26 个治疗机构的术前无转移的 227 例股骨远端高度恶性骨肉瘤病人进行随访分析，并对其关节功能进行评分，认为虽然保肢治疗与截肢相比增加了恶性骨肿瘤的局部复发率，但其总体生存率并未降低，保肢组的关节功能评分明显高于截肢组。将鹏翔等应用微波原位灭活术和人工假体置换术对 66 例膝关节周围恶性肿瘤患者行保肢术，人工膝关置换 28 例，微波原位灭活 38 例。两种保肢方式各有 1 例局部复发病例，考虑前者复发原因是肿瘤的跳跃性转移，后者复发可能与术前反复穿刺活检，造成肿瘤细胞肌肉组织内扩散密切相关。认为术前慎用活组织检查，术中注意严格无瘤操作、防止肿瘤细胞污染周围正常组织以及完整切除术前活检的针道也是减少局部复发的重要措施。

11. 展望

肿瘤型人工关节置换是膝关节周围肿瘤切除术后重建的一种重要方式，尽管还存在较多的假体相关的并发症，并且其他保肢治疗方法也正在被国内外骨科医生尝试，但它仍然最常被应用于恶性骨肿瘤、转移瘤和其他非肿瘤性疾病的临床治疗中。如何提高肿瘤型膝关节假体的生存率是一个非常重要的问题，也是置换手术的主要目的。病人生存率的不断提高，意味着越来越多的假体将面临着翻修的问题，但是随着手术经验的积累、影像学技术的进步和假体设计、制作材料和工艺的不断提高，膝瘤型人工膝关节假体置换的临床效果必将不断得到改善，越来越多的病人将会从中受益。

广泛的骨内骨肿瘤侵犯可能使得假体或植骨难以获得充分的固定，无法整合到剩余的宿主骨中，整段骨替换是肢体关节离断术的替代术式。可选择全骨假体关节成形术或者全骨移植骨-假体重构。但是由于例数较少，很难评估并发症和预后情况。可变性材料可用来适应生长板的缺损带来的生长受限问题。

骨盆切除是非常大的挑战。幸运的是，骨盆肉瘤非常少见。该部位的肿瘤预后不良，局部复发率高（>20%）。总体来讲，骨盆肉瘤代表局部进展性疾病。生活质量是这些患者的主要问题。骨骼切除的范围决定了功能缺陷的水平并且影响了重建术的决定。保肢的骨盆切除遵循四肢长骨骨肉瘤同样的手术原则。如果能获得广泛的切缘并不牺牲骨神经和坐骨神经，可考虑行内半骨盆切除术，而非髂腹间切断术。骨盆可能不需重建，如肿瘤仅局限于耻骨、坐骨或者仅髂骨翼被切除，此时不伴有明显的功能障碍。切除髋关节而不进行重建将会导致功能欠佳，因为肢体仍然是相连，但是不稳定，这与肢体明显缩短有关。骨盆重建的方式很多，依赖切除部位不同而不同。重构的方法必须建立在临床状况的基础上和患者对功能的需求之上。大体上讲，骨盆环的维持或者重构髋关节可能会导致更好的功能，但是仍然没有数据表明某种术式优于另一种。术前评估是非常重要的。临床医生对扩大骨盆和髋关节功能的重建术的热情应该考虑到术后并发症高发生率（>50%），其中深部感染是最常见的并发症，并且对于病人而言是致命的。然而，如果避免了并发症，仍能获得良好下肢功能和行走功能，至少在短期内目标是如此。

非常少的骨肉瘤发生在脊柱和骶骨。仍然可以通过各种手段获得理想的手术切缘，但是长期疗效尚无定论，在可牺牲的骨发生的骨肉瘤时则无需进行重构，这样也排除了许多早晚期并发症。这些部位包括腓骨、肋骨、锁骨、肩胛骨以及部分骨盆骨。

三、复合式保肢术

1. 自体骨加异体骨复合移植术

Moran 等设计出异体膝骨关节复合带血管自体腓骨移植，将腓骨内置于异体骨关节的髓腔内，从而对膝周肿瘤切除后进行重建，避免了二次手术植骨，获得较好疗效。自体骨加异体骨复合移植重建长段骨缺损，综合了自体骨和同种异体骨移植术的优点。吻合血管后的自体腓骨提供丰富血供，可加速结构性异体皮质骨活化，从而促进骨愈合，可保存异体皮质骨的骨量和力学强度，满足骨重建的需要，达到保存邻近关节功能和早期负重的目的。然而，这种复合骨移植的愈合机制及远期预后还有待进一步研究。

2. 假体加异体骨复合移植术

假体加异体骨复合移植术包含结构性异体骨（干骺端、骨骺、骨干）移植术和假体置换，可改善患者的远期疗效，有研究表明行假体加异体骨复合移植术患者的假体无菌性松动发生率低于行单纯假体置换术患者。假体加异体骨复合移植术具有以下优点：①可保存骨量，有利于后续的翻修术；②能提供良好的软组织附着部位，有利于肌肉功能的恢复；③术后能早期活动；④具有良好的关节功能。由于异体骨与宿主骨连接部位存在较高的骨不愈合率，因此可在假体柄与宿主骨界面间采用骨水泥固定。且假体柄在宿主骨内的长度须达到 13~15cm，这样才能保证坚强的内固定。

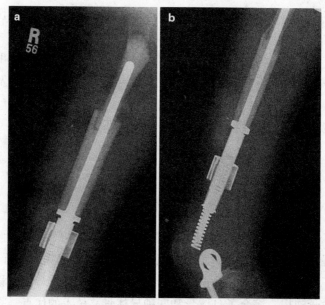

图 9-2-5　左：X 线正位片示复合可延长假体和同种异体骨的骨量恢复，避免了假体松动。右：X 线侧位侧片示宿主骨的假体延长和移植段的修复

四、旋转成形术

　　由 Borggreve 首先于 1930 年首先报道该术式，1974 年 Salzer 教授第一次用于治疗骨肉瘤。目前主要用于股骨各部位及胫骨近端骨肿瘤。此术式是指股骨下端截除后，功能良好的小腿上移旋转 180°融合。利用踝关节的背屈和跖屈代替膝关节屈伸功能，小腿假肢伸直从而负重。其术后功能与膝下截肢术相同，手术并发症发生率低，而术后的功能结果（MSTS）要类似于其他的那些保肢术和截肢术。

　　旋转成形术已经被推荐用于治疗近端胫骨或远端股骨的病灶。这些步骤包括四肢肿瘤区域内所有结构的间断切除，仅保留神经血管。保留的正常下肢被旋转 180°然后连接到剩余骨的近端。完整的踝关节作为膝关节用，因此做出了一个功能性的膝关节以下的切

266

除。患者必须穿戴一种校正的外部假肢，步行所消耗的能量较膝上
截肢要少。然而，术后的外观另很多患者不满。这种手术在保肢手
术出现之前算是一种替代方式。截肢手术在骨肉瘤中的应用目前局
限于局部进展性疾病，使得手术难以获得理想切缘，化疗时疾病进
展，或者发生于某些难以重建的部位的肿瘤。许多仍然有生长潜力
的年轻患者会使用截肢。血管结构很少被侵犯，但是必要时可切除
并重建。类似的，主要的外周神经很少受累，但是必要时可行移
植。这些患者都不适应于保肢手术。所有四肢骨肉瘤患者均可行截
肢术。目前骨肿瘤科医生的责任就是根据患者的多方面资料决定保
肢手术的可行性。截肢手术在许多远端部位，并需要大范围手术切
除时才被使用。发病部位越长，假体的舒适度和功能提升越好。

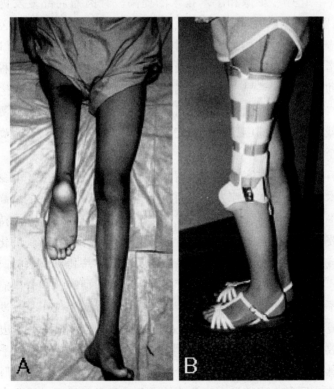

图 9-2-6　左：旋转成形术后外观。右：配备义肢后外观

第三节　总　　结

术后随访评估对于成功的局部骨肉瘤治疗是关键的。肿瘤和骨科问题必须在多学科治疗的框架中被提及，治疗时间点也很重要。手术监护可术后即时评估手术切除部位的愈合，明确患者何时重新开始化疗。近期随访的计划依赖于重构的性质。在术后化疗重新开始期间，简化需要维持以观察关节功能的康复情况，包括肌肉的运动和力量。中期和长期的随访同高度骨肉瘤的监护是一致的。需利用临床和影像学资料评估局部复发以及植入物状态。当局部肿瘤复发的风险下降时，植入物相关并发症开始显现。

尽管化疗、影像和手术技术的提高，骨肉瘤局部复发仍然有5%的发生率。多因素分析显示，局部复发的独立预后因子包括化疗反应性差、手术切缘不良。中位局部复发时间在18个月以内。手术指针相同，并且手术在接受相关肿瘤治疗后开展时，各种手术方式间无统计学差异。患者在局部复发后的预后很差，5年生存率在19%~29%。可通过复发时间和复发时全身多处转移来预测。不论是截肢或者局部广泛切除，完全的局部病灶的清除对于提高生存率是至关重要的。

有效的化疗方案使得骨肉瘤的手术方式和性质发生了改变。保肢手术成为主要的治疗方法，而且不会引起局部复发率的增高。技术水平的提高使得骨骼重建方式的多样化。长期内保存和维持功能还需要进一步研究和发展。在骨肉瘤的综合治疗中，新辅助化疗可控制或延缓转移病灶发展，使患者的长期生存率得到显著提高。近些年，尽管广泛应用新辅助化疗并加以改进、研究，但骨肉瘤长期生存率并没有明显提高。目前，骨肉瘤的治疗效果处于平台期。肿瘤的复发与骨重建方法无关，仅与肿瘤的性质及外科手术边界有关，故术中切忌为更好地进行骨重建而选择不恰当的外科手术边界。骨重建失败并不等于肿瘤治疗的失败，骨重建再完美而肿瘤复发则前功尽弃。研究发现因骨移植术和瘤段骨灭活再植术都存在骨愈合问题，故有许多并发症。保肢治疗的原则是确保在延长生命的基础上保留肢体、改善功能及提高生活质量，而并发症太多则违背了这一原则。在对影响骨肉瘤化疗反应及预后的危险因素进行评价的基础上，建立个体化的综合治疗方案，同时加强新化疗药物，化疗辅助药物、免疫治疗、放疗和转移灶治疗技术等方面的深入研究，有望进一步提高骨肉瘤患者的长期生存率。

参 考 文 献

［1］Yasko AW. Surgical management of primary osteosarcoma［J］. Cancer Treat Res. 2009；152：125-45.

［2］Loh AH, Navid F, Wang C, et al. Management of local recurrence of pediatric osteosarcoma following limb-sparing surgery［J］. Ann Surg Oncol. 2014；21（6）：1948-1955.

［3］Xu G, Zheng K. Successful management of early recurrence after surgery for primary rib osteosarcoma in an adult［J］. Interact Cardiovasc Thorac Surg. 2013；17（2）：431-42.

［4］陈可新,杨启友. 儿童骨肉瘤的手术治疗现状［J］. 中国矫形外科杂志,2006,14(21):1637-1638.

［5］蔡宣松,梅炯,俞光荣等. 保留关节的干骺端骨肉瘤切除手术［J］. 中国骨肿瘤骨病,2002,1(6):323-325.

［6］Tan PX, Yong BC, Wang J, et al. Analysis of the efficacy and prognosis of limb-salvage surgery for osteosarcoma around the knee［J］. Eur J Surg Oncol. 2012；38（12）：1171-7.

［7］Schrager J, Patzer RE, Mink PJ, et al. Survival outcomes of pediatric osteosarcoma and Ewing's sarcoma：a comparison of surgery type within the SEER database, 1988-2007［J］. J Registry Manag. 2011；38（3）：153-161.

［8］Mangat KS, Jeys LM, Carter SR. Latest developments in limb-salvage surgery in osteosarcoma. Expert Rev Anticancer Ther. 2011；11（2）：205-15.

［9］谭平先,雍碧城,沈靖南等 . 413 例骨肉瘤化疗、手术和预后

的 10 年随访研究[J]. 中国骨科临床与基础研究杂志,2011,03(4):256-262.

[10]陈煜,陈伟高,余智华等. 瘤段灭活再植治疗膝关节周围骨肉瘤 47 例临床分析[J]. 重庆医学,2012,41(29):3059-3060,3063.

第十章　骨肉瘤肺部转移的治疗

第一节　骨肉瘤肺部转移的检测和多学科治疗原则

骨肉瘤主要通过血液系统转移至肺部，影响患者的预后。肺部转移的处理给骨肉瘤的治疗带来了难题。核心问题包括影像学检测方法、适宜的手术方式和理想的系统治疗。对于检测肺部转移的影像学手段，胸部 CT 是起始阶段的首选。常规随访时的影像学检查不同，但是大部分的机构采用了 CT，其他则采用传统胸部平片（有些同时采用两种方式）。通过病损的大小来判断良性或恶性转移，一般小于 5mm 的病灶很难通过影像学定性。大部分回复者认同>5cm 的病灶可确认为是转移灶。只有 1 个被调查者拒绝通过 CT 做出任何判断，因为无论大小如何，都会采取病灶切除。

大部分被调查者（81%）会直接采用开胸作为初始治疗，而不采取其他诊断手段。开胸手术已经作为指南成为标准。相反，对于看似只有单侧肺转移的疾病对对侧肺部进行探测并不被统一接受。大约 1/3 的被调查者认为单侧探查就足够了。肺部转移的治疗方式是多样的，半数倾向于手术探查或者其他的可视技术。目前对于少见疾病的处理缺乏足够的证据来评估诊断治疗的临床有效性，尚需要进一步研究。

一、部位和转移率

只有 20% 的高度骨肉瘤在首诊的时候可发现转移灶。最常见的转移部位是肺部，这在同时和异时转移时均如此。然而，肺外转移作为继发灶越来越多。

二、肺部转移的影像学

CT 从 1980 年就成为肺转移的标准诊断手段。这也可通过使用 CT 作为骨肉瘤分级的临床实践证实，且其敏感性和特异性也很好。CT 目前仍然是最精确的影像学检测手段，但是 CT 并不能准确反映转移病灶的数量：许多研究发现其结果与术中发现不符。这个结果被 MSKCC 在最近的回顾性研究中所证明。在这项研究中，28 例年轻的转移性骨肉瘤患者接受了 54 次胸廓切开术，将其 CT 结果同开胸活检结果作对比，发现 19/54（35%）组织学确定为转移灶的数量较 CT 预测的数目多，即假阴性。CT 结果只有 15/54（28%）是相符的。但是 20/54（37%）的 CT 结果是假阳性。特别引起注意的是术前 CT 检测漏诊了 146/329（44%）的可能有恶性潜力的病灶，其中有三分之二（209）通过组织学检查被证实为骨肉瘤。

另外，CT 也不足以区分良恶性病变。1980 年至 2002 年之间在癌症医疗中心进行的 43 例儿童及青壮年骨肉瘤转移的回顾性分析中，切除结节的病理学分析显示 15 例为良性病变。另一项研究则更高，占 22/51，且良恶性共存的病例有 29 例。良性病变可见于肺内淋巴结或正常肺组织的纤维化、出/凝血、良性钙化、肺炎/实变、脓肿、肉芽肿以及一些少见情况如既往缝合材料。虽然良恶性病变之间无明显的区别，但是仍然可以发现一些趋势。良性病变直径较转移结节小（<5mm）。但是，无法通过大小来保证是否良性病变，因为 10/25 小于 5mm 的结节被证实为转移灶。良性病变数量倾向于少，但是也不能通过数量区分良恶性。4/13 的影像学表现为孤立病灶，但最终证实为转移，但是所有超过 7 个结节的患者均为转移。化疗后出现 CT 影像学的改变，通常被认为是可以帮助诊断转移病灶。Picci 等对初始检测发现异常的患者进行了随访，定期复查 CT，良性结节倾向于保持大小不变，数量不变。相反，可疑病灶大小和数目的改变可能是转移。然而，这项标准对于区分良恶性病变既非敏感，也不特异。因此，CT 给我们提供了一些线索，但是没有决定性标准可以预测影像学异常的性质。

三、肺部转移的核显像

骨闪烁扫描是检测骨转移的主要方法，但是大的肺部成骨性转移灶可能会摄取放射性核素。然而，这种技术不能发现小的转移灶或者那些产生少量类骨质的病灶。PET 扫描在肿瘤影像领域越来越被认可，而且，目前这种技术也较容易获得，它对于诊断骨肉瘤肺转移的临床意义仍需进一步确定。根据我们的调查，FDG-PET 目前尚没有成为一种常规检测手段，不论是分期或者随访。关于利用FDG-PET 检测原发性肺转移灶的公开数据很少，无法得到明确的结论。Franzius 等研究表明 PET 的敏感性、特异性和准确率是 0.5、1.0 和 0.92，而螺旋 CT 则为 0.75、1.0 和 0.96，CT 因此被认为要优于 PET。PET 的敏感性不如 CT，特别对于小的肺部病灶（<=9mm）。PET 敏感性低的原因有多方面，首先是目前 PET 扫描仪器的信号接收能力不足，导致病灶较小时难以发现。然而，对于>1cm 的病灶，PET 敏感性仍然低于 CT，这可能是由于呼吸时显影模糊、葡萄糖转运体的差异表达以及靠近心肌等。

总而言之，目前还没有理想的影像学方法来检测或排除肺部骨肉瘤转移。尽管技术的进步和仪器的引入，胸部 CT 扫描仍然是最为可靠的工具，但了解 CT 的缺陷对于计划手术方案是非常有益的。

四、转移灶的处理

出现骨肉瘤转移的患者只有当手术完全切除病灶时才可能被治愈，影像学检查敏感性不足以检测所有病灶，进行全面仔细的人工触诊肺部是开胸手术治疗肺转移的标准。这适用于多种病理类型的肿瘤，特别是骨肉瘤。类骨质会表现为一种"一勺盐"样的感觉。这使得触诊非常容易，这种方法目前是被统一认可的。目前很少利用胸腔镜检查法处理骨肉瘤肺部转移灶，由于 CT 检测的可局限性，胸腔镜检测无法实时发现所有病变并给予处理，因此其疗效不确定。另一个问题是 VATS 可能导致播种转移，其原因有多种，包括直接与胸壁肿瘤的接触、肿瘤破坏、器械污染、穿肿瘤的切除及

273

污染液体残留等。

1. 单侧转移灶的处理

大约 1/3 的临床医生不支持对影像学上仅单侧异常的患者进行对侧探查，只有少量的研究预测了单侧开胸术后的复发情况，只有 2/23 接受单侧开胸术的患者发生对侧复发，11/23 发生在同侧。在 Rizzoli 的研究中，94 例患者均采用单侧手术，但是一半患者发生对侧复发，另一半则发生了同侧或者双侧的复发。因为同侧复发的准确发生率没有报道，因此很难对于对侧开胸探查起到的预防作用进行评估。

同上述报道相反，一些倾向于双侧手术的医生认为患者可从双侧探查中获益，即使影像学上只有单侧受累。例如，Saeter 等报道 8/10 的患者在单侧手术后发生对侧复发。MSKCC 的报道中，7/9 的患者发生早期转移，看似只有一侧受累，但后来证实双侧均受累。其中六例患者是双侧探查时发现，而另外一例是在 1 年内发生对侧复发。相反，仅有 1/5 的单侧晚期复发患者出现对侧复发。

两个最新的报道发现 CT 未发现对侧肺部转移：3 个因发现单侧转移的患者接受开胸手术，有一个在对侧发现转移灶，虽然 CT 上显示阴性。在一项大的研究中纳入了多种恶性肿瘤，但未经过很好的队列分组。研究表明23% 的（总共 13 例）螺旋 CT 证实为单侧转移的患者通过开胸探查发现有双侧转移。总之，进行双侧探查的动机来源于 CT 检测手段敏感性尚不高，以及单侧开胸手术后随访发现对侧转移的事实。

2. 处理化疗中"消失的"病灶

对诱导化疗后消失的肺部转移灶的处理很不一致，可分为手术和观察两种策略。在一些研究中，不开展手术切除。另一些则倾向于激进的手术治疗。一项来自意大利的研究表明 26 例患者接受了肺部开胸探查术，初始诊断时 CT 发现转移灶有 169 个，经过术前诱导化疗，CT 下病灶减少到 96 个，共减少了 73 个。手术切除获得标本共计 191 例。但是对切除的病灶进行组织检查，仍然发现了

274

140 个恶性病灶，这高于术前 CT 评估结果。MSKCC 的结果也显示，3/3 的患者术前 CT 上发现肺部病灶完全消失，但是经过肺部开胸探查仍可见组织学上恶性的病灶。

五、初发肺部转移的预后和治疗

最大的关于骨肉瘤肺转移的生存率资料来源于 COSS 研究组的患者，该项研究中纳入了 124 例单纯肺部转移和 40 例多发转移的病例，5 年生存率分别为 33% 和 20%。其他研究的报道结果差异很大，可能因为病例数较少，随访长度不一，以及入选标准不同。理解不同肿瘤特征对于预后的影响是非常重要的，特别是那些影响治疗措施的因素。肺转移的类型和转移的数量对于预后的作用相当大。单侧疾病同双侧累积相比预后较好，无论是单纯肺部转移还是合并其他部位转移。转移数量低也预示着较好的预后，虽然这些研究的正常范围不同，最好的预后组是那些孤立肺转移灶的患者，预后同局部骨肉瘤相似。

完整切除所有恶性病灶被认为是骨肉瘤最重要的预后因子。因此，初发的肺部转移灶应该接受强效的手术治疗。COSS 研究中，具有局部肿瘤负荷的患者相比于完全切除的患者死亡风险高 5 倍，未接受完全手术的患者无一活过 5 年。因此，初始骨肉瘤肺部转移必须接受完全的手术治疗，这种方式也不应受肿块大小和数量所限制。

研究表明基本生物学特性的不同不能决定病情发展情况。组织学反应是关键的预后因子，它所带来的生存率的差别大约在 25%，且这种预测优势不仅在局限性骨肉瘤中有，在转移性骨肉瘤中也很明显，这在 MSKCC 和 COSS 的研究中都得到了证实。使用一线抗肿瘤药可能是有效的，但是对于那些可接受手术切除的患者，采用一线试验药物似乎是不利的。

总之，大约半数的患者可通过手术切除所有的肺部转移灶，在接受化疗后可获得长期生存。伴有肺部转移的骨肉瘤较局部骨肉瘤预后不良不能归因于无效的化疗，也应当考虑完全手术切除的技术问题。

六、复发性肺转移

在 COSS 研究中，共纳入了 576 例初次复发患者，其 5 年和 10 年的总体生存年率为 23% 和 18%。在 373 例仅发生肺转移的患者中，2 年和 5 年生存率分别为 38% 和 28%。在 249 例未经过队列分组的骨肉瘤患者中，第二次及多次（最多 5 次）复发的 5 年生存率为 13%~18%。研究表明，影响肺部复发预后的因素有复发时间、转移数量、双侧肺部受累和胸膜累积等。在多发复发的病例中，复发时间、数量也同预后相关。复发的部位和数量不能认为是独立于手术切除的危险因素。手术缓解仍然是再发复发的重要预后因子，因此广泛的手术切除依旧被认为是必要的治疗手段。

复发性骨肉瘤的二线化疗的益处远不及手术，但是这可能是由于采用化疗的患者往往是无法接受手术的患者，这类患者具有明显的不良预后因素，因此研究具有很明显的偏性。高剂量化疗联合干细胞移植的方法用于治疗不良预后的患者，少量研究未发现任何益处，因此，这项实践很大程度上被终止了。总之，二线化疗的有效性很小，无法接受手术的患者在接受化疗后可获得几个月的生存时间，而那些联合化疗和手术的患者可能也不会从化疗中受益。

第二节　骨肉瘤肺部转移的手术治疗

大部分骨肉瘤肺部转移灶倾向于发生在外周，因为肺脏膜本身缺乏感觉神经，因此大部分的肺转移患者无任何症状。尽管很少，有时候中央型转移可能影响气道，导致咳嗽、咯血、疼痛、阻塞性肺炎或者喘鸣。外周转移可能表现为气胸，但是不常见。胸部疼痛或者不适可能意味着壁胸膜、胸壁受累或者是胸膜转移，而不是肺组织。这些患者的治疗对于医生来说是一种挑战。这些患者通常接受手术治疗。出现症状和体征的患者往往伴有进展性难以切除的转移灶，但是这并非手术切除的禁忌证。大部分可切除的肺部转移灶可在影像学上显现。

CT 给骨肉瘤肺转移的诊断治疗带来了巨大影响，其一个缺陷是 CT 容易受到运动或呼吸的影响，这将降低分辨率。而年轻小儿患者难以屏住呼吸，有时候需要采取镇静的方式。肺部转移最常见的形态为圆形结节，可单发或多发。但是，也可表现为其他形态，这使得鉴别良恶性病变非常困难。通常需要同之前的片子进行对比。幸运的是，骨肉瘤肺转移的患者，其结节影通常是离散的，并且有钙化灶，特别是在系统治疗之后。PET/CT 越来越广泛的用于肺外转移灶的评估，但是单纯从肺部来讲，PET 并不比 CT 强，并且其（5~8mm）分辨率不如 CT（2~3mm）。PET 的优势可能在于评估系统治疗后的反应。常规 PET 扫描不能有效评估所有的长骨和颅盖骨，骨扫描被常规用于检测肺外转移。

术前应当对患者进行解剖学和生理学评估。患者至少应当检查肺功能。大部分儿童的肺间质是正常的，肺功能也是正常的，许多的转移灶切除只需进行小段的切除。但是对于那些已经患有肺部疾病，或者已经接受肺部手术（肺叶切除、双肺叶切除、肺切除）的儿童，肺功能检测是必需的。评估术后肺功能对于决定患者是否应当接受病灶切除术是非常有挑战性的，应当结合该领域的专业外科医生。许多成人患有心脏疾病，因此术前评估心脏功能是必要的，但是这对于儿童和年轻患者是没必要的。然而，术前化疗药物阿霉素是一种心脏毒性药物，它会影响心脏功能，虽然这种损害可能不会出现明显的临床表现，但是这种患者可能难以耐受开胸肺部病灶切除术。这些情况下，术前的超声心动图可以提供重要的心室功能和肺动脉压力信息。

一、手术指针

众多研究得出一致结论，肺部转移手术的重要预后因子是病灶完全切除，手术的目的也在于此。而只在于减少肿瘤负荷为目的的手术，即非完全切除将不能带来任何益处。如果影像学和临床均支持为转移灶，则是否需要手术主要基于以下两个因素：①原发灶必须被控制，没有复发的征象或者计划完全切除原发灶。②所有的肺部结节都应该切除掉，患者可预测的术后肺功能残留必须足够，并且无肺外转移。如果有多个病灶影像学和临床都支持是转移性结节，则不主张术前活检。虽然成人孤立性肺部结节可能代表新的肺部原发肿瘤，而不是转移，但是儿童人群中，特别是有骨肉瘤病史的儿童中开始需要慎重考虑是否为转移。

二、手术方式

要开展一台肺部转移切除术，需要考虑许多术前及围手术期问题。硬膜外置管对于术后疼痛处理是非常有效的，然而，这在儿童人群中可行性不大。可采用其他方法，如镇痛药、局部麻醉或者置管。单肺通气下的全麻对于胸部可视手术和触诊结节是非常重要的，放置气管内双腔管或者气管塞子可获得单肺通气，这个在年轻患者中很难实施。需要一个有经验的麻醉师。

手术入路有很多，最常见的后外侧入路。这个入路通常切开背阔肌但是保留前矩肌，提供一个保留整个同侧半胸的机会。另一种方法，通过相似的皮肤切开，但是不切开背阔肌或前矩肌，而是保留它们。这种方式限制了手术视野，但是保证了胸壁肌肉的完整性，能够促进术后恢复。开胸术明显的缺陷是只能单侧手术，对侧手术只能在另一侧从手术中恢复过来之后才能进行，这通常要花费3~6周的时间。在缺乏影像学证据时，通常不进行对侧的探查。有证据表明，成人中单侧疾病进行单侧手术的预后同双侧探查相当。

对于就诊时伴有双侧疾病的患者，双侧探测可能通过胸骨正中切口或者胸廓横切口进入。胸骨正中切口可同时进入双侧胸膜腔，术后疼痛通常比胸廓切开术少见。虽然双肺可被暴露和触诊，暴露视野非常受限制，特别是当要显露肺底和后侧时候。这对于左下叶结节是最困难的，这种方式最适用于双侧上叶的疾病。另一种方式胸廓横切口，也可用于双侧探测，又称为"clamshell"路径。通过乳腺下横切口进入双侧胸膜腔，胸骨被横断，以便提供双侧入路。虽然这个方式适用于下叶，但是它会导致较为明显的术后疼痛，用得比较少。

微创技术在外科学中的应用越来越多。胸腔镜比开胸手术有很多优点，切口非常小，无需撑开肋骨，术后疼痛少。研究表明微创

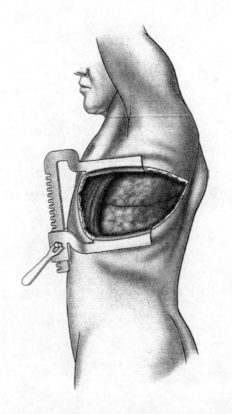

图 10-2-1　后外侧胸廓切开术提供了良好的手术视野

可使住院时间减少。不幸的是，胸腔镜的主要限制是缺乏术中的直接触觉。大部分肺部转移在脏胸膜表面是不可见的，而触诊对于结节的定位是金标准，胸腔镜严重限制了识别这些结节的能力，其他缺点包括切除边缘不好，孔道复发（通过小的孔道将肿瘤送出来）。许多不同的方式可用于帮助术中胸腔镜定位结节，以便切除。皮下安置导丝已经被引入到 CT 指导下的定位。蓝染能在胸膜下注射以便识别结节，帮助定位。这些技术都依赖于 CT 显像，更重要的是，依赖于 CT 的高分辨率。如果无法在 CT 上识别，它们就不能被定位。尽管高分辨率 CT 的出现，小结节经常在开胸活检

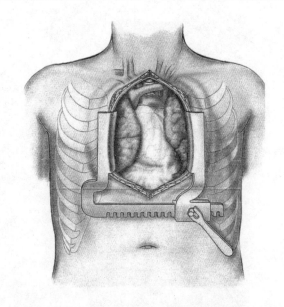

图 10-2-2　胸骨正中切口可同时进入双侧胸膜腔但其暴露视野非常受限制

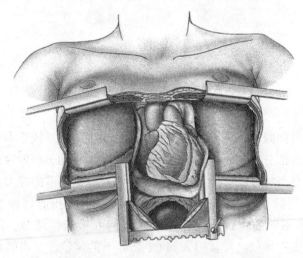

图 10-2-3　胸廓横切口也可用于双侧探测，又称为 "clamshell" 路径。通过乳腺下横切口进入双侧胸膜腔，胸骨被横断，以便提供双侧入路。虽然这个方式适用于下叶，但是它会导致较为明显的术后疼痛，用得比较少

时发现，而 CT 上未发现。一种解决办法是联合胸腔镜和一个可通过手的切口，这个切口允许一只手深入到胸膜腔中，而不需开胸。这种方式被认为是可获得双侧触诊而无需大的开胸或者肋骨撑开，这种概念非常诱人。然而，它的应用因为儿童青少年患者的体型受限制。因此，开胸仍然是标准的切除和完全评估肺组织的技术，特别是年轻患者。尽管胸腔镜有缺陷，但它在转移性疾病中的应用仍然很重要。胸腔镜对于活检诊断非常有用。仅有单一结节的患者可以通过胸腔镜进行切除，特别是当怀疑结节是良性病变，并且诊断无法通过更小创伤方式获得，如 CT 介导下细针穿刺时更应如此。有些情况下，影像学可能发现胸膜播散、恶性浸润或者难以切除的多发小结节。这些患者可能需要活检来诊断这种难以切除的胸膜内疾病。在这种情况下，胸腔镜和活检通常经过一个 5～10mm 切口即可。对于长期稳定的大于 1cm 的孤立结节可以通过胸腔镜处理。因为这种情况下，额外的结节发生可能性小。

三、手术技术

最常用的技术是边缘切除。其他方式包括解剖切除，例如肺段切除、肺叶切除、双叶切除和肺切除。边缘切除指的是切除肺间质，而不考虑解剖，但是解剖切除依照支气管的解剖。解剖切除是原发性肺恶性肿瘤的标准治疗方案，因为淋巴系统和中央淋巴结受累。肺部转移通常采用边缘切除，特别是 1cm 的边缘。由于可能发展成为远处转移，目前普遍支持切除最少数量的肺组织以获得阴性切缘。大部分边缘切除采用手术吻合器，允许足够的切除而不损害血流稳态和胸膜稳定性。也可采用电烙/激光术局部切除结节。这些设备对于深部病灶很有帮助。解剖切除可能对于靠近近端支气管或血管结构的转移结节是有必要的，这些并不矛盾，只要患者的肺功能是允许的。尽管肺间质的大量损失使得这些手术受到限制，仔细筛选可耐受患者可延长其生存率。1992 年，Putnam 等报道了19 例接受肺切除的患者和另外 19 例广泛切除的患者，包括胸壁、膈膜和心包膜或者腔静脉全切。这组高危患者 5 年生存率达到了25%，手术死亡率为 5%。肺转移侵犯纵膈淋巴结的情况不常见，现有的研究都是回顾性的选择性淋巴结切除。研究发现肉瘤患者较上皮癌患者的淋巴结转移发生率少。需要进一步的证据来证实淋巴结转移的重要性。

总之，肺转移灶清除手术的原则是切除最少量的组织以获得阴性切缘。更广泛的切除在必要时是可行的。但是当肺组织发生复发时，这可能限制了再次手术的可能性。是否采取广泛切除术应结合患者的预后因素一并考虑。非切除技术如皮下射频消融（RFA）和立体定向外束无线电消融近来变得非常流行，它们主要用于难以切除的患者，用于控制单一结节或者多发快速增大的结节。对于潜在可切除的转移灶，消融技术的应用非常局限。首先，它依赖于影像学而非触诊。外周空气栓塞也是肺部 RFA 的并发症之一。另外，它们可能损伤支气管，血管和心脏组织，特别对于中央病灶。

四、预后

对肺部转移灶预后的研究大部分样本数量较少，未进行严格对照，儿童人群的研究更少。最大的一项回顾性研究来自于 Pastorino 和他的同事们。他们分析了包括欧洲、加拿大和美国的 18 个中心的 5206 名肺部转移切除的患者。88% 的患者接受了完全切除。患者有不同肿瘤类型构成，上皮肿瘤最多（43%），肉瘤第二（42%），区域的非常少见，如生殖细胞瘤（7%）和黑色素瘤（6%），剩下 2% 包括 Wilms' 瘤和畸胎瘤。骨肉瘤病例有 734 例，占肉瘤比例最大（38%）。预后因子包括：完全切除、无病生存时间大于 36 个月、孤立性病灶。完全切除的患者保险估计总体 5 年生存率为 36%，较未接受完全切除的高（13%）。无病生存时间在 0~11 个月间的 5 年生存率是 33%，大于 36 个月的患者为 45%。单发转移患者 5 年生存率为 43%，2~3 个病灶则减至 34%，大于等于 4 个的为 27%。手术死亡率为 1%，难以切除患者的手术死亡率为 2.4%。虽然研究包含了多中心，大规模的病例，但是由于肿瘤类型较多，其生物学行为也不一致，因此结果的解释也受限制，不同年龄和肿瘤类型未做亚组分析。

更为合理的数据是一项回顾性研究，纳入了 137 例 21 岁以下的患者，且发现骨肉瘤转移灶超过 20 年，接受了肺转移灶清除术的患者较未接受切除的患者平均生存时间明显增加（33.6 比10.1）。接受胸廓切开术的患者 5 年生存率是 29%，这包括那些虽然接受了开胸手术，但是发现病灶难以切除者（占 6%）。在未接受胸腔切开病灶清除的患者中，5 年生存率为 2.6%。病灶数量、侵犯到胸膜、单侧/双侧转移或者切除边缘并不影响生存率。然而，通过肿瘤坏死率计算的术前化疗反应、无病生存时间大于 1 年提示预后良好（5 年生存 55.6%/12.3%）。目前的研究支持采用手术方法清除病灶，即使是反复手术，特别是患者出现良好的化疗反应性时也应如此。

虽然不是绝对性的，但是否能够完全切除是重要的预后指标，而病灶数量只是影响是否能够完全切除。化疗反应性对于考虑是否行切除非常重要，但是即使反应性不良，仍然有患者能够长期生存。因此，只要能够切除，就应当行手术，而不仅仅依赖反应性。应当细心评估患者的手术耐受情况，特别选择广泛切除时，还应当考虑患者的生活质量。关于广泛切除的资料更少，但是混合肿瘤的报道还是有的。这些报道显示细心的选择病人后，实施广泛切除是有益处的。

五、随访和复发

肺部转移切除术后，患者应当接受常规 X 线检查、胸部 CT 及病史体征检查。随访时间无定论，但是很明确的是术后胸部 CT 和PET 的结果很难解释，因为术后解剖改变和炎症浸润。术后 1~3个月应当接受基线评估，日后的 CT 扫描可同这些结果对比，以评估是否出现复发，复发表现为持续增大的结节。前两年应当频繁复查，终身应当一年复查一次。复查的频率受到切除病灶数量以及肿瘤倍增时间的影响，然而，所有病人每年应当常规复查一次。

复发转移灶应当重新评估是否能够接受开胸切除，之前的转移灶切除并不是手术的禁忌证。患者的基本肺功能可能因为前次手术而减低，这使得肺功能检测成为常规。再次手术可能因为粘连而使得胸膜腔空间减少，使得手术时间延长，术后胸漏几率增加。无论如何，这些患者接受手术可能治愈。研究表明，53%接受完全切除的患者发生复发的平均时间是术后10个月，总的来说，接受二次肺部病灶切除术的患者5年生存率为44%，10年生存率为29%，数据支持再次手术。无病生存时间超过40个月预示着预后良好。实践证明，如果存在手术指征，并且可获得完全切除，则应当行手术切除。

技术的更新如CT分辨率的提高可能增加诊断的敏感性，旧一代CT分辨率只有5~10mm，然而是否高分辨率CT能够代替术中触诊还需要进一步研究。如果达到这种要求，治疗将更倾向于影像指导下的局部治疗，例如射频消融、立体定向外束无线电消融等。另外，如果CT扫描检测能力加强，CT定位下的胸腔镜下切除可能也适用于初次治疗。

第三节　骨肉瘤肺转移和肺外转移的非手术治疗

对于复发性骨肉瘤，外科手术通常是最有效的。但是化疗可作为缓解疾病局部控制的辅助措施。在无法达到局部控制时，化疗通常是姑息的。Jaffs发现化疗的益处是短暂的，而大部分患者仍然需要手术。这节论述了常见的用于肺部转移和肺外转移的根治和姑息性非手术措施，这些方式的效果只能说是"做好最坏的准备，抱着最好的希望"。在这组患者中，更应该注重个体化治疗。骨肉瘤患者多半认为复发是他们人生的一部分，但是患者希望能够将这部人生小说写得更丰富多彩。因此，恢复他们的功能和保证生存质量非常重要。

一、化疗治疗

由于药物副作用和许多住院患者曾经接受过顺铂、阿霉素和大剂量的甲氨蝶呤治疗，发生复发或转移的年轻患者拒绝接受继续化疗治疗。大部分青少年和年轻人愿意尝试门诊化疗，他们希望这些药物的毒性和住院需要都较初次化疗小。

采用VEGF抑制剂可能促进化疗药物到达肿瘤部位，也能增加放疗时系统治疗的有效性，能够减少代偿性 VEGF 的产生。Shor 等介绍了酪氨酸激酶抑制剂的临床前应用情况。GM-CSF 气溶胶耐受性很好，目前正在进入 COG 临床试验。Gemcitabine 气溶胶也是很好的选择。mTOR、IGF-1/IGF-R1 的抑制剂可能能够抑制骨肿瘤。Zoledronate 可能是目前最具商业潜力的双磷酸盐类药物，研究表明它不仅可以缓解骨转移带来的疼痛，也能直接杀伤骨肉瘤细胞。嗜骨的同位素能够靶向针对成骨性骨转移灶。然而成骨分布可能影响药物到达肿瘤内部。因此上述两种药只作为放化疗的辅助措施。并且其对成骨不活跃部位可能无效。

上述门诊化疗方案应当考虑患者的适应证、风险和其他特殊情况。秃顶是一个常见的影响生活质量的因素，特别对于年轻女性。以增强放疗敏感性为目的的化疗相比单纯放疗而言，可增加局部控制率。

二、放疗

放疗联合化疗对于骨肉瘤的局部控制是有益处的，术前放疗也被认为是一种手术的辅助措施，特别是当手术切缘是阳性时更是如此。PET-CT 对于追踪放疗反应性是非常有效的。PET-CT 对于检测骨转移灶的敏感性是 90%，而 CT 或 MRI 只有 57%。对于未购进图像软件的 CT/MRI 的医院，PET-CT 也可以起到作用。虽然近端胫骨、股骨和远端股骨的保肢手术是常规治疗方案。对于一些其他部位的骨肉瘤，很难达到局部控制或者是难以达到阴性切缘。这些结构包括胸壁、中央型肺部转移灶、头颈部转移灶、骨盆病变，特别是骶骨骨肉瘤等。

三、热能消融

在显像和摆置探针之后进行射频消融或者冰冻溶解是另外一种控制疾病的办法。病灶必须通过 CT 或者超声（>1cm）定位，也不能太大，以便于加热冷冻处理（<5cm），因为血液可以带走部分热量或提供部分热量，这样使得血管周围残留活的肿瘤细胞。RFA 需要在麻醉下进行，恢复时间非常短（1~2d），有些患者可能会出

现不适的症状，时间可能持续 1~2 周。如果肿瘤靠近皮肤，那么可能出现烧灼或损伤的问题。温度感受器置于操作区旁边，以便确定无需热消融的部位不会接受过多的热量。RFA 在肝癌中研究最多，局部给予脂质体阿霉素可增加坏死区范围，骨病灶也可以利用 RFA 来清除。但是如果体内有植入金属物品，则热传递效应使得 RFA 成为相对禁忌证。

胸肺部病灶很难采用该方法清除，因为可能导致气胸。然而，对于之前进行过开胸手术的患者来说，由于存在粘连，气胸的可能性下降。对于肺功能储备下降（FVC 只有不到45%）的患者，或者需要大范围边缘切除而导致肺功能下降的患者来说，射频消融术或者冷冻消融术可在局部控制和肺功能残留之间取得一个平衡。有时候非手术方法处理某些部位的肿瘤可以辅助外科医生将精力集中于剩余的重要的转移灶。

参 考 文 献

[1]孙馨,郭卫,杨荣利等.99例骨肉瘤肺转移患者随访结果分析[J].中华骨科杂志,2010,30(7):666-671.

[2]林峰,汤丽娜,姚阳等.骨肉瘤肺转移71例生存分析[J].肿瘤,2009,29(5):471-474.

[3]黄真,牛晓辉.骨肉瘤肺转移二线化疗的现状[J].山东医药,2011,51(40):51-52.

[4]赵晖,杨晨,王智煜等.含吡柔比星方案治疗骨肉瘤肺转移患者的疗效及心脏功能评估[J].肿瘤,2010,30(10):860-864.

[5]梁伟民,燕太强,郭卫等.骨肉瘤肺转移综合治疗研究进展[J].中华外科杂志,2011,49(1):90-93.

[6]Steliga M,Vaporciyan A. Surgical treatment of pulmonary metastases from osteosarcoma in pediatric and adolescent patients. Cancer Treat Res. 2009; 152:185-201.

[7]Anderson P. Non-surgical treatment of pulmonary and extra-pulmonary metastases. Cancer Treat Res. 2009;152:203-15.

[8] Letourneau PA, Xiao L, Harting MT, et al. Location of pulmonary metastasis in pediatric osteosarcoma is predictive of outcome. J Pediatr Surg. 2011;46(7):1333-1337.

第十一章　骨肉瘤的预后评价

近 40 年来，骨肉瘤的治疗取得了很大进展，随着化疗，尤其是新辅助化疗（neoadjuvant chemotherapy）的应用，骨肉瘤患者的生存率及保肢成功率有了明显的提高。术前化疗-手术-术后化疗的方式已广泛应用于骨肉瘤的治疗，术后对肿瘤细胞坏死率低的患者进行补救化疗，国外的研究证明新辅助化疗后 5 年生存率由原来的不足 20% 提高到目前的超过 60%～70%，保肢成功率达到 80%～90%。但即使采用具有较强杀伤力的术前化疗方案，仍有 20%～30% 的患者疗效欠佳，表现为复发、转移和最终死亡，这可能与患者的个体差异、肿瘤的生物学特性、原发性或继发性耐药有关。肿瘤细胞坏死率与骨肉瘤患者预后具有明显的相关性，是反映骨肉瘤对化疗的敏感程度、预测预后及指导术后化疗最为有效的指标，但肿瘤细胞坏死率是在肿瘤切除之后得出，无法在术前及早发现对化疗不敏感的骨肉瘤患者以改变化疗方案，同时对于手术计划的制订也无参考价值。这一弊端已被广大学者公认，而且已有学者对补救化疗的作用提出怀疑。因此，在执行新辅助化疗方案的同时，将化疗效果的预测提到术前进行，对化疗方案的应用、手术时机的选择及提高患者的预后可能会更具有意义。本章对各种影响骨肉瘤化疗疗效的可能因素进行分析，进而对术前化疗方案及手术方式的选择提供帮助。

一、年龄

骨肉瘤好发于 10～20 岁的青少年，文献中关于年龄对骨肉瘤患者预后的影响报道较多，而且多以不同的年龄段划分比较。Bielack 等对化疗后组织学反应高低两组的年龄进行独立样本 t 检

288

验，发现两组的年龄有显著性差异（15±6y/17±8y，P<0.0001），而以 40 岁为界，无论是单因素分析还是多因素分析，均未发现年龄与肿瘤细胞坏死率之间存在相关性。Rizzoli 研究中心总结了 27 年的治疗经验，以 14 岁为界，将患者分为两组，比较两组患者生存率无显著性差异（P=0.45）。Bacci 等以 12 岁为界，研究接受新辅助化疗的 877 例骨肉瘤患者，发现低龄组与高龄组的肿瘤细胞坏死率无显著性差异（66%/64%）。最近 Rizzoli 研究所总结了一组 41~60 岁的肢体无转移的骨肉瘤患者，他们接受了和青少年患者相同的治疗方式，结果 5 年 EFS 为 56%，5 年 OS 为 70%，与青少年患者的生存率无显著性差异。Harting 等对年龄与骨肉瘤预后的相关性研究也支持年龄不是影响患者预后的独立因素。

二、性别

骨肉瘤发病率男性略高于女性，比例约为 1.6:1，在分析骨肉瘤患者预后的影响因素中，许多学者引出性别这一指标，曾有学者认为女性患者预后好于男性，在近期的大量文献中证实骨肉瘤患者预后在不同性别间并无差异。另有学者在研究中发现性别对新辅助化疗肿瘤细胞坏死率无影响。目前尚无性别影响肿瘤细胞坏死率的报道。

三、身高

骨肉瘤与身高之间的关系，最早是从狗的身上发现的。狗的骨肉瘤发病率远远大于人类，而且狗的骨肉瘤更加常见于大型犬。大于 35kg 的大型犬骨肉瘤的发病率是体重小于 10kg 的小型犬的 185 倍。Faumeni 最早提出身材高大的人骨肉瘤发病率相对高的观点，但 Michael 等却认为身高不是影响骨肉瘤患者预后的因素。Rizzoli 的一项 962 例骨肉瘤的研究将患者分为两个大组，一组为未成年的病人，另一组为成年病人。采用队列研究方法，当未成年的患者成人后将其身高与成年时即患病的患者的身高相比较，发现前者的身高显著高于后者，将成年组的身高与普通人群相比较没有显著差异。骨肉瘤患者多发于青少年，生长尚未停止，临床无法对其身高有较好的预测，近期的研究认为生长激素在骨肉瘤的发生中发挥着作用。多项研究结果表明，通过患者身高无法对其化疗效果进行准确评价，只能说明骨肉瘤好发于快速生长的人群及部位（干骺端）。

四、病程

病程曾被认为是影响骨肉瘤预后的指标，发病 6 个月之内的患者具有更强的肿瘤活性及侵袭能力，肿瘤发展迅速，化疗疗效差。近期 Bielack 等发现病程长的患者化疗疗效差（104±142d/77±80d，P=0.0006），就诊晚的患者一方面包括漏诊、误诊和极晚期的骨肉瘤，另一方面可能包括具有低侵袭性特点的骨肉瘤。国内外多数研究认为在骨肉瘤有效系统治疗的时代，病程与化疗疗效之间单一的关系已经不存在，不能将其作为影响骨肉瘤预后的指标。

五、肿瘤的体积

肿瘤的体积大小反映了肿瘤细胞增生的生物学行为，有学者认为肿瘤的体积与骨肉瘤患者预后存在相关性，但文献报道肿瘤体积对化疗后肿瘤坏死程度的影响存在不同的观点。Bacci 等分析影响 272 例骨肉瘤患者化疗反应的因素，体积在单因素分析中与肿瘤细胞坏死率存在相关性（P=0.014），但在多因素分析中就失去意义（P=0.1441）。而 Bieling 等以 150cm³ 为界分析肿瘤体积与化疗效果的关系，认为肿瘤的体积与组织学反应之间存在明显的相关性（P<0.0001）。Enneking 外科分期系统（SSS）认为病变的直径在（15+/-3）cm 范围的转移率最高，5 年生存率低，预后差。Patricia 等测量了 128 例骨肉瘤的体积得出的结论是：体积>150cm³ 的肿瘤，其预后差、危险性高，属于高危骨肉瘤组。而体积<70cm³ 的 20 例病人没有 1 例发生转移。近期的一项研究得出新辅助化疗下肿瘤体积增加者组织反应性较差，预后不良。综合国内外相关文献，大多学者认为肿瘤体积与化疗疗效负相关，肿瘤体积大的化疗疗效明显较差，一方面此类患者具有更大的肿瘤负荷，另一方面生物学差异也可能是造成肿瘤生长不同的原因。Shin 等发现在化疗疗

效好坏两组中治疗前体积无明显差异，但他们发现化疗前后肿瘤体积变化与组织学反应明显相关，以 MRI 测量在 T2WI 的肿瘤体积的变化，发现体积减小或不变，化疗后组织学反应较好，其敏感性为85%，特异性为76%，阳性预测值为88%，而体积增大预示组织学反应不佳，其敏感性为76%，特异性为85%，阳性预测值为71%。另外，Holscher 等也把化疗前后肿瘤体积的变化作为预测化疗效果的有效指标。

六、肿瘤的部位

因为非肢体骨肉瘤病灶彻底切除困难等原因，其预后较差，同为肢体病变，不同部位之间预后也存在差异，比如由于肿瘤体积相对较大，存在于股骨的骨肉瘤比胫骨骨肉瘤预后要差，但不同部位肿瘤化疗后坏死程度如何，是否需要不同的治疗方案仍是需要研究的问题。Manldn 等研究发现发生于脊柱、骨盆及股骨近端和中段的 146 例骨肉瘤患者比股骨远端和胫骨近端的 331 例预后差（P<0.0004）。而 Bacei 等在研究发生在四肢的骨肉瘤时未发现肿瘤发病部位对化疗反应的影响。一般认为，发生在四肢的骨肉瘤其发病部位与化疗疗效无相关性，发生于骨盆、脊柱部位的骨肉瘤预后明显差于四肢骨肉瘤。

七、就诊时是否存在转移

就诊时患者存在转移是预后不良的因素，已经被多个大型临床实验证实。骨肉瘤最常采用的分期是 Ennecking 外科分期，发生转移的患者为 III，王臻等通过分析 61 例骨肉瘤预后因素及生存率，提出高危骨肉瘤的分类标准，将外科分期 III 期（出现转移者）视为高危骨肉瘤。法国儿科肿瘤中心的一项研究发现，对就诊时存在转移的青少年骨肉瘤患者实施有效的手术切除及大剂量的化疗，其5 年 EFS 及 OS 为 14% 和 19%，预后仍然很差。COSS 的一项关于1702 例骨肉瘤患者 18 年的研究显示，就诊时存在转移的患者其 10年 EFS 为 26%，而无转移者 10 年 EFS 为 64.4%，两者间具有显著性差异。因此，就诊时存在转移的骨肉瘤患者预后非常差。

291

八、ABO 血型

ABO 血型定位于第 9 号染色体的长臂三区四带（9q34），是一种非常稳定的遗传性状，是否可以从血型分析预测骨肉瘤患者的预后，目前国内外多数学者一致认为血型不是影响骨肉瘤患者预后的因素。

九、碱性磷酸酶

碱性磷酸酶（AKP）几乎存在于机体各个组织，特别是骨骼和牙齿。该酶主要由体内成骨细胞产生，当骨肉瘤患者肿瘤样类骨质形成时，血清碱性磷酸酶活性增高，导致多数患者 AKP 水平常有升高。早在 1966 年就有人探讨碱性磷酸酶同骨肉瘤患者预后之间的关系。Rizzoli 的一项 789 例，历时 15 年的研究显示碱性磷酸酶升高的患者在转移率及生存率方面均有较差预后，而且骨肉瘤患者升高的碱性磷酸酶可在有效的化疗后明显下降，并认为较高的碱性磷酸酶和化疗后该酶下降程度，可以预示肿瘤的恶性程度和对化疗的敏感度。英国学者 Bramer 的一项研究，将骨肉瘤患者 AKP 值分为正常，高于正常 1 倍但小于 2 倍，和高于正常 2 倍三组，化疗前其 10 年生存率分别为 64%，70%，37%（P = 0.005），化疗后 10 年生存率分别为 68%，39%，25%（P = 0.0007），得出化疗前后 AKP 升高大于 2 倍者，化疗反应较差，生存率低。总结国内外各研究成果可见通过监测化疗前后 AKP 水平及变化特点，能有效预测骨肉瘤患者的预后，具有较高的临床应用价值。

十、乳酸脱氢酶

乳酸脱氢酶（LDH）是机体内糖酵解的限速酶，而肿瘤组织代谢又以糖酵解的加速为特点，故肿瘤组织的 LDH 活力增强导致机体血液的 LDH 水平异常。大量研究证实在癌症患者血清和肿瘤组织中均有 LDH 及其同工酶的改变，最高可达正常的 6 倍。国内外众多研究认为 LDH 同 AKP 均可作为评估化疗效果的指标。Rizzoli 近期的一项研究发现 LDH 在转移性患者体内的水平明显高于无转移患者，其 5 年无瘤生存率为分别为（39.5%/60%），认为 LDH 与 5 年存活率存在相关性，可作为评估化疗效果的指标，并指导对高危患者进行更有效的化疗。国内一研究得出 AKP 及 LDH 升高组与正常组相比，其复发率和 3 年无瘤生存率均存在显著差异，在提示预后方面，LDH 较 AKP 更具特异性。

十一、外周血白细胞

化疗后外周血白细胞降低是化疗药物导致的骨髓抑制的表现之一，反映了整个机体组织细胞对化疗药物的反应，这种现象能否间接反映化疗药物对作为机体生长最为活跃的肿瘤细胞的杀伤情况，国内外少有报道。一项探讨急性白血病化疗后白细胞计数与化疗疗效及其预后的研究显示，化疗后白细胞计数可作为化疗疗效评价及预后的一项预测指标。同样在骨肉瘤方面，一项 40 例 IIB 期接受正规新辅助化疗的骨肉瘤患者的研究发现，白细胞下降的程度与肿瘤细胞坏死呈明显的一致性，白细胞最低值与肿瘤坏死率负相关，能够间接反映化疗疗效，并提出将化疗后白细胞最低值为 $2.3 \times 10^9/L$ 作为区别化疗疗效的分界点，提示我们对化疗后白细胞下降不明显的患者应加以注意。

十二、影像学特点

肿瘤细胞坏死率要在术后获得，评价化疗效果存在滞后性，有学者试图应用各项影像学检查对骨肉瘤化疗效果进行术前早期评价。文献中存在不同的观点。Wittig 等认为普通 X 线、CT、Ti 扫描、血管造影等影像学方法是评价骨肉瘤化疗疗效的可靠指标，化疗后 X 线或 CT 表现为骨化增加、骨膜增厚、新骨形成、肿痛边界清晰以及软组织肿块的缩小，提示化疗效果好，血管造影是评价化疗疗效的可靠指标，新生血管完全消失提示化疗效果好。Holscher 等认为虽然 MRI 变化对骨肉瘤化疗后组织学反应良好者预测价值有限，但可以预测组织学反应不良者，其肿瘤体积变化与 T2WI 骨外肿瘤信号的变化与组织学变化存在显著相关性（P = 0.009）。Shin 等通过三维 MRI 检测化疗前后肿瘤体积的变化反映化疗效果，也取得肯定的结果。

十三、外科分期

Enneking分期法是恶性骨肿瘤常用的外科分期方法，它包括组织学分级、解剖部位及远处转移三个方面，对手术方式的选择及预后的评价有很好的指导意义。关于外科分期不同患者的化疗效果是否存在差异，文献报道较少，Bacci等在研究中未发现骨肉瘤的病理分级与肿瘤细胞坏死率之间有相关性，但存在肺部转移的患者其肿瘤细胞坏死率明显低于未发现转移者，作者认为其可能原因是存在转移的患者具有更大的肿瘤负荷，并且生物学特性也可能是造成转移的原因。

十四、组织学分型

曾有文献报道不同组织学亚型之间骨肉瘤患者预后存在差异，也有许多学者提出相反的观点，关于骨肉瘤组织学亚型对化疗后组织学反应的影响也存在争议。Bacci等对510例骨肉瘤患者中可以分辨组织学亚型的494例进行分析，以肿瘤细胞完全坏死作为化疗反应好的指标，发现成软骨型对化疗的反应较差（3.1%），其次是成骨细胞型（17.5%），成纤维细胞型（34.2%），而毛细血管型对化疗较敏感（43.2%），经统计学处理，只有成纤维细胞型与毛细血管型之间无显著性差异，因此认为化疗反应的差别反映了骨肉瘤生物学行为的异质性，不同亚型之间可能存在分化程度的差别，需要分别给予不同的化疗，而毛细血管型骨肉瘤化疗效果好提示肿瘤的血管化作用可提高化疗药物在肿瘤细胞中的灌注。Winkler等也认为成软骨型骨肉瘤具有更差的化疗后组织学反应。与以上观点不同的是Bramer等认为组织学亚型与肿瘤化疗反应无关，没有必要对各种亚型采用不同的化疗方案。

十五、耐药性

肿瘤细胞对化疗药物的耐药性被认为是限制骨肉瘤治疗效果的重要因素，肿瘤细胞耐药的类型主要分为原发性耐药和继发性耐药，MDR1 基因介导的多药耐药性是研究较多的指标，MDR1 的产物 P 糖蛋白引起耐药的机制是 Pgp 为一种细胞膜 ATP 依赖泵，能将带阳性电荷的疏水性药物从细胞内逆浓度梯度排出，减少细胞内抗肿瘤药物浓度而导致耐药。多数文献报道 Pgp 的阳性表达提示预后不佳，Pgp 是否首先影响肿瘤坏死程度，继而影响预后也存在不同意见。Chan 等研究 46 例经术前化疗的骨肉瘤患者，发现其 Pgp 阳性及阴性表达各 23 例，Pgp 表达与患者预后明显相关（P<0.0002），而且 Pgp 阳性表达的患者肿瘤坏死程度减少，统计学分析发现二者的相关性在临界范围（P = 0.057）。Serra 等对 149 例肢体骨肉瘤患者的穿刺标本用免疫组化检测 Pgp 表达，其中阳性表达47 例（占 32%），肿瘤细胞坏死率大于或等于 90% 的骨肉瘤患者共 104 例，其中 Pgp 阳性表达 34 例（33%），肿瘤坏死率小于90% 的有 45 例，其中 Pgp 阳性表达 13 例（29%），虽然 Pgp 阳性表达与骨肉瘤患者预后有关，但 Pgp 阳性表达在肿瘤坏死率高低两组中病例数相当，经统计学分析发现 Pgp 阳性表达在化疗效果好和差组之间无显著性差异（P = 0.62），因此认为造成 Pgp 表达与肿瘤坏死不一致的可能原因是二者在化疗中并非完全重叠，实际上，肿瘤细胞坏死是多个化疗药物的累积作用，一些独立于 Pgp 的因素也会影响肿瘤的坏死程度。Pakos 等对 Pgp 与化疗效果及临床效果的关系进行 Meta 分析得出同样结论，未发现 Pgp 与化疗反应之间存在相关性，Pgp 可能与骨肉瘤的其他特性相关，如侵袭性、进展性及转移潜能等，是独立于肿瘤坏死程度而影响骨肉瘤预后的因素。Kumta 等研究发现化疗前 Pgp 与肿瘤细胞坏死程度无关（P = 0.066），但化疗后 Pgp 阳性表达骨肉瘤患者肿瘤坏死程度明显降低（P<0.001），说明与骨肉瘤的原发性耐药相比，化疗药物诱导的肿瘤获得性耐药对化疗反应存在影响。动态检测外周血淋巴细胞 Pgp 变化的方法可以间接反映肿瘤细胞耐药的程度，对早期判断骨肉瘤化疗效果可能有一定的帮助。

十六、化疗方案的应用

骨肉瘤是种相对耐药的肿瘤，单药化疗疗效欠佳，目前国外许多骨肿瘤中心对骨肉瘤的化疗采用各自的化疗方案，并积极寻找更有效的方案。Bramwell 等随机研究 EOI 多中心 179 例骨肉瘤患者，37 例患者术前以甲氨蝶呤（methotrexate，MTX）、顺铂（cisplatin，DDP）和阿霉素（adriamycin，ADM）三种药物化疗，TCNR 大于 90% 的占 22%，而以 DDP 和 ADM 两种药物化疗的 29 例中 TCNR 大于 90% 的占 41%，经统计学分析，二者之间无显著性差异（P>0.5）。Sotthami 等再次对 EOI 的 226 例骨肉瘤患者进行分析，发现术前以 DDP 和 ADM 化疗的 137 例患者与以长春新碱（vincristine，Vcr）、大剂量甲氨蝶呤（high-dose Melhotrexate，HDMTX）和 ADM 化疗的 129 例患者化疗反应好的比例分别为 30% 和 29%，二者无差异，但作者认为虽然两药化疗持续时间短、患者较易耐受，寻求更有效的化疗方法。包括增加用药剂量，可能提高肿瘤化疗效果。Bacci 等以 MTX、DDP 为两药化疗方案，加入 ADM 为三药化疗方案，再加入异环磷酰胺（isofosfamide，IFO）为四药化疗方案，发现三种化疗方案肿瘤完全坏死的比例分别为 1.5%、19.6% 和 29.7%，经多因素分析三者之间存在显著性差异（P<0.0001），认为由于获得性多药耐药的存在，足量有效的多药联合化疗是提高肿瘤坏死程度的前提。

十七、化疗药物的代谢动力学

一般认为骨肉瘤是全身系统性疾病，在就诊时大部分已存在远处微小病灶的转移，经静脉给药可以达到全身治疗目的，而且在病人可耐受的情况下给予足够剂量化疗药物，使肿瘤局部达到足够药物浓度，提高肿瘤坏死的程度是完全可能的，而动脉内给药化疗的方法可以提高肿瘤局部的药物浓度，达到增强化疗效果的作用，并提高保肢成功率，但不同学者观点也不一致。Bacci 等经多因素分析发现术前化疗中 MTX 的血药浓度大于 700mmol/L 的肿瘤细胞坏死率明显增高（P=0.016）。Saemr 等术前仅以 HDMTX 一种药物对骨肉瘤患者进行化疗，发现 MTX 与化疗反应之间存在明显剂量-效应关系，并且化疗效果与预后存在相关性。Jaffe 等认为肿瘤内的药物浓度与组织学坏死程度有直接关系，当肿瘤内胞嘧啶核苷二磷酸浓度>16mg/g 时，肿瘤组织学坏死为 60%~90%，而 CDP 浓度<12mg/g 时，肿瘤组织学坏死程度低于 40%。Bacci 等发现顺铂经静脉给药或经动脉给药对肿瘤细胞坏死率无影响。Fuchs 等也认为骨肉瘤患者用顺铂化疗没有必要经动脉内给药，而且与静脉给药的蓄积毒副作用相当。在另一研究中，Bacci 等分析行新辅助化疗的两组四肢骨肉瘤患者，给予相同化疗方法，不同药物剂量。发现增加化疗药物剂量并不能提高肿瘤细胞坏死程度及患者的预后，认为肿瘤细胞坏死程度反映了对化疗的先天敏感性，不能通过增加化疗药物剂量改变。

十八、病理性骨折

骨肉瘤患者发生病理性骨折的比例占 5%~10%，一般认为无论化疗效果如何，存在病理性骨折的病变其外科间室将受到破坏，彻底清除病灶的困难增大，因此，对此类病例应特殊对待，但其化疗后肿瘤坏死程度及保肢的可行性仍是值得讨论的问题。Bacci 等发现在是否存在病理性骨折的骨肉瘤患者化疗后肿瘤完全坏死的比例分别是 17.1% 和 19%（P=0.794），是否存在病理性骨折对骨肉瘤患者化疗反应无影响。在较新的研究中，Bacci 等分析 46 例存在病理性骨折及 689 例无病理性骨折的骨肉瘤患者，发现合并病理性骨折的患者截肢比例明显增加，但二者肿瘤细胞坏死率无明显差异。合并病理性骨折的骨肉瘤患者的肿瘤细胞坏死程度及保肢成功率与其他骨肉瘤患者无差别。研究显示若存在病理性骨折，化疗后病理性骨折愈合，提示化疗效果好，但病理性骨折后行保肢手术，其局部复发及远处转移的几率明显增高，其保肢可行性仍存在争议。

十九、其他临床特点

有学者认为骨肉瘤患者临床表现的变化可以作为评价化疗效果的参考指标，如疼痛缓解、一般情况的改善、临床检查肿瘤体积缩小以及邻近关节活动度改善等，但这些临床特点的变化只是临床经验的总结，尚未见有学者对其进行客观分析，以及其影响程度如何尚需进一步评价。Shin 等认为临床指标评价化疗效果的方法不可靠，因为在许多组织学反应差的患者也常会出现疼痛及不适感等症状的缓解，而且体格检查对体积的变化的检测也不敏感。国际保肢协会主席 John. H. Healey 提出保肢手术肿瘤切除的原则是根据化疗效果进行足够的外科边界切除，对于非有效的辅助化疗需要进行广泛甚至根治性切除，对于有效的辅助化疗可行广泛切除，对于非常有效的辅助化疗行边缘性切除即可。有文献报道手术方式是仅次于肿瘤细胞坏死程度的影响骨肉瘤患者生存的重要因素。因此对术前影响骨肉瘤化疗疗效的可能因素进行分析，筛选出化疗效果差的高危人群，及时调整化疗方案，进行广泛甚至根治性切除，将对指导骨肉瘤的治疗、进一步改善骨肉瘤患者的预后起到一定作用。而且对化疗不敏感的高危骨肉瘤患者行新辅助化疗方案治疗存在延误手术时机的危险，有可能增加肿瘤细胞耐药及转移的机会。

总之，新辅助化疗不是治疗骨肉瘤的唯一方案，对可能出现化疗效果差的骨肉瘤患者尽早进行干预，寻求更有效的治疗方法，及时切除甚至更广泛的切除肿瘤组织可能会对此类骨肉瘤患者的预后更有意义。

参 考 文 献

[1] 郭卫,杨荣利,汤小东等. 成骨肉瘤新辅助化学药物治疗的疗效分析[J]. 中华医学杂志,2004,84(14):1186-1190.

[2] 束敏,杜联军,丁晓毅等. MR 扩散加权成像在骨肉瘤新辅助化疗疗效评估中的价值[J]. 中华放射学杂志,2009,43(6):571-574.

[3] 郭卫,李大森,沈丹华等. 多中心成骨肉瘤的治疗[J]. 中华骨科杂志,2006,26(6):376-380.

[4] 柳剑,郭卫,杨荣利等. 骨肉瘤术前化疗效果的 MRI 评估[J]. 中国骨肿瘤骨病,2008,7(3):133-137.

[5] Bajpai J, Kumar R, Sreenivas V, et al. Prediction of chemotherapy response by PET-CT in osteosarcoma: correlation with histologic necrosis. J Pediatr Hematol Oncol. 2011;33(7):e271-278.

［6］Windsor RE,Strauss SJ,Kallis C,et al. Germline genetic poly-morphisms may influence chemotherapy response and disease outcome in osteosarcoma:a pilot study. Cancer. 2012;118(7):1856-67.

［7］Bajpai J,Gamnagatti S,Kumar R,et al. Role of MRI in osteo-sarcoma for evaluation and prediction of chemotherapy response:correla-tion with histological necrosis. Pediatr Radiol. 2011; 41(4):441-50.

［8］郭卫,汤小东,柳剑等. 四肢Ⅱ期骨肉瘤的化疗效果评价［J］. 中华外科杂志,2009,47(21):1634-1637.

［9］Li Y,Dang TA,Shen J,et al. Plasma proteome predicts chemo-therapy response in osteosarcoma patients. Oncol Rep. 2011; 25(2): 303-314.

［10］Hamada K,Tomita Y,Inoue A,et al. Evaluation of chemother-apy response in osteosarcoma with FDG-PET. Ann Nucl Med. 2009;23 (1):89-95.

［11］Cheon GJ,Kim MS,Lee JA,et al. Prediction model of chemo-therapy response in osteosarcoma by 18F-FDG PET and MRI. J Nucl Med. 2009; 50(9):1435-1440.

［12］Bramer JA,Gubler FM,Maas M,et al. Colour Doppler ultra-sound predicts chemotherapy response,but not survival in paediatric os-teosarcoma. Pediatr Radiol. 2004;34(8):614-619.

［13］Lewis VO,Raymond K,Mirza AN,et al. Outcome of postradi-ation osteosarcoma does not correlate with chemotherapy response. Clin Orthop Relat Res. 2006; 450:60-66.